总主编简介

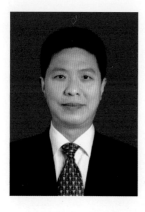

吴绪平，男，三级教授、主任医师，硕士研究生导师。现任中国针灸学会微创针刀专业委员会秘书长、中国针灸学会针刀产学研创新联盟理事长、世界中医药学会联合会针刀专业委员会学术顾问、湖北省针灸学会常务理事、湖北省针灸学会针刀专业委员会主任委员、湖北中医药大学《针刀医学》重点学科带头人、国家自然科学基金评审专家，已被收入《针刀医学传承家谱》，为中华针刀传承脉络第一代传承人。先后指导海内外硕士研究生 60 余名，2002 年 12 月赴韩国讲学，分别于 2003 年 3 月和 2011 年 5 月赴香港讲学。2013 年 11 月赴澳大利亚参加第八届世界针灸学术大会，并做学术报告。

40 年来，一直在湖北中医药大学从事针灸与针刀教学、临床及科研工作。主讲《经络腧穴学》《针刀医学》及《针刀医学临床研究》。研究方向：①针刀治疗脊柱相关疾病的临床研究；②针灸治疗心、脑血管疾病的临床与实验研究。先后发表学术论文 80 余篇，主编针灸、针刀专著 60 余部。获省级以上科研成果奖 6 项。主持的教学课题"针灸专业大学生最佳能力培养的探讨"，于 1993 年获湖北省人民政府颁发优秀教学成果三等奖。参加国家自然科学基金项目"电针对家兔缺血心肌细胞动作电位的影响及其机理探讨"，其成果达到国际先进水平，于 1998 年荣获湖北省人民政府颁发科学技术进步三等奖。参加的国家自然科学基金课题"电针对家兔缺血心肌细胞动作电位影响的中枢通路研究"达到国际先进水平，2007 年获湖北省科学技术进步三等奖。2005 年 10 月荣获湖北中医药大学"教书育人，十佳教师"的光荣称号。先后主编新世纪全国高等中医药院校规划教材《针刀治疗学》和《针刀医学护理学》，全国中医药行业高等教育"十二五"规划教材《针刀医学》《针刀影像诊断学》和《针刀治疗学》，新世纪全国高等中医药院校研究生教材《针刀医学临床研究》，全国高等中医药院校"十三五"规划教材《针刀医学》；主编《针刀临床治疗学》《分部疾病针刀治疗丛书》（1 套 9 部）及《专科专病针刀治疗与康复丛书》（1 套 16 部）、《针刀医学临床诊疗与操作规范》《中华内热针临床诊断与治疗》《中华内热针大型系列临床教学视听教材（12 集）》；总主编《分部疾病针刀临床诊断与治疗丛书》（1 套 10 部）；编著大型系列视听教材《中国针刀医学（20 集）》；独著出版《中国针刀治疗学》；主持研制的行业标准《针刀基本技术操作规范》于 2014 年 5 月 31 日由中国针灸学会发布，2014 年 12 月 31 日实施。

主要临床专长：擅长运用针刀整体松解术治疗各种类型颈椎病、肩周炎、肱骨外上髁炎、腰椎间盘突出症、腰椎管狭窄症、强直性脊柱炎、类风湿关节炎、膝关节骨性关节炎、神经卡压综合征、腱鞘炎、跟骨骨刺及各种软组织损伤疼痛等症。

作 者 简 介

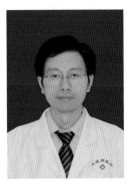

镇树清，男，副主任医师，医学硕士，湖北中医药大学兼职副教授，咸宁麻塘风湿病医院大内科主任及风湿病科主任。"湖北省青年岗位能手"，系著名风湿病专家镇海馀先生之孙，国家级非物质文化遗产"镇氏风湿病马钱子疗法"第五代传承人，曾多次前往北京中日友好医院、武汉协和医院进修学习。现任中国中西医结合防治风湿病联盟委员、湖北省中医中药学会风湿病专业委员会常委、咸宁市中医药学会理事。

在临床实践中，始终坚持在结合现代医学理论的基础上积极探讨，在攻克风湿，类风湿等疾病上下功夫，对治疗风湿、类风湿及腰椎肥大、坐骨神经痛等疾病有较丰富的经验，并参与了《风湿病专家谈风湿病》一书的编写，先后在国家级等刊物上发表学术论文十余篇。

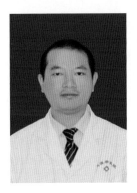

彭树刚，男，副主任医师、大学本科毕业，咸宁麻塘风湿病医院针灸推拿科主任，硕士研究生在读。跟师全国著名针刀专家吴绪平教授学习针刀、针灸、康复等技术，深得其传，并多次在北京、广州、南京、武汉等多家综合性医院进修学习。担任《踝足部疾病针刀临床诊断与治疗》《中华内热针临床诊断与治疗》副主编，并参与编写专著3部。

专业特长：擅长风湿免疫类疾病及骨性疼痛、关节炎等疾病的诊断和治疗。利用秘方马钱子散配合针刀、银质针、神经阻滞、针灸理疗治疗风湿免疫类疾病，对治疗颈肩腰腿痛、类风湿关节炎、强直性脊柱炎、股骨头坏死等疾病具有丰富的临床经验。

专科专病针刀整体松解治疗与康复丛书

总主编　吴绪平

肩关节疾病针刀整体
松解治疗与康复

主编　镇树清　彭树刚

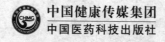

中国健康传媒集团

中国医药科技出版社

内 容 提 要

　　本书共分 10 章，第一章介绍肩部针刀应用解剖；第二章介绍肩关节的生物力学；第三章介绍肩关节疾病病因病理学理论；第四章介绍肩关节疾病的体格检查方法；第五章介绍肩部针刀影像诊断；第六章介绍针刀操作技术；第七章介绍肩关节疾病针刀整体松解治疗与康复；第八章介绍肩关节疾病临证医案精选；第九章介绍肩关节疾病针刀临床研究进展；第十章介绍肩关节疾病针刀术后康复保健操。

　　全书内容丰富，资料详实，图文并茂，言简意赅，实用性强。适用于广大针刀临床医师，全国高等中医药院校针灸、骨伤、针刀及中医学专业大学生、研究生阅读参考。

图书在版编目（CIP）数据

　　肩关节疾病针刀整体松解治疗与康复 / 镇树清，彭树刚主编. —北京：中国医药科技出版社，2019.6

　　（专科专病针刀整体松解治疗与康复丛书）

　　ISBN 978-7-5214-1202-4

　　Ⅰ. ①肩⋯　Ⅱ. ①镇⋯ ②彭⋯　Ⅲ. ①肩关节–关节疾病–针刀疗法　Ⅳ. ①R274.94

　　中国版本图书馆 CIP 数据核字（2019）第 101553 号

美术编辑　陈君杞
版式设计　张　璐

出版　**中国健康传媒集团** ｜ 中国医药科技出版社
地址　北京市海淀区文慧园北路甲 22 号
邮编　100082
电话　发行：010-62227427　邮购：010-62236938
网址　www.cmstp.com
规格　787×1092mm　¹⁄₁₆
印张　16¾
字数　376 千字
版次　2019 年 6 月第 1 版
印次　2019 年 6 月第 1 次印刷
印刷　三河市国英印务有限公司
经销　全国各地新华书店
书号　ISBN 978-7-5214-1202-4
定价　**42.00** 元

获取新书信息、投稿、
为图书纠错，请扫码
联系我们。

《肩关节疾病针刀整体松解治疗与康复》
编 委 会

序

　　针刀医学发展至今，已具备较完整的理论体系，治疗范围也已由慢性软组织损伤和骨质增生类疾病扩展到内、妇、儿、五官、皮肤、美容与整形等临床各科疾病。针刀医学事业要不断发展壮大，需确立个人的研究方向，做到专科、专家、专病、专技。把针刀治疗的优势病种分化为多个专病或专科。从事针刀医学的各位中青年人才，应该走先"专而精"，后"博而广"的道路，这样才能为针刀医学的繁荣发展打下坚实的基础，才能为针刀医学走出国门、面向世界，"让针刀医学为全世界珍爱健康的人民服务"成为现实。

　　得阅由湖北中医药大学吴绪平教授总主编的《专科专病针刀整体松解治疗与康复丛书》，甚感欣慰。该套丛书提出了人体弓弦力学系统和慢性软组织损伤病理构架——网眼理论的新概念，进一步阐明了慢性软组织损伤和骨质增生类疾病的病因病理过程及针刀治疗的作用机理，将针刀的诊疗思路发展到综合运用立体解剖学、人体生物力学等知识来指导操作的高度上来，将针刀治疗从"以痛为腧"的病变点松解提升到对疾病病理构架进行整体松解的高度上来，发展和完善了针刀医学的基础理论，从不同的角度诠释了针刀医学的创新，这将极大地提高针刀治疗的愈显率，让简、便、廉、验的针刀医学更加深入人心。

　　该套丛书按专病和专科分为 16 个分册，每分册详细地介绍了相关疾病的病因、临床表现以及针刀整体松解治疗的全过程，将每一种疾病每一支针刀的具体操作方法淋漓尽致地展现给读者，做到理论与实践紧密结合，提高临床医师学习效率。该丛书是一套不可多得的针刀临床与教学专著，将对针刀医学的推广应用起到重要作用。故乐为之序。

中 国 工 程 院 院 士
天津中医药大学教授
国 医 大 师　　石学敏
2017 年 3 月 10 日

前　言

《专科专病针刀治疗与康复丛书》（一套 16 本）由中国医药科技出版社于 2010 年出版以来，深受广大针刀临床医师和全国高等中医药院校本专科大学生的青睐，该套丛书发行量大，社会反响强烈。在 7 年多的临床实践中，针刀治疗的理念不断更新、诊断技术不断完善、治疗方法不断改进，有必要将上述优秀成果吸收到本套丛书中来。应广大读者的要求，我们组织全国针刀临床专家编写了《专科专病针刀整体松解治疗与康复丛书》。本套丛书是在《专科专病针刀治疗与康复丛书》的基础上，对针刀基础理论、针刀治疗方法进行了修改与补充，增加了针刀影像诊断、针刀术后康复及针刀临床研究进展的内容，以适应针刀医学的快速发展和广大读者的需求。

《专科专病针刀整体松解治疗与康复丛书》包括《颈椎病针刀整体松解治疗与康复》《腰椎间盘突出症针刀整体松解治疗与康复》《强直性脊柱炎针刀整体松解治疗与康复》《脊柱侧弯针刀整体松解治疗与康复》《痉挛性脑瘫针刀整体松解治疗与康复》《股骨头坏死针刀整体松解治疗与康复》《肩关节疾病针刀整体松解治疗与康复》《膝关节疾病针刀整体松解治疗与康复》《类风湿关节炎针刀整体松解治疗与康复》《关节强直针刀整体松解治疗与康复》《常见运动损伤疾病针刀整体松解治疗与康复》《神经卡压综合征针刀整体松解治疗与康复》《常见内科疾病针刀整体松解治疗与康复》《常见妇儿科疾病针刀整体松解治疗与康复》《常见五官科疾病针刀整体松解治疗与康复》《常见美容减肥与整形科疾病针刀整体松解治疗与康复》。各分册分别介绍了针刀临床应用解剖、生物力学、骨与软组织的力学系统——人体弓弦力学系统、慢性软组织损伤的病因病理学理论及骨质增生的病理构架、疾病的诊断与分型、针刀操作技术、针刀整体松解治疗、针刀术后康复治疗与护理、针刀临证医案精选、针刀治疗的临床研究进展及针刀术后康复保健操等内容。

本套丛书以人体弓弦力学系统和慢性软组织损伤的病理构架理论为基础，从点、线、面的立体病理构架分析疾病的发生发展规律。介绍临床常见病的针刀基础术式，如"T"形针刀整体松解术治疗颈椎病，"C"形针刀整体松解术治疗肩周炎，"回"字形针刀整体松解术治疗腰椎间盘突出症及"五指定位法"治疗膝关节骨性关节炎等。将针刀治疗从"以痛为腧"病变点的治疗提升到对疾病的病理构架进行整体治疗的高度上来，提高了针刀治疗的临床疗效。同时，以人体解剖结构的力学改变为依据，着重介绍了针刀闭合性手术的术式设计、体位、针刀定位、麻醉方法、针刀具体操作方法及其疗程，并按照局部解剖学层次，描述每一支针刀操作的全过程，将针刀医学精细解剖学和立体解剖学的相关知识充分应用到针刀的临床实践中，提出了针刀术后整体康复的重要性和必要性，制定了针刀术后的康复措施及具体操作方法。

本套《专科专病针刀整体松解治疗与康复丛书》共计 300 余万字，插图约 3000 余幅，图文并茂，可操作性强。成稿后，经丛书编委会及各分册主编多次修改审定后召开编委会定稿，突出了影像诊断在针刀治疗中的指导作用，达到了针刀基础理论与针刀治疗相联系、针刀治疗原理与针刀术式相结合、针刀操作过程与局部解剖相结合的目的，强调了针刀术后护理及康复治疗的重要性，反映了本时期针刀临床研究的成果。由于书中针刀治疗原则、术式设计及操作步骤全过程均来源于作者第一手临床资料，可使读者直接受益。本丛书适用于广大针刀临床医师，全国高等中医药院校的针灸推拿学、针刀、骨伤及中医学专业大学生和研究生阅读参考。

丛书编委会非常荣幸地邀请到中国工程院院士、国医大师、天津中医药大学石学敏教授为本套丛书作序，在此表示诚挚的谢意！

尽管我们做出了很大努力，力求本套丛书全面、新颖、实用，但由于针刀医学是一门新兴的医学学科，我们的认识和实践水平有限，疏漏之处在所难免，希望广大中西医同仁及针刀界有识之士多提宝贵意见。

丛书编委会
2017 年 6 月

编写说明

《肩关节疾病针刀治疗与康复》第一版于 2010 年 5 月出版发行以来，至今已经 8 年。该书指导针刀医师治疗肩关节疾病，对提高针刀诊疗技术与术后康复起到重要作用，深受广大读者的青睐。随着社会的飞速发展，临床诊疗技术日新月异，针刀整体松解治疗疾病的思路不断拓展。经本书编委会反复酝酿、讨论，并对该书进行了认真修订，进一步明确了针刀整体松解术治疗肩关节疾病的新理念和具体操作方法，有助于提高临床疗效；强化了现代康复治疗，重视针刀治疗与术后康复相结合。故将书名改为《肩关节疾病针刀整体松解治疗与康复》。

本书共分十章，第一章介绍肩部针刀应用解剖；第二章介绍肩关节的生物力学；第三章介绍肩关节疾病病因病理学理论；第四章介绍肩关节疾病的体格检查方法；第五章介绍肩部针刀影像诊断；第六章介绍针刀操作技术；第七章介绍肩关节疾病针刀整体松解治疗与康复；第八章介绍肩关节疾病临证医案精选；第九章介绍肩关节疾病针刀临床研究进展；第十章介绍肩关节疾病针刀术后康复保健操。

本书的特色在于以骨与软组织的力学系统为主线，详细阐述了肩关节疾病的力学病因、发病机制，论述了肩关节疾病立体网络状病理构架与临床表现之间的联系，并根据骨与软组织的力学系统平衡失调，设计了针刀整体松解术式。本书的另一个特色在于重视针刀术后的整体康复治疗对针刀疗效的影响，设计了多种针刀术后康复方法供针刀医师在临床上使用。

全书内容丰富，资料翔实，图文并茂，言简意赅，实用性强。适用于广大针刀临床医师，全国高等中医药院校针灸骨伤、针刀及中医专业大学生、研究生阅读参考。

本书编委会

2019 年 5 月

目　　录

第一章
肩部针刀应用解剖

第一节　肩部体表标志与对比关系

一、体表标志

在人体肩部，锁骨全长均可扪及。肩峰位于锁骨外侧端，为肩部最突出的部位。肩胛冈为沿肩峰向后、内方可触及的骨性嵴。喙突为锁骨中、外 1/3 交界处下方可触及的骨性突起。腋前襞为腋窝前壁下缘的皮肤皱襞，其深处有胸大肌下缘；腋后襞为腋窝后壁下缘处的皮肤皱襞，其深处有大圆肌及背阔肌下缘。

二、对比关系

正常情况下，在肩部与肘部的一些体表标志之间，能够形成固定的比例关系。若这些关系发生改变，即可视为该部的病理性表现。如在肩部，肩峰、肱骨大结节和喙突之间可形成一等腰三角形。在肘部，屈肘时肱骨内上髁、外上髁和尺骨鹰嘴之间可形成一等腰三角形。当肩、肘关节脱位时，这种正常比例关系会发生改变。检查时应注意与健侧进行比较。

第二节　肩部肌肉

肩关节的活动有赖于肩部肌肉的相互作用。根据肩部的解剖特点可将肩部的肌肉按区分为腋区、肩胛区和三角肌区三个部分。

一、腋区肌肉

（一）腋区前壁肌肉

1. 胸大肌（$C_5 \sim T_1$）

胸大肌为浅层肌肉，位于肩关节前方，是胸前壁较为宽厚的一块肌肉。胸前的外形很大程度上取决于胸大肌的形状。经过锻炼发育良好者，在肌肉收缩时不仅肌的上、下界明显可见，而且可见到单个肌束的方向。胸大肌呈扇形，肌肉宽大，起端分三部分：

锁骨部起于锁骨近端上面前部 1/3；胸肋部起于胸骨前面及与其相连的上 6 个肋软骨前面；腹部最窄，起自腹直肌鞘的前层。锁骨部与胸肋部在胸锁关节外会合，这两部之间有一清楚裂隙。全部肌纤维向外聚合并增粗，扭转并移形于一短粗而扁平的总腱。止端扭转成 90°似扇柄样，即起点越靠上，止点就越低。止点分二层，前面为锁骨部及胸肋部上部纤维，后面为胸肋部下部及腹部纤维，胸大肌止于肱骨大结节嵴，其深面可有滑液囊（图 1-1）。

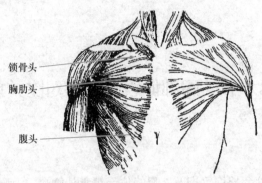

锁骨头

胸肋头

腹头

图 1-1 胸大肌

　　胸大肌的血供主要由胸肩峰动脉供应，该血管从喙锁筋膜穿越后分为胸肌支、三角肌支、锁骨支及肩峰支，其中胸肌支最大，有 2～3 支，从上向下斜行，在胸大、小肌之间下行，供应胸大肌及乳房，其胸肌支还与胸外侧动脉在胸大肌筋膜内纵向并行一定长度，但无分支进入胸小肌，因而在胸大、小肌间的无血管区内进行游离肌皮瓣转移，可用以修复胸壁及头颈部缺损。另一部分血供来自胸外侧动脉、胸背动脉、肩胛下动脉及胸廓内动脉的肋间支。这些血管分支彼此吻合。胸大肌的静脉位于胸大小肌之间，多与动脉伴行。可汇入腋静脉、头静脉及三角肌静脉。其中与胸肩峰动脉肌支伴行的静脉单独汇入腋静脉。

　　胸大肌的淋巴回流有不同的途径。胸大肌的锁骨部有 1～2 条淋巴管注入锁骨上淋巴结，胸肋部内侧有淋巴管穿过相应的肋间隙，注入沿胸廓内血管分布的胸骨旁淋巴结。由胸大肌其他部分发出的淋巴管，上位者沿胸肩峰动脉注入锁骨下淋巴结，下位者沿胸大肌下缘注入胸肌下淋巴结。

　　胸大肌由胸前内、外侧神经支配，从肌肉后面进入，彼此在肌肉中以分支互相连系。胸前外侧神经起于臂丛外侧束（C_5～C_7），多数为二支，支配胸大肌的锁骨部和胸肋部。胸前内侧神经起于臂丛内侧束（C_8～T_1），多为一干，支配胸大肌的胸肋部和腹部。胸大肌受臂丛各神经根支配，故只有所有的臂丛神经根损伤才会引起胸大肌完全瘫痪。

　　胸大肌的主要作用是使上臂内收和内旋，锁骨部还可使上臂外展。锁骨部与三角肌共同作用可使肩关节屈曲，而其他各部分对肩关节屈曲不起作用。呼吸困难时，其止点作为定点，能上提肋前端，协助呼吸。

　　2. 胸小肌（C_7～T_1）

　　胸小肌起于第 3～5 肋骨，向上外斜行成一腱，止于肩胛骨的喙突。大多数附着于喙突水平部上面与内缘，也有的仅附着于水平部上面（图 1-2）。胸小肌还可以有附加止点，止于盂上粗隆。

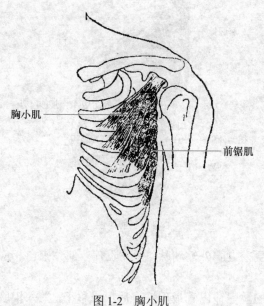

图 1-2 胸小肌

胸小肌的血供主要由胸肩峰动脉发出的 1~2 条胸肌支供给。另外还有一部分血供来自胸外侧动脉的分支及相应肋间动脉穿支。

胸小肌的神经由胸前内侧神经支配。

胸小肌的主要作用是使肩胛骨下降，并使其外侧角旋下。呼吸极度困难时，在肩带固定的情况下，能上牵肋骨帮助呼吸。

（二）腋区后壁肌肉

肩胛下肌（$C_5 \sim C_7$）起自肩胛骨外侧缘和前面粗糙肌附着线。肌纤维斜向外上，移行呈一短宽的扁腱，经肩关节囊前面，止于肱骨小结节、肱骨小结节嵴的上部及肩关节囊前壁。腱与关节囊前面之间，有一肩胛下肌腱下囊，常与肩关节囊交通。在肩关节化脓性关节炎或结核时，脓液可以扩散至此囊，甚至有时穿通它的薄壁，蔓延至肩胛骨前面。

肩胛下肌的血供来自肩胛下动脉的分支，肌支可有 3~5 条，上方者也可直接来自腋动脉或肩胛下动脉。肩胛下肌的静脉数目较多，注入肩胛下静脉或腋静脉。

肩胛下肌的淋巴回流汇入肩胛下淋巴结及锁骨上、下淋巴结。

肩胛下肌由肩胛下神经支配，发自臂丛后束的分支。

肩胛下肌主要作用是能使上臂内收及内旋。

（三）腋区内侧壁肌肉

前锯肌（$C_5 \sim C_8$）宽而扁平，肌齿起于上 8~9 肋骨的外侧面，纤维向后，广阔地贴附于胸廓侧面、前面和后面一部分，止于肩胛骨脊柱缘的前唇、肩胛骨的内侧角及下角的肋面（图 1-3）。前锯肌的上 4~5 个肌齿前方为胸大肌所覆盖，仅下部 3~4 个肌齿接近表面，前锯肌各肌束之间有疏松蜂窝组织，解剖时彼此易于分开。

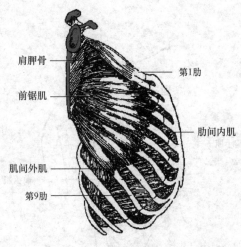

图 1-3　前锯肌

前锯肌的血供主要来自胸外侧动脉，另外还有一部分来自相应肋间动脉的胸背动脉的分支。

前锯肌每一肌齿的淋巴输出管最后汇合后形成总干，汇入沿胸外侧动脉分布的胸淋巴结。

前锯肌的神经支配来自胸长神经，多发自 $C_{5\sim7}$ 神经根，有时 C_8 也参与组成。由 $C_{5\sim6}$ 发出的支穿过中斜角肌后与 C_7 发出的支汇合下行，然后与胸外侧动脉伴行，沿胸外侧壁进入前锯肌，沿途发出分支至各肌齿。

前锯肌其下部肌纤维向前拉肩胛骨的下角，与斜方肌配合，可使肩胛骨外侧角（关节盂）旋上，还可使肩胛骨向前移动。若胸长神经损伤导致前锯肌完全瘫痪时，肩胛骨的内缘与下角不能与后胸壁贴近而向后张开呈翼状，上臂不能推物，外展、外旋均感困难，不能超过头部。

二、肩胛区肌肉

肩胛区肌肉较多，覆盖于肩胛骨及其周围，不但对肩胛骨及胸后壁起到保护作用，而且对盂肱关节及肩胛骨的运动也起到十分重要的作用。肩胛区肌肉根据部位分为肩背部浅层肌、肩后部肌及椎肩胛肌。

（一）肩背部浅层肌肉

1. 斜方肌

斜方肌呈扁平三角形，位于颈部及肩背部，起点很宽，起自枕外隆凸和颈、胸、腰椎棘突及棘上韧带，止于锁骨的肩峰端、肩峰和肩胛冈。斜方肌可分为如下三部分：上斜部较薄，肌束斜向外下；中横部最厚，肌束横行；下斜部肌束长，斜向上外。

斜方肌血供主要由颈横动脉供应。颈横动脉由锁骨下动脉第一段分支—甲状颈干发出，先经过由中斜角肌、臂丛和肩胛提肌围成的三角区，然后约在肩锁关节内侧三横指及锁骨上三横指处进入斜方肌。颈横动脉分为浅、深两支，浅支供应肌的上、中部或上、中、下部，深支供应中、下部。

斜方肌的淋巴回流汇入锁骨上区的淋巴结。

斜方肌受副神经及 $C_{3\sim4}$ 神经前支支配。神经从斜方肌前缘中、下 1/3 交界处进入肌的深面，先发出肌支，然后发出或移行为肌内支，从肌的上、中、下三部进入肌内。肌内支可为单干型或分散型。

斜方肌各部位的收缩可产生不同的作用。上部收缩可提肩带，并使肩胛骨下角外旋；下部收缩，可使肩胛骨下降；上下部同时收缩可使肩胛骨外旋；两侧同时收缩则可使肩胛骨向中线靠拢。

2. 背阔肌

背阔肌被认为是全身最大的阔肌，位于腰背部和侧胸部。一侧几乎呈直角三角形，以腱膜起自下第 6 胸椎棘突，全部腰、骶椎棘突，棘上韧带、髂嵴外缘后 1/3 及腰背筋膜后层，并以 4 个肌齿起自下 4 肋，与腹外斜肌肌齿相交错。肌纤维向外上聚合为扁平腱，覆盖肩胛下角，且有纤维起自下角，继而绕过大圆肌下缘，止于小结节嵴的下部；为下部的肌束纤维延续止于小结节嵴的上部。

背阔肌的血液供应主要来自胸背动脉。也有部分血供来自肋间动脉和腰动脉及颈横动脉的降支。各动脉在肌肉彼此吻合。胸背动脉自肩胛下动脉发出，沿背阔肌深面近前缘向后下走行，分出恒定的前锯肌支及不恒定的大圆肌支，与胸背神经交叉形成血管神经束。胸背动脉通常分出内、外侧支入肌。外侧肌支分布于肌肉上 1/3 区，分布范围近似长方形。内侧肌支分布于肌肉的外下 2/3 区，分布范围近似梯形。伴行静脉多为一支，也有两支的，在接近肩胛下静脉时汇为一支。

背阔肌由胸背神经支配，发自臂丛后束。胸背神经干长 75.91±1.89mm，干粗 1.95±0.03mm，其在肌的游离缘与胸背血管交叉后入肌。背阔肌的肌支多数走向起腱，少数走向止腱，肌支在厚肌层呈现分散型，在薄肌层呈单干型。

由于背阔肌位置表浅，血管、神经走行较恒定，血管神经蒂又有可供选择的长度等，故被认为是较理想的肌皮瓣移植材料。随着带蒂肌皮瓣转移术的应用，利用背阔肌皮瓣修复前后胸壁、肩部的软组织缺损，移植恢复屈伸肘与屈指功能，及治疗严重 Volkmann 挛缩畸形等，均可达到较为满意的效果。并且由于大圆肌在一定程度上对背阔肌起代偿作用，因而背阔肌转移后也不会影响肩功能。

背阔肌的主要作用使肩关节内收、内旋和后伸。使上臂固定可上提躯干引体向上，为主要攀援肌。起自肋的部分还参与胸腔扩大而助吸气。

（二）肩后部肌肉

1. 冈上肌（$C_5\sim C_6$）

冈上肌位于肩胛骨冈上窝内，斜方肌的深面，呈长三角形双羽状。起自冈上窝及冈上筋膜，肌末斜向外上方，经肩峰及喙肩韧带的深面，止于肱骨大结节，并和肩关节囊附着。冈上肌与肩峰深面有肩峰下滑液囊，有时与三角肌下滑液囊相交通。

冈上肌被包裹于冈上骨性纤维鞘中，此鞘由肩胛骨的冈上窝和附着于其边缘的冈上筋膜所构成，在冈上肌的前后均有蜂窝组织，外侧部则更为明显，其与邻近部的交通如下：①冈上肌前下蜂窝组织在肩胛冈外侧缘围绕血管，直接移行至冈下窝的蜂窝组织，从而沟通肩胛骨后面两个骨性纤维鞘间隙；②通过围绕肩胛切迹的血管神经而与颈外侧三角深层蜂窝组织相交通；③通过冈上筋膜在肩胛颈附近的结缔组织板与三角肌下间隙及腋窝相交通，该结缔组织板实际上不能阻挡脓液的蔓延，而冈上间隙脓肿亦主要沿此方向扩散，以上各径路同样也为邻近间隙扩散至冈上骨性纤维鞘的通道。

在冈上间隙中，肩胛上动脉为最大的血管，起自甲状颈干，在肩胛切迹通过肩胛上横韧带的上方进入冈上窝中，也有通过肩胛上横韧带的下方者。肩胛上动脉紧贴冈上窝的骨面，发出分支到达冈上肌，一部分内侧支与颈横动脉分支到达冈上肌，还有一部分内侧支与颈横动脉分支相交通，在肩胛骨上缘尚发出一些细小的肩峰支，走向肩峰，在该处参加组成肩峰网；然后肩胛上动脉向下经肩胛颈进入冈下窝，发出分支供应冈下肌部，并与旋肩胛动脉分支相吻合。冈上间隙的静脉沿同名静脉回流。

此处的淋巴从肌肉深处沿 2～3 条淋巴管回流，注入肩胛切迹附近的淋巴结，然后汇入锁骨上淋巴结中。

冈上肌受肩胛上神经支配，该神经由 C_5 发出，有时也从 C_4 或 C_6 发出。该神经损伤可导致冈上、下肌瘫痪，影响肩关节的稳定，引起关节摆动。肩胛上神经经肩胛切迹在肩胛上横韧带深面走行时，位置较固定，但由于上臂运动时肩胛骨经常旋转，因此此处肩胛上神经常遭受磨擦，可引起炎性肿胀及神经通道狭窄；肩胛骨移位时，该神经亦可受到牵扯，因此直接暴力、牵引损伤均可引起肩胛上神经卡压病，表现为肩部疼痛，冈上、下肌软弱及萎缩，肩外旋运动丧失，手术切断肩胛横韧带减压多可取得较好效果。

冈上肌主要作用是使肱骨外展，牵拉肩关节囊，并使肱骨轻微外旋。

2. 冈下肌（C_5～C_6）

冈下肌为三角形的扁肌，位于肩胛骨背面的冈下窝内，部分被三角肌和斜方肌遮盖，较冈上肌发达。起自冈下窝及冈下筋膜，肌纤维向外逐渐集中，经肩关节囊的后面，止于肱骨大结节和关节囊。其腱与关节囊之间，可能有一滑膜囊，即冈下肌腱下囊。冈下肌被包绕于冈下骨性纤维鞘中，该鞘由肩胛骨冈下窝及附着于其边缘的冈下筋膜所构成。

冈下肌的血供来自肩胛上动脉及旋肩胛动脉分支。

冈下肌淋巴管部分注入肩胛切迹处的淋巴结，以后到达锁骨上淋巴结，另一部分注入位于三边孔后方的淋巴结。

冈下肌受肩胛上神经支配，该神经与肩胛上动脉并行。

冈下肌可使肱骨外旋并牵引关节囊。

3. 小圆肌（C_5）

小圆肌位于冈下肌的下方，大部分被三角肌所遮盖，为圆柱形的小肌。起自肩胛骨外侧缘的上 2/3 的背面，肌束向外移行于扁腱，止于肱骨大结节和肩关节囊。小圆肌亦包绕于冈下骨性纤维鞘中，与冈上间隙相交通，肌肉后方蜂窝组织在外侧沿肌肌腱走行，可通过冈下筋膜而与三角肌下间隙相交通。

在冈下骨性纤维鞘中，通行的血管较多，其中除肩胛上动脉供应冈下肌上段外，还有相当大的旋肩胛动脉。该动脉由肩胛下动脉发出，在肩胛骨外侧缘通过三边孔，适在肱三头肌长头的下方出现在肩胛骨后面，为小圆肌肌腹所覆盖。与旋肩胛动脉横行，紧贴于冈上窝上，主要供应冈下肌下部和小圆肌，并广泛地与肩胛上动脉及颈横动脉降支相交通，形成连结锁骨下动脉的锁骨上部与腋动脉间的侧支循环。冈下窝的静脉沿同名静脉回流。

小圆肌由腋神经支配，能外旋及内收上臂，尤其在上臂外展时，其外旋作用增大。

4. 大圆肌（$C_5 \sim C_6$）

大圆肌有时和肩胛下肌并成一块肌，位于冈下肌和小圆肌的下侧，其下缘被背阔上缘遮盖，整个肌呈柱形。起自肩胛骨外侧缘下部和下角的背面及冈下筋膜。肌束向上外方集中，经肱三头肌长头的前面，移形于扁腱，于背阔肌腱的下方，附着于肱骨小结节嵴。背阔肌囊夹于两腱之间。在大圆肌与肱骨内侧之间有大圆肌下囊。

大圆肌的血供来自旋肩胛动脉、胸背动脉和旋肱后动脉等分支。静脉血沿同名静脉回流。

大圆肌的淋巴管有 $3 \sim 4$ 条，汇入三边孔附近的淋巴结及肩胛下、腋淋巴结。

大圆肌由肩胛下神经分支或胸背神经分支支配。

大圆肌的作用是使肱骨后伸、旋内及内收，与背阔肌相似。

（三）椎肩胛肌

椎肩胛肌包括肩胛提肌、大菱形肌及小菱形肌，大、小菱形肌皆在斜方肌覆被下。

1. 肩胛提肌

肩胛提肌起自上位 $3 \sim 4$ 颈椎横突，附着于肩胛骨内侧角及脊柱缘的最上部，能上提肩胛骨，若止点固定，一侧肌肉收缩，可使颈屈曲，头部向同侧旋转。

2. 大菱形肌和小菱形肌

大、小菱形肌与肩胛提肌位于同一肌层，在其下方。小菱形肌呈窄带状，起自下位二个颈椎的棘突，同时附着于肩胛骨脊柱缘的上部，在大菱形肌上方。大菱形肌菲薄而扁宽，呈菱形，起自上位四个胸椎的棘突，向外下方，几乎附着于肩胛骨脊柱缘的全长。大、小菱形肌的作用是内收及内旋肩胛骨，并上提肩胛骨，使之接近中线。

大、小菱形肌及肩提胛肌的血供均来自颈横动脉降支，此支由锁骨下动脉发出，沿肩胛骨脊柱缘全长下行，介于菱形肌（后方）与后上锯肌（前方）之间，由此血管尚发出至冈上、下窝的分支，至冈下窝的分支与肩胛上动脉及旋肩胛动脉在肩胛骨后面形成丰富侧支吻合。静脉血沿同名静脉回流。

上述三肌均由肩胛背神经支配，该神经发自第 5 颈神经，沿肩胛骨脊柱缘下降。

椎肩胛肌与斜方肌、前锯肌起拮抗作用，前者使肩胛骨下角向后向内，而后者向前外。

三、三角肌区肌肉

三角肌为锥形，覆盖盂肱关节，纤维起自锁骨外 1/3 前缘、肩峰尖与其外侧缘及肩胛冈嵴，自下缩窄成为一腱，止于肱骨三角肌粗隆（图 1-4）。三角肌肌束分为前、中、后三部，三角肌前部肌束较长，从前方走向后下方，与结节间沟的外侧唇在一线上；中部纤维构成较复杂，肌束较短，似羽毛状，由肩峰下行，三五束肌纤维与由下部止点向上的腱索彼此镶嵌，腱性组织在近侧部伸展到整个肌的起始处，在远侧部则附着于不大的区域中；后部肌束较长，从后方斜向前方，形成桡神经沟的上界，向上与肱三头肌外侧头的起点在一线上。在三角肌的深面，三角肌筋膜深层与肱骨大结节之间，有一恒定的较大的黏液囊，为三角肌下囊，该囊为胚胎期最早出现的滑膜囊，由于此囊膨出许多突起，尤其是突入肩峰下面的最明显，因此也有人称它为肩峰下滑膜囊，在 40 岁以后，该囊易产生变性、损伤、粘连，从而引起肱骨头向上移位固定，产生肱骨上举困难，是临床常见的一种顽固性疾病。

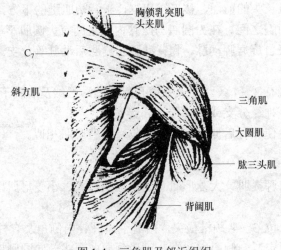

图1-4　三角肌及邻近组织

三角肌的血供主要来自旋肱后动脉，与腋神经伴行。动脉分支从周围进入肌肉，发出纵支，其与旋肱前动脉的分支、胸肩峰动脉的肩峰支及三角肌支及肩胛上动脉的分支相吻合。

肩外侧区皮肤受腋神经的外侧上皮神经、锁骨上外侧神经及脊神经后支的皮支支配。腋神经在喙突水平起自臂丛后束，位于肩胛下肌之前及腋动脉之后，其向外环绕肩胛下肌外下缘，大约在肌、腱交界处内侧 3～5mm 与旋肱后动脉穿入四边孔，恰在穿出前分出 1～2 个关节支至盂肱关节前面，再走行至邻近关节囊下内侧及肱三头肌长头。腋神经经四边孔穿出以后，绕行于肱骨外科颈的后方，移行于三角肌下间隙，正好在小圆肌腱下缘的下方及三角肌后缘中点，距肩峰后角约 6cm。

第三节　肩部骨骼

一、锁骨

锁骨位于胸廓前上部两侧，是一根横向的支柱，呈水平位。锁骨全长皆位于皮下，成人锁骨长度约 14.95（11～17.8）cm，其前有颈阔肌覆盖，居第一肋上方，从上面或下面观均似横位"～"状，有两个弯曲，内侧凸向前，占全长 3/4～2/3；外侧凸向后，占全长 1/4～1/3（图1-5）。

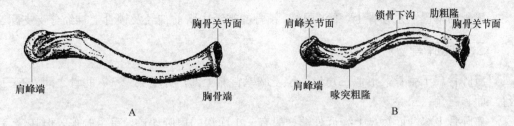

图 1-5　锁骨上、下面

A 上面观；B 下面观

内侧端，也称胸骨端，呈圆柱形与胸骨相连，较粗大，其末端近似三棱形的关节面与胸骨柄的锁骨切迹相关节。外侧端，也称肩峰端，扁宽，有明显的上、下面，末端有卵圆形的关节面与肩峰相关节。中间部的内侧部分似圆柱体，前凸而后凹，前上缘有胸锁乳突肌锁骨部附着，前下缘有胸大肌锁骨部附着，其下面有肋粗隆，为肋锁韧带附着。外侧部分的前上缘有斜方肌附着，前下缘有三角肌附着；下面向后缘处有喙突结节，有喙锁韧带附着，其对稳定肩锁关节有重要意义（图 1-6）。

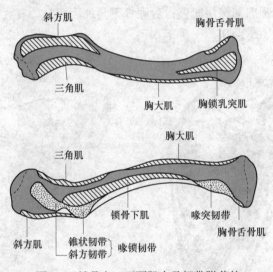

图 1-6　锁骨上、下面肌肉及韧带附着处

锁骨是肩带与躯干联系的唯一骨性桥梁，其干细而弯曲，故在锁骨中、外 1/3 正相当两个弯曲交界处为薄弱点，易发生骨折。骨折后，内侧端因胸锁乳突肌的牵引力向后上移位，而外侧端在上肢重力的影响下向前下方移位。儿童锁骨的骨膜比较发达，骨折后因断端被坚韧的骨膜鞘所包裹固定而甚少发生移位。对发生移位的锁骨骨折，整复后常不易保持解剖学上的对位，而轻度移位对生理功能一般无影响，故不必强求解剖对位。对锁骨骨折有神经、血管与胸膜损伤等合并症的患者，在进行血管与神经修复手术后或为防止骨折断端移位而引起上述组织再度损伤，骨折需良好的对位。

锁骨血供丰富，其主要来自肩胛上动脉及胸肩峰动脉。骨滋养动脉多在锁骨中 1/3 进入骨中，而滋养孔多在锁骨中段，一般为 2～3 个，也可在 1～7 个之间。骨膜动脉从锁骨两端进入骨中，数目较多，在松质骨中彼此吻合成网。由于锁骨血供丰富，因而锁骨骨折愈合较快。

锁骨的淋巴汇入锁骨上、下淋巴结。锁骨的神经由胸前神经及锁骨上神经分支支配。

二、肩胛骨

肩胛骨属于扁骨，形似三角形，位于胸壁背侧上部，介于第 2～7 肋骨之间，有三缘二面、三角、二突。

肩胛骨上缘薄而短。上缘近外端一般有一小而深的肩胛切迹，呈半圆形，但其深浅不一，浅者几乎不成切迹，约 3% 几乎成孔。肩胛切迹多呈 "U" 字形，其次为大弧形，少数呈 "V" 字形或 "W" 字形。肩胛切迹的边缘可光滑或粗糙。肩胛切迹平均口宽 13mm，深度约 6.4mm。肩胛切迹之上横有一条短而坚韧的肩胛上横韧带，使切迹合为一孔，其间有肩胛上神经通过。有时肩胛上横韧带可骨化形成骨桥，从而使肩胛切迹变成骨孔。

肩胛骨内缘（脊柱缘）薄而长，稍凸向脊柱，有大、小菱形肌止于此。其下沿内侧缘有前锯肌附着，收缩时可使肩胛骨贴于胸壁并向外摆动。前锯肌瘫痪时，可使肩胛骨向后外突出形成翼肩。肩胛骨外缘（腋缘）向下向前最厚，其上有大、小圆肌附着。肩胛冈将肩胛骨背面分为冈上、下窝，分别有冈上、下肌附着。在肩胛骨顶部，肩胛提肌附于其上角，为连结颈肩部深层肌肉；肩胛骨下角钝而粗糙，有大圆肌、菱形肌及前锯肌附着其上（图 1-7，图 1-8）。

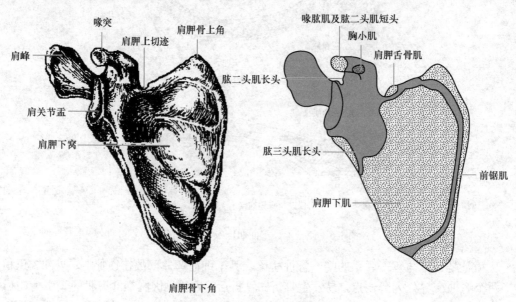

图 1-7　肩胛骨前面观

肩胛骨内侧角与第 2 肋相当，几乎呈直角，由上缘和脊柱相交而成，有肩胛提肌止于此；下角相当于第 7 肋或第 7 肋间，呈锐角，易触摸，有大圆肌起于此；外侧角，有一卵圆形的关节盂，向外、前、下，与肱骨头相关节。关节盂下稍缩小称肩胛颈，其与关节盂的边缘形成冈盂切迹。

肩峰是肩胛冈的外侧端向前外方伸展，突出于肩胛盂之上所形成的 "肩的顶峰"，易触摸，是肩关节脱位、测量上肢及确定肩宽的标志。肩峰呈扁平状，有上、下二面及内、外二缘。上面凸而粗糙，有三角肌附着其上，下面凹而光滑，外侧缘肥厚而隆凸，

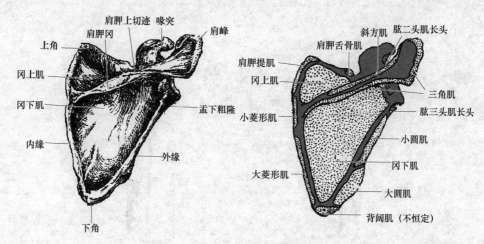

图 1-8　肩胛骨背面观

内侧缘有一卵圆形锁骨关节面与锁骨肩峰端形成关节，峰尖有喙肩韧带附着。肩峰较长，男 4.7～4.8cm，女 4.0～4.1cm。

喙突是肩胛上缘向前外较为坚固的骨突，是肩关节内侧作弧形切口的标志。喙突有胸小肌附着其上，为喙肱肌、二头肌短头起始处，并借喙锁韧带固定锁骨于正常位置。喙突长男 4.3～4.4cm，女 3.9～4.0cm。

肩胛骨血供来源丰富，主要有如下四条动脉：①起自肩胛上动脉的骨滋养动脉在喙突基底和肩峰之间进入冈上窝；②起自旋肩胛动脉的分支在肩胛冈基底进入冈下窝；③起自肩胛下动脉或旋肩胛动脉的分支在肩胛颈处进入肩胛下窝；④起自颈横动脉降支（图 1-9）。这些血管在肩胛骨周围彼此吻合成网，在松质骨比较发达的部位如肩峰、喙突和关节盂、颈处较稠密，但在松质骨缺少的部位如冈上、下窝仅有骨膜动脉供应。

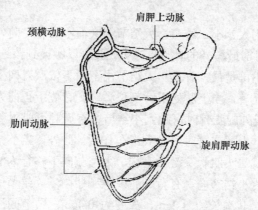

图 1-9　肩胛骨背面的血管吻合（肩胛动脉网）

肩胛骨的静脉由同名静脉回流。

肩胛骨的神经由肩胛上、下神经分支支配。

三、肱骨上端

肱骨是上肢最粗长的管状骨，其上端较粗壮，有肱骨头、解剖颈、大小结节和外科颈这四个部分（图1-10）。

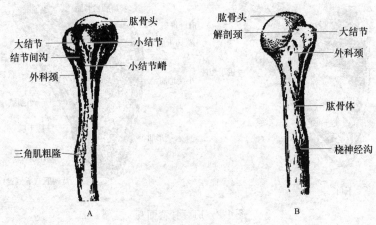

图1-10 肱骨上端
A前面观；B后面观

肱骨头呈半球形，朝向上内并稍向后，覆盖有一层关节软骨，与肩胛骨的关节盂相关节。肱骨头横径，男平均为4.20±0.01cm，女平均为3.88±0.03cm。肱骨头纵径，男平均为4.50±0.02cm，女平均4.17±0.03cm。肱骨头周长，男平均为13.58±0.04cm，女平均为12.60±0.07cm。肱骨头与肱骨干之间约有130°～135°的内倾角，肱骨头内翻时，内倾角可减少至100°以下。肱骨头对冠状面还有后倾角，为15°～30°。肱骨头轴与肱骨下端滑车的轴形成一扭转角，约为28°。

在肱骨头的关节面边缘有一缩窄的浅沟，即解剖颈，与水平面约45°，关节囊止于此。解剖颈的下方为外科颈，相当于圆形的骨干与肱骨头交接处，此处骨皮质突出变薄，是骨折易发部位。

在肱骨头的前外为大、小二结节。大结节粗大而不显著，向外侧突出超过肩峰，因而使肩部呈圆形，是肩部最靠外的骨点，转动上肢可以触摸到该结节。当肩关节脱位时，肱骨头内移，大结节不再是最外骨点。大结节由上而下依次有冈上肌、冈下肌和小圆肌附着。小结节较小而显著，当上肢处于解剖位置时，它位于正前方，适在喙突的外下侧约3.75cm处，内旋或外旋肱骨时可触到小结节，有肩胛下肌附着，因小结节位于二头肌长头腱弯曲的内侧，当屈前臂时可起到滑车作用。此外，当小结节发育良好而有所谓结节上嵴时，常常造成二头肌长头腱的磨损。大结节向下移行为大结节嵴，有胸大肌附着；小结节向下移行为小结节嵴，有背阔肌及大圆肌附着。结节间沟（二头肌沟）是位于大小结节之间的沟，其沟长约3.2cm，深度约0.4cm。结节间沟的内侧壁与沟底所形成的角度可有很大变异，为15°～90°，多数在45°以上。浅而角度较小的沟易引起肱二头肌长头腱脱位，尤其是在上臂突然外旋或已外旋的上臂猛力前屈时更易发生。中年以后，结节间沟可因骨质增生而变窄易引起二头肌长头肌腱炎。

肱骨头的主要血供来自旋肱前动脉发出的前外侧动脉，可在结节间沟的上端，或由其几个分支经大、小结节进入头内，向后内弯，在已愈合的骺线下，由弓状动脉呈直角发出一些分支移行至肱骨头，前外侧动脉处于肱骨头外科颈上方。外科颈骨折后，两断端血供均佳，易于愈合。肱骨头另一部分血供来自旋肱后动脉发出的后内侧动脉，在旋转袖的前、后侧，有不恒定支进入头内。

第四节　肩部关节结构

肩关节从狭义上讲是指盂肱关节，但从广义上来讲，则包括盂肱关节、肩锁关节、胸锁关节、肩胛胸壁肌性结合、肩峰下滑囊（肩峰下关节），有时还包括喙锁关节。正是它们之间的协同作用，得以完成复杂的、和谐的肩部运动。任何一个环节出了故障，都会影响肩部的正常活动，其中以盂肱关节最为重要。

一、盂肱关节

由肩胛骨的关节盂和肱骨上端的肱骨头构成。它是全身最灵活的关节，这主要决定于它的解剖特点：一是两个相对关节面很不相称，关节盂浅，而肱骨头的关节面要比关节盂大 3 倍，肱骨头关节角度约为 135°，而关节盂的角度仅约为 75°；二是关节稳定性较差，关节韧带装置薄弱，关节囊松弛。这些是盂肱关节易脱位的原因。

（一）盂肱关节的骨端结构

1. 肩胛骨的关节盂

关节盂呈梨状，上窄下宽，关节面浅小，向前、外、下，与肱骨头的关节面很不相称。关节盂的表面覆以一层透明软骨，中央较边缘为薄，其边缘镶以一层纤维软骨，为盂唇，以增加关节盂的深度。关节盂唇切面呈三角形，在儿童，此结构的基底紧与关节盂的边缘相附着，且与透明软骨相混，而在关节囊边缘则与纤维性关节囊相续，因此盂缘和盂唇界线并不明显；在成人，盂唇的上部游离似软骨盘。关节盂唇前缘如脱落、缺损或关节囊从关节盂边缘撕破，则引起习惯性肩关节脱位。关节盂的上下各有一突起，为盂上、盂下粗隆，分别是肱二头肌长头及肱三头肌长头附着处。

正常关节盂后倾 7°，即关节盂平面与矢状面呈 83°。如小于 83°，即为过度后倾，青少年如关节盂过度后倾可发生肩后不稳，约占肩部脱位的 20%。

2. 肱骨头

呈球状，占圆球面积的 1/3，关节面向上、内、后，较肩胛关节盂为大，故仅有一部分与其接触。肱骨头的后外部如有缺损，则会引起习惯性肩关节脱位。

（二）关节囊和支持韧带

1. 关节囊

关节囊比较松弛，由斜行、纵行及环行的纤维构成纤维层。于肩胛骨处附着于关节盂的周缘、喙突的根部和肩胛骨颈，还包绕肱二头肌长头的起始部，并与肱三头肌长头的起始处相愈合，于肱骨处则包绕解剖颈，其内侧可达外科颈。关节囊的边缘呈桥状横跨结节间沟之上。纤维层又由冈上肌肌腱及肱三头肌长头肌腱加入；前、后部分别由肩胛下肌肌腱及冈下肌腱和小圆肌腱加入；而其前下部只有盂肱韧带的中部加入，此处最为薄弱，故肩关节脱位往往易发生在此处。

其纤维层的内面，被覆一层滑膜层，上方起自关节盂的周缘，向下至肱骨的解剖颈，由此返折向上至肱骨头关节软骨的边缘。滑膜层分别于结节间沟和喙突根部附近向外膨出；前者形成结节间滑液鞘，鞘内有肱二头肌长头肌腱；后者构成肩胛下肌囊，位于肩胛下肌腱与关节囊之间。

2. 盂肱关节的支持韧带

（1）喙肱韧带为宽而强的韧带，位于盂肱关节的上面，自喙突根部的外侧缘斜向外下方，到达肱骨大结节的前面，与冈上肌腱愈合。其前缘和上缘游离，后缘和下缘与关节囊愈合，与关节囊之间有黏液囊相隔。此韧带加强关节囊的上部，并有限制肱骨向外侧旋转和防止肱骨头向上方脱位的作用。

（2）盂肱韧带位于关节囊前壁的内面，可分为上、中、下三部。上部起自喙突根部附近的关节盂边缘，斜向外上方，止于肱骨小结节的上方。中部连结关节盂前缘与肱骨小结节之间，如该部缺损时，关节囊的前下壁便形成薄弱点，易导致肩关节脱位。下部起自关节盂下缘，斜向外上方，到达肱骨解剖颈的下部。该韧带有加强关节囊前壁的作用。

（3）肱骨横韧带为肱骨的固有韧带，它横跨结节间沟的上方，连结大、小结节之间，其一部分纤维与关节囊愈合。韧带与结节间沟之间，围成一管，其内有肱二头肌长头肌腱通过。该韧带对肱二头肌长头肌腱有固定作用。

（三）盂肱关节其他支持结构

盂肱关节的稳定性除了依赖于关节囊及韧带外，还需要关节周围的众多肌肉的参与。肩袖能使肱骨头与关节盂密切接触，而三角肌、肱二头肌长头腱使得关节更加稳定。

1. 肩袖

肩袖又称旋转袖、肌肩袖或腱板，由起自肩胛骨，止于肱骨大结节的冈上肌、冈下肌、小圆肌和肩胛下肌四肌的肌腱所形成，临床上称之为肩关节肌内群。彼此交织以扁宽的腱膜形成一个半圆形成马蹄状，牢固地由前、上、后附着于关节囊，腱膜厚约 5mm，表面光滑。在肩胛下肌止端上缘与冈上肌腱之间有一肩袖间隙，有一薄层带弹性的膜，此处有喙肩韧带及关节囊加强（图 1-11）。

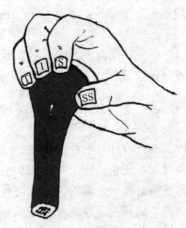

图 1-11　肩袖结构示意图

SS 肩胛下肌；S 冈上肌；I 冈下肌；T 小圆肌

2. 肱二头肌长头腱

肱二头肌长头腱在喙肩韧带内下方，位于结节间沟内，起自盂上结节，上覆以肱横韧带，完全被滑膜包围，滑膜反折形成支持带，挂于关节囊上，肌腱虽在关节内，却仍在滑膜外（图1-12）。肱二头肌长头在外展时可将肱骨头压向关节盂，起到限制肱骨头的作用。

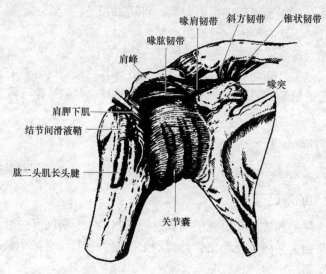

图 1-12　肱二头肌长头腱

3. 三角肌

三角肌起点广泛，自肩胛冈、肩峰、锁骨外 1/3，从前、后、外覆盖盂肱关节，对该关节有保护及加强稳定作用。

（四）盂肱关节的运动

盂肱关节为球窝关节，因其关节囊比较松弛，关节窝又较平浅等特点，故其运动范围较广，是人体运动最灵活的关节之一。主要依据以下三个运动轴进行运动：

1. 沿额状轴（横贯肱骨头与关节窝的中心）运动

其上臂可做屈伸运动。

（1）前屈参加的肌肉有三角肌前部纤维、胸大肌锁骨部、喙肱肌及肱二头肌。前屈运动的范围约为 70°。

（2）后伸主要有三角肌后部纤维及背阔肌。后伸时因受到关节囊的前壁与肱骨头及喙突相互接触的限制，故运动范围较小，约为 60°。

2. 贯穿肱骨头的矢状轴运动

其上臂可作内收与外展的运动。此时肩胛骨固定不动，而肱骨头在关节窝内做上下滑动运动。

（1）外展只有三角肌中部纤维及冈上肌参与，前者虽系强有力的外展肌，但需冈上肌的协助，否则最初外展时，肱骨头将上升，顶于喙肩弓之下，而当外展 90° 以后，肱骨头易向下半脱位。外展时，肱骨头向内下方滑动，其运动范围为 100°～120°。

（2）内收除了胸大肌（主要为胸肋部）及背阔肌，还有大圆肌，三角肌前、后部纤维、喙肱肌及肱三头肌长头参与。在内收时，肱骨头滑下上方，因受到躯干的阻碍，其运动范围仅约为20°。

3. 沿垂直轴（该轴为肱骨头中心与肱骨小头中心之连线）运动

其上臂可做旋内与旋外运动。旋内时，肱骨头在关节盂内向后滑动，肱骨大结节和肱骨体向前方转动；旋外时，肱骨头在关节盂内向前滑动，肱骨大结节和肱骨体向后方转动。当上肢下垂时，旋转运动的范围最大，可达170°；而当上肢垂直上举时，运动范围最小。女性旋转运动的范围一般较男性略大。

（1）内旋主要为肩胛下肌，尚有大圆肌、三角肌前部纤维、胸大肌及背阔肌，可能还有冈上肌，但三角肌、胸大肌及背阔肌只当同时有其他运动时才具有内旋作用。

（2）外旋有冈下肌、小圆肌及三角肌后部纤维参与。肩关节除可做上述运动外，还可做环转运动。

（五）盂肱关节的血供

主要来自肩胛上动脉，旋肱前、后动脉，肩胛下动脉和旋肩胛动脉等。

（六）盂肱关节的淋巴管

在关节囊纤维层的深浅层和滑膜层均有淋巴管网，各个网间有吻合支。自淋巴管网发出输出管，汇集到关节内淋巴输出管，再到上肢的集合管，伴随上肢的血管与神经，汇入到锁骨下淋巴结。

（七）盂肱关节的神经

主要为肩胛上神经的分支，腋神经和胸前神经的外侧支。肩胛上神经分布至关节囊的上壁和后壁；腋神经分布至关节囊的前壁和下壁；胸前神经的外侧支分布至前壁和上壁。

二、肩锁关节

肩锁关节位于皮下，为滑膜关节，由肩胛骨的肩峰关节面和锁骨外侧的肩峰关节面构成。锁骨的肩峰端为扁平结构，关节面呈卵圆形，向外并微朝下，肩峰关节面位于肩峰内缘，也呈卵圆形，朝向内上。

肩锁关节有完整的关节囊，但关节囊较松弛，附着点仅离关节面数毫米。关节囊的上下壁借坚强的肩锁韧带加强，韧带与斜方肌及三角肌的腱纤维相混，而后二者对肩锁关节前方有部分加强的作用。此外，喙锁韧带分为斜方韧带及锥状韧带两部分。斜方韧带稍偏外，呈四边形，起于喙突基底内侧和上面，向外上行走于矢状面内，止于锁骨肩峰端向前外的粗糙骨嵴，其上内面为锁骨下肌，下外面为冈上肌，前方游离。其纤维可防止肩胛骨向下内滑移。锥状韧带呈弯三角形，起于喙突基底的内侧面，向上行于冠状面内，止于锁骨喙突粗隆下面，位于斜方韧带内后方。它形成半个锥体，包围斜方韧带。喙锁韧带两部分隔以脂肪或滑囊（图1-13）。

喙锁韧带对肩锁关节的稳定起着重要的作用。在严重肩锁关节脱位时，韧带可被撕脱，手术时应予以修补以维持肩锁关节的稳定性。

由于肩锁关节是一个不典型的球窝关节，故其活动范围包括如下：

1. 轴向的旋前与旋后活动

肩峰在锁骨外侧端上的旋前与旋后角度之和一般约为30°，由于肩锁关节的喙锁韧

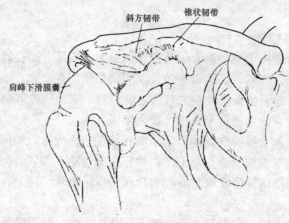

图 1-13　喙锁韧带

带的协同作用，故肩胛旋前时锁骨长轴与肩胛冈之间夹角增大，肩胛旋后时两者之间夹角减小。

2. 肩锁关节的外展和内收活动

因肩锁关节和喙锁韧带处于同一平面内，所以肩锁关节的外展活动常常受到喙锁韧带限制。内收运动则因喙突碰撞锁骨外端而受到限制。肩锁关节的内收和外展活动范围之和一般约为 10°。

3. 钟摆样运动

指在肩胛骨表现为自后内向前外的旋转和摆动，范围为 60°～70°，其运动轴心恰好与肩锁关节面相垂直，此活动受到肩关节周围肌肉的良好控制和肩锁关节囊、韧带和喙锁结构的限制。

三、胸锁关节

胸锁关节是由锁骨的胸骨关节面与胸骨柄锁骨切迹及第一肋软骨所形成的关节。锁骨的胸骨端较大，呈球形，而胸骨的锁骨切迹与第一肋骨形成的关节面呈鞍形。此关节是唯一连接上肢与躯干的结构，其坚强的韧带能维持锁骨胸骨端与胸骨上部的浅凹相连。胸锁二骨的关节面大小很不相称，锁骨的胸骨端有一半突出于胸骨柄上缘之上，故必须靠关节囊和支持韧带来加强（图 1-14）。

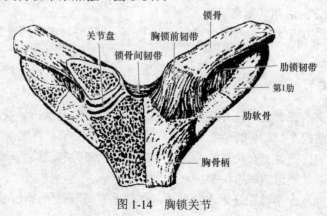

图 1-14　胸锁关节

（一）结构

1. 关节囊及支持韧带

胸锁关节的关节囊附于锁骨胸骨端及胸骨柄关节面。其下部较弱，至第1肋软骨下面，其他部分则较强，为前、后胸锁韧带及锁间韧带所加强。

（1）胸锁前韧带起自锁骨胸骨端关节面之前，附于胸骨柄关节面前缘。韧带上部纤维近乎平行，下部垂直，中部近乎垂直，最为坚强。

（2）胸锁后韧带起自锁骨胸骨端后角至胸骨柄关节面周缘，较薄，短而坚强。

（3）胸锁上韧带起自锁骨胸骨端上部，横行至胸骨柄，与锁骨间韧带相混。

（4）锁间韧带连结两侧锁骨胸骨端的上后面，横越胸骨切迹上，上缘游离凹进，下缘与胸骨锁切迹相连。

（5）肋锁韧带呈菱形，起自第1肋软骨上面及第1肋，附于锁骨胸骨端下面。韧带有前、后二部，其间有滑囊。该韧带虽不直接附于胸骨，但具有维持胸锁关节稳定的作用，可防止锁骨胸骨端向前、后、上、外移位。

2. 关节盘

在胸锁关节内有一扁圆的坚厚纤维软骨性关节盘，周围较厚，中心较薄，关节盘的上部附着于锁骨胸骨关节面的上缘和后缘，其下部附着于第1肋软骨贴近胸骨处，大小与锁骨的胸骨端相适应，四周与关节囊韧带相融合。关节盘约半数不完整，有时老年人关节盘可穿孔。

（二）胸锁关节的运动

胸锁关节的运动主要是随肩带的活动而协同完成的。它的活动范围主要包括以下几种形式：

1. 锁骨轴向的旋转活动

上臂从下垂位到最大上举位时，锁骨轴可向后旋转，最大度数约为30°，胸锁关节的鞍状结构对旋转活动起到限制作用。旋转活动的范围取决于胸锁韧带的松弛及两关节面的吻合程度，此外，锁骨旋转需肩胛–胸壁和肩锁关节联合运动。

2. 锁骨的上升和下降活动（矢状轴）

胸锁关节的上升和下降约为60°，其上下关节囊和锁骨间韧带、肋锁韧带是锁骨下降和上升的限制性结构。

3. 锁骨前后方向活动（垂直轴）

胸锁关节前后方向的活动范围为 25°～30°，其活动时，常伴随有锁骨远端的下降与上升。

四、喙锁关节

正常肩胛喙突与锁骨之间仅存在喙锁韧带，偶尔也会出现喙锁骨条，但有时也可形成喙锁关节，其结构不一，有的两者均具关节面，属平面关节；有的两者之间仅为软骨韧带连结；也有的仅锁骨上有关节软骨面而喙突无。喙锁关节一般运动幅度不大，与肩锁关节和胸锁关节共同组成联合关节。

喙锁关节可能从少年时期开始逐渐形成，此时喙突尚未完全骨化，原来锁骨只两端有固定点横架于喙突之上，因肩部长期负重，锁骨对喙突根部长期的摩擦和压迫，使锁骨中外段成为支持点，遂形成喙锁关节，其关节软骨由邻近结缔组织转变而成。

五、肩峰下关节

肩峰下区上为喙肩弓，包括肩峰，喙突及其间的喙肩韧带，下为肩袖及肱骨结节。肩峰下区虽不具典型的关节结构，但从功能上应视为一个关节，其间大的肩峰下（三角肌下）滑膜囊可视为关节腔，故有人称此为第二肩关节。其作用一是协助盂肱关节周围肌肉的运动，二是保证肱骨大结节在外展时能顺利通过肩峰下。在此结构中最为重要的是喙肩弓，它是防止盂肱关节向上脱位的装置。同时因喙突和肩峰都低于肱骨头的顶端，故也可防止肱骨头向前、后移位。

六、肩胛骨与胸壁间的连接

肩胛骨与胸壁间的连接也称为肩胛胸壁关节，虽不具关节的结构，在功能上应看作肩关节的一部分。肩胛骨与胸壁间的负压对于保持肩胸连接也起到很大作用。

肩胛前间隙是位于肩胛骨前面的肩胛下筋膜及胸壁的狭窄间隙，肩胛骨即沿此间隙而活动，此间隙又被前锯肌分为两个间隙，彼此独立。

前肩胛前间隙位于前锯肌前面的筋膜和胸壁外面筋膜的密闭间隙，其间充填以板样蜂窝组织，可保证肩胛骨沿胸廓活动。在前肩胛前间隙常见如下两个滑膜囊：①前锯肌内滑膜囊，位于前锯肌深处，在肩胛骨下角的内侧缘，占 5%；②前锯肌下滑膜囊，位于前锯肌和胸廓上外侧部之间的蜂窝组织中。这两个滑膜囊可形成巨大滑膜囊肿，在肩胛骨运动时，出现"肩胛骨破裂声"。

后肩胛前间隙位于肩胛下筋膜和前锯肌之间，充填有大量疏松组织，是腋窝的直接延续，腋窝脓肿可蔓延到此间隙。在此间隙内有肩胛下动脉及其分支，肩胛下静脉、肩胛下神经及胸背神经。

肩胛骨的运动有上提、下降、外旋、内旋、外展及内收六种运动。锁骨除在旋转运动时发生在肩锁关节处，其余大都随肩胛骨一齐运动。由于肩胛骨呈三角形，以下肩胛骨各种运动是以肩胛骨下角的方向为标准。

（1）肩胛骨上提由斜方肌的上部纤维、肩胛提肌及大、小菱形肌作用，前者牵拉肩胛骨外侧角，还有外旋作用。肩胛提肌起于颈横突，其余三肌起于椎骨棘突及项韧带，均可使肩胛骨内旋。

（2）肩胛骨下降重力本身可以降低肩胛骨，尤其是其外侧角。参与的肌肉有的附着于肩胛骨，也有的附着于锁骨及肱骨，在后一类，如胸大肌大部分纤维及整个背阔肌（特别是其下部纤维）作用于肱骨，也可使肩胛骨降低。当引体向上或用双拐支撑时，可防止肩胛骨向上；前锯肌下部纤维、斜方肌下部纤维也可使肩胛骨降低。除上述肌肉参与外，胸小肌、锁骨下肌亦起到辅助作用。

（3）肩胛骨外旋主要为前锯肌作用，它牵引肩胛骨下角使内缘更向前，另有斜方肌协助前锯肌，其上部纤维能提起肩胛骨外侧角，而下部纤维能牵引肩胛冈向下。前锯肌单独作用能使肩胛骨外旋，斜方肌单独时则不能，但在外旋时，它能支持肩胛骨外侧角，仅在上臂外展 45°以后，前锯肌收缩，因此当斜方肌瘫痪时，肩胛骨最初下垂，上臂外展时内旋，而前锯肌开始作用后，才抬高并外旋。

（4）肩胛骨内旋包括附着于肩胛骨脊柱缘的上提肌（肩胛提肌、大、小菱形肌）与附着于肩胛骨及肱骨的下降肌（胸大、小肌，背阔肌）。

（5）肩胛骨外展主要为前锯肌，可使肩胛骨脊柱缘紧贴胸壁，另有胸大、小肌协助。胸小肌与前锯肌在旋转肩胛骨运动中虽然作用相反，前者内旋，后者外旋，但若同时作用，则可使肩胛骨外展。

（6）肩胛骨内收参与者有斜方肌（尤其是其中部纤维），大、小菱形肌及背阔肌（尤其是其上部纤维）。

上提肌受副神经及臂丛上部纤维支配，下降肌则受臂丛中、下部纤维支配。

第五节　腋　窝

腋区位于肩关节下方，臂与胸上部之间。上肢外展时，向上呈穹隆状的凹陷，其深部的腋窝呈四棱锥体形腔隙，由四壁、一顶、一底围成。腋窝是肩部的重要解剖部位，内有重要的神经、血管及淋巴结、腋窝蜂窝组织等。

一、腋窝的构成

1. 顶

由锁骨中 1/3、第 1 肋和肩胛骨上缘围成，是腋窝的上口，与颈根部相通。可看作腋窝的入口或胸廓出口，颈部的锁骨下动、静脉及臂丛各神经由此进入上臂。

2. 底

由浅入深为皮肤、浅筋膜及腋筋膜。皮肤借纤维隔与腋筋膜相连。腋筋膜中央部较薄弱，且有皮神经、浅血管及淋巴管穿过而呈筛状，故称为筛状筋膜。

3. 四壁

有前壁、外侧壁、内侧壁及后壁。

（1）前壁由胸大肌、胸小肌、锁骨下肌和锁胸筋膜构成。锁胸筋膜呈三角形，位于锁骨下肌、胸小肌和喙突三者之间。胸小肌下缘以下的筋膜，连于腋筋膜，称为腋悬韧带。

腋窝前壁有如下 3 个三角：①锁骨胸肌三角——上界为锁骨和锁骨下肌，下界为胸小肌上缘，基底朝向胸骨；②胸肌三角——与整个胸小肌大小相当；③胸肌下三角——上界为胸小肌下缘，下界为胸大肌的游离缘，基底朝向三角肌。

（2）外侧壁由肱骨结节间沟、肱二头肌短头和喙肱肌构成。

（3）内侧壁由前锯肌及其深面的上 4 个肋与肋间隙构成。

（4）后壁由肩胛下肌、大圆肌、背阔肌与肩胛骨构成。

腋窝后壁肌肉之间构成两个孔：①三边孔——上界为肩胛下肌和小圆肌，下界为大圆肌，外侧为肱三头肌长头，有旋肩胛动脉通过；②四边孔——上界为肩胛下肌和小圆肌，下界为大圆肌，内侧为肱三头肌长头，外侧为肱骨外科颈，有腋神经和旋肱后血管通过。

二、腋窝的内容

腋窝内有神经血管束，位于由腋鞘形成的管中，附于锁骨下肌后下，由覆盖前斜角肌的筋膜衍生而形成，为颈前后脊柱颈筋膜的延伸部分。

血管神经束在腋窝内从内壁至外壁斜行，经过喙肱肌内侧及肱二头肌短头之下，肌皮神经从喙肱肌内面穿出，在喙突下二指处走行。

1. 腋动脉

腋动脉自锁骨中点向外下行走，以胸小肌为标志分为以下三段（图1-15）。

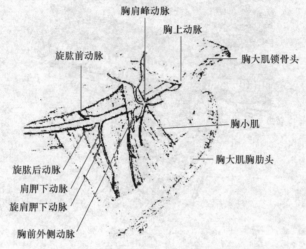

图1-15　腋动脉的三段及其分支

（1）第一段位于锁骨及胸小肌上缘之间。腋静脉在其内侧，臂丛外侧束在其外侧，内侧束则在动脉之后经过。腋动脉行经肋面及其上覆盖的前锯肌肌齿，前覆盖以胸大肌锁骨头及锁胸筋膜。腋动脉在此段分出胸上动脉及胸肩峰动脉。胸上动脉不常存在，供应上二肋间隙。胸肩峰动脉在胸小肌上缘发出，穿锁胸筋膜分为4支：胸肌支供应胸肌；肩峰支朝向肩峰上面，经三角肌深面；三角肌支与头静脉均位于三角肌胸大肌三角内；锁骨支朝向胸锁关节。

（2）第二段位于胸小肌后方的胸肌三角内。其前方有皮肤、浅筋膜外，还有胸大、小肌及其筋膜；后方为臂丛后束及肩胛下肌；外侧为臂丛外侧束；内侧有腋静脉及臂丛内侧束。胸外侧动脉从第二段发出，与其伴行静脉于腋中线前方沿前锯肌下行，营养该肌；女性有分支至乳房。胸长神经于腋中线后方下行，支配前锯肌。

（3）第三段位于胸小肌下缘至大圆肌下缘之间。其末段位置表浅，仅覆盖以皮肤及浅、深筋膜，是腋动脉最易暴露的部位。其前方有正中神经内侧根及旋肱前血管越过；后方有腋神经、桡神经及旋肱后血管；外侧有正中神经、肌皮神经、肱二头肌短头和喙肱肌；内侧为尺神经和腋静脉。

腋动脉第三段的主要分支为肩胛下动脉和旋肱前、后动脉。肩胛下动脉平肩胛下肌下缘发出，其分支为旋肩胛动脉和胸背动脉，胸背动脉与胸背神经伴行入背阔肌。旋肱后动脉先向后穿四边孔，然后与旋肱前动脉分别绕过肱骨外科颈的后方和前方，相互吻合并分布于三角肌和肩关节。

2. 腋静脉

在腋窝，每个腋动脉分支均有2个伴行静脉，朝向腋静脉。腋静脉由2个肱静脉及贵要静脉靠近胸大肌下缘会合而成，头静脉在上臂内侧向上走行，位于三角肌胸大肌三角间，靠近锁骨时在胸大肌深面走行，覆盖胸肩峰动脉，穿经锁胸筋膜而汇入腋静脉。

3. 腋淋巴结

位于腋窝蜂窝脂肪组织中，为15～20个，分为五组（图1-16）。

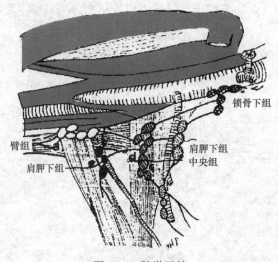

图1-16　腋淋巴结

（1）外侧淋巴结沿腋静脉远端排列，引流整个上肢的淋巴；其输出管大多注入中央及尖淋巴结，部分注入锁骨上淋巴结。手和前臂的感染首先侵入此群淋巴结。

（2）胸肌淋巴结在胸小肌下缘，沿胸外侧血管排列；引流胸前外侧壁、乳房外侧部的淋巴；其输出管注入中央尖淋巴结。

（3）肩胛下淋巴结位于腋后壁，沿肩胛下血管、神经排列；引流背部、肩胛区及胸后壁的淋巴；其输出管注入中央及尖淋巴结。乳腺手术清除淋巴结时，注意保护胸背神经，免致背阔肌瘫痪。

（4）中央淋巴结位于腋窝底的脂肪组织中，引流上述三群淋巴结的输出管；其输出管注入尖淋巴结。

（5）尖淋巴结位于胸小肌与锁骨之间，锁胸筋膜深面，沿腋静脉近侧端排列；引流中央淋巴结及其他各群淋巴结的输出管，及乳房上部的淋巴。其输出管汇合成锁骨下干。左侧注入胸导管，右侧注入右淋巴管。

4. 腋鞘及腋窝蜂窝组织

腋鞘，又称颈腋管，是由椎前筋膜延续包绕腋血管及臂丛而成。锁骨下臂丛麻醉，需将药液注入腋鞘内。腋血管、臂丛及腋淋巴结之间，有蜂窝组织填充，并沿血管、神经鞘与邻近各区相通。向上经腋鞘达颈根部；向下达臂前、后区；向后经三边孔与肩胛区相交通，经四边孔与三角肌区相交通；向前通胸肌间隙。故这些区域的感染可互相蔓延。

5. 臂丛

臂丛由下位四个颈神经（$C_{5\sim8}$）的前支与第 1 胸神经（T_1）前支的大部分所组成。如上移，$C_{4\sim8}$ 参加，称为前置型；或下移，$C_{6\sim12}$ 参加，称为后置型。臂丛的 5 个神经根，先经椎动脉后侧及前后横突间肌之间向外侧行，再从前斜角肌与中斜角肌间的斜角肌间隙穿出。在此第 5、6 颈神经于中斜角肌外侧缘处合成上干；第 7 颈神经单独成中干；第 8 颈神经与第 1 胸神经，在前斜肌后侧，合成下干。这三干向外下方在锁骨后侧经过，每干又分前后二股，因此以上三干共分为六股。根据与腋动脉第三段的位置关系，上干与中干的前股合成一束，叫外侧束，位于腋动脉的外侧。上、中、下三干的后股后成一束，叫后束，位于腋动脉的下侧。而下干的前股独自成为一束，叫内侧束，此束先在腋动脉后侧，然后转到它的内侧（图 1-17）。

臂丛从斜角肌间隙穿出时，锁骨下动脉位于臂丛的前侧；至颈外侧三角的颈根部，其表面覆盖有颈阔肌、锁骨上神经及颈固有筋膜；另外，还有颈外静脉的下部、锁骨下神经、颈横静脉、肩胛上静脉、肩胛舌骨肌下腹及颈横动脉，均在臂丛的浅面越过。当臂丛经腋窝入口进入腋窝，在锁骨下肌的后侧时，有肩胛上动脉横过臂丛的前面。入腋窝后，三束包围腋动脉，在胸小肌下缘，三束分出终末支进入上肢，臂丛支配肩带及上肢所有肌肉。

臂丛神经根有以下 3 条分支：①肩胛上背神经：起自 C_5 支配肩胛提肌及大小菱形肌。②胸长神经：起自 $C_{5\sim7}$ 支配前锯肌。③膈神经：由 C_5 发出的支与由颈丛 $C_{3\sim4}$ 发出的支共同组成，主要神经纤维来自 C_4（图 1-18）。

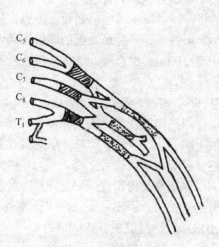

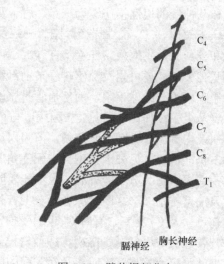

图 1-17 臂丛的组成   图 1-18 臂丛根部分支

臂丛神经干中只有上干在前斜角肌外缘有两上分支：①肩胛上神经：起自 $C_{5\sim6}$，支配冈上、下肌。②锁骨下神经：起自 C_5，支配锁骨下肌。

臂丛各神经干分出的前后股都没有分支。在神经束部分支最多，主要有如下：

（1）由外侧束发出者 ①肌皮神经：支配肱二头肌、肱肌及喙肱肌。②正中神经外侧头：支配旋前圆肌、桡侧腕屈肌及掌长肌。③胸前外侧神经：支配胸大肌锁骨头及胸肋骨头上部纤维。

（2）由内侧束发出者　①尺神经：支配尺侧腕屈肌，指深屈肌尺侧半，小鱼际肌，骨间肌，第3、4蚓状肌，拇收肌及拇短屈肌深头。②正中神经内侧头：支配指浅屈肌，指深屈肌桡侧半、拇长屈肌，旋前方肌，大鱼际肌及第1、2蚓状肌。③胸前内侧神经：支配胸大肌胸肋头下部纤维及胸小肌。④臂内侧皮神经：分布于臂内侧掌面和背面皮肤。⑤前臂内侧皮神经：分布于前臂内侧掌面和背面的皮肤。

（3）由后束发出者　①腋神经：支配三角肌和小圆肌。②胸背神经：支配背阔肌。③上肩胛下神经：支配肩胛下肌。④下肩胛下神经：支配肩胛下肌及大圆肌。⑤桡神经：支配肱桡肌、桡侧腕长、短伸肌、尺侧腕伸肌、旋后肌、指总伸肌、小指固有伸肌、拇长展肌及拇长，短伸肌等。

臂丛有很多变异，包括神经根的组成成分、编排形式及与血管的关系等。变异的臂丛大多伴有血管的变异，但很少伴有肌肉的变异。

在区分臂丛各束主要分支时，最粗者为正中神经，由内、外侧头合成，位置较浅，在腋窝作切口时容易受到损伤。肌皮神经靠外，发出不久即穿入喙肱肌肉。尺神经与前臂内侧皮神经同自内侧束发出，均被腋静脉所遮盖，容易混淆，两者之中以尺神经较大，且靠后。臂内侧皮神经沿腋静脉内侧而列，有时会被误认为前臂内侧皮神经，前者较短，后者粗大。

臂丛在行经锁骨与第1肋骨间隙时，与腋动脉一起被喙锁胸筋膜固定，然后自喙突下面经过。任何使间隙缩小的病变，如陈旧性锁骨骨折畸形愈合，大量骨痂形成，颈肋、前斜角肌肥大或肿物，均可引起胸入口或锁胸压迫综合征而使臂丛受到损害。

臂丛神经的根性损伤较为严重，肩带及上肢功能丧失也较多，临床上治疗起来很困难。$C_{5\sim6}$有时伴C_7根性损伤，胸长神经及肩胛背神经也可受累，从而使前锯肌、肩胛提肌和菱形肌发生瘫痪。在$C_8\sim T_1$内，有时伴C_7根性损伤，除所支配的肌群运动、皮肤感觉丧失外，还可累及交感神经节前纤维，出现 Horner 综合征，临床表现为瞳孔缩小、眼睑下垂、眼球下陷、面部血管扩张及皮肤干燥。

臂丛上干损伤比较常见，多因压迫与牵拉伤引起。表现为盂肱关节外旋肌、冈下肌、小圆肌及内旋肌、肩胛下肌瘫痪，但因内旋肌、背阔肌仍然正常，胸大肌部分瘫痪，盂肱关节仍能内旋。另外因上干又支配三角肌、冈上肌、肱二头肌、肱肌、喙肱肌及旋后肌等，造成盂肱关节不能外展，也不能屈肘及将前臂旋后，故患者上肢下垂，呈肘关节伸直及前臂旋前畸形。同时患者还有上臂外侧、前臂桡侧及拇指皮肤感觉障碍。臂丛下干损伤可累及C_8及T_1，有时C_7也遭受损害，引起手的大、小鱼际肌及骨间肌瘫痪。同时有尺神经分布区的感觉障碍，即前臂尺侧及小指和环指尺侧皮肤感觉障碍。

臂丛外侧束损伤时，肌皮神经支配的肱二头肌、肱肌和喙肱肌，正中神经外侧头支配的旋前圆肌和桡侧腕屈肌，均发生瘫痪，前臂外侧和拇指皮肤感觉障碍。臂丛内侧束损伤时，由尺神经支配的手内在肌发生瘫痪，出现爪形手，但屈腕功能影响不大，臂及手尺侧皮肤感觉障碍。臂丛后束损伤时，腋神经支配的三角肌和小圆肌，桡神经支配的旋后肌及腕伸肌、肩胛下神经支配的肩胛下肌和大圆肌及由胸背神经支配的背阔肌发生瘫痪。

第二章

肩关节的生物力学

肩关节是连接臂与胸部的结构，是人体最为复杂的关节复合体，它包括盂肱关节、肩锁关节、胸锁关节及肩胛胸壁联合。其共同联合协同动作，可使臂及手置于有效的空间位置，近似球形的运动幅度，加上对侧脊椎的活动使活动范围最广泛。

第一节　人体与力的关系

一、人的基本属性与运动的关系

在哲学层面上，人类有两大属性。第一是人的自然属性，第二是人的社会属性。人的自然属性告诉我们，人为了生存，必须进行物质索取（比如衣、食、住、行），人类为了其自身的延续，必须自我再生产（性欲）；人的社会属性告诉我们，人的一切行为不可避免地要与周围的人发生各种各样的关系，比如生产关系、亲属关系、同事关系等等。现实社会中的人，必然是一个生活在一定社会关系中的人。这种复杂的社会关系就决定了人的本质，形成了人的社会属性。从物理学角度，人的这两大基本属性都离不开一个共同点——运动，如，人的衣、食、住、行是运动，人与人的沟通、合作需要语言、肢体运动。因此，运动是物质的固有性质和存在方式，是物质的根本属性，世界上没有不运动的物质，也没有离开物质的运动。同时运动具有守恒性，即运动既不能被创造又不能被消灭。人类的一切行为都离不开运动。吃饭、穿衣、出行是运动；人与自然界一切人和事物的联系也需要运动，如人与他人建立关系需交流，交流要靠语言、肢体动作、眼神、听觉等等，从物理学分析这些都是运动，同时，这些运动要适度，否则就会给对方发出错误的信息，这就是运动守恒性的体现。

二、力是运动中不可缺少的最重要的元素

力是一个物体对另一个物体的作用，物体间力的作用是相互的，力可以改变物体的运动状态，也可以改变物体的物理状态。人生活在地球上，首先会受到地心引力的影响。人要维持人体的正常姿势，包括卧姿、坐姿、站姿，就必须形成与重力相适应的解剖结构，其次，人体为了生存要劳动、运动，会受到各种力的影响。

三、人体是一个复杂的力学结构生命体

根据人类的自然属性、社会属性及运动属性得知，人体是一个复杂的力学结构生命体，比如，人体为了生存和自我保护，人体的形体结构形成了类似于圆形的外形，这种近似圆形的形体结构最大限度地保护了人体免受外力的损伤。同时，人体将重要的结构均置于身体的内部或者内侧，比如，神经系统位于颅腔和椎管内，心血管系统位于胸腔内，四肢的重要神经血管位于肢体的内侧深层，这样保证人体重要器官组织不受外力干扰和损伤。

第二节　肩关节运动学

一、四个肩接连的运动

1. 盂肱关节

盂肱关节呈杵臼关节，其制约小，使运动范围更为广泛，臼面仅为肱骨头表面积 1/3～1/4。盂肱间表面可有旋转、滚动及滑动（位移）三种活动方式（图 2-1）。

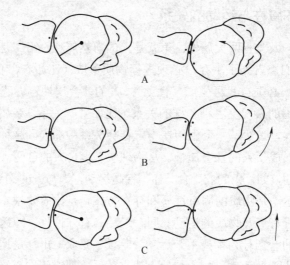

图 2-1　盂肱关节面的三种活动方式

A 旋转；B 滚动；C 平移

（1）旋转时，盂的接触点保持恒定，而肱骨头在盂内转动时的接触点在变化，原始接触点用实点，新接触点用实心点表示。

（2）滚动时，上下关节面的接触点以相等数值变化着。

（3）平移时，肱骨头接触点不变而关节盂接触点在变化。

2. 肩锁关节

主要在开始 30° 和最后 45°，由锥形韧带和斜方韧带（喙锁韧带第二部分）按以下三轴活动（图 2-2）。

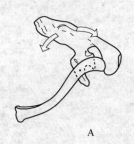
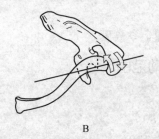
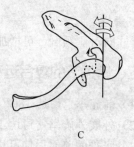

图 2-2 肩锁关节的活动轴

A 纵轴：垂直轴，肩胛伸展与回缩；B 额状面：横轴、水平轴，肩胛旋转；C 矢状面：横轴、肩胛旋转

3. 胸锁关节

锁骨伸展回缩，抬举和下沉，及围绕锁骨纵轴旋转（图 2-3）。

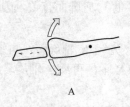
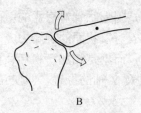
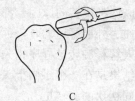

图 2-3 胸锁关节的活动

4. 肩胛胸廓关节

肩胛下肌和前锯肌介于肩胛胸廓间，可作伸展、回缩、抬举、下沉和旋转动作（图 2-4）。

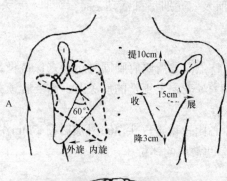

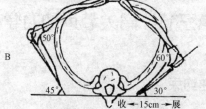

图 2-4 肩胛胸廓关节运动

A 肩胛骨运动；B 肩胛胸壁运动

5. 脊柱

脊柱向对侧倾倒，可增加上举高度。

二、肩关节的复合运动范围

（1）前屈举臂可达 180°。

（2）外展外旋举臂可达 180°。

（3）水平面前屈后伸可达 180°。

（4）外旋、内旋可达 180°。

（5）Codman 奇异现象：①患者屈右肘 90°，右上臂内旋、内收位贴近体侧。②然后完全上举。③右臂降到体侧时右臂已在外旋位。患者还开始在屈右肘 90°内旋位贴近体侧，前屈右臂到 90°，然后水平位后伸右臂，再降到体侧时，最后的体位为右臂在中旋位。

造成这种旋转的原因一部分是因为肱骨对肩盂的斜向，也与肩胛面有关，因此，在纯粹屈曲、外展等运动时，存在着对冠状面的旋转力。

有人解释旋转是程序相关的，而不是相加，换句话说，先绕 X 轴旋转，再绕 Y 轴旋转，结果是在一个不同于 X 轴及 Y 轴的位置，即使它绕 X 轴，再绕 Z 轴旋转结果是一个不同初次的旋转位。

（6）沿肩胛面的外展（上举）活动　此活动常应用于测试肌肉位置（Greenfield BH，et al.，1990）。

三、休息位

此体位基本是关节囊与韧带支撑，而不由骨结构支撑，肌电图分析在休息位无肌肉活动。开始负重时，冈上肌及三角肌后部活动，而三头肌、二头肌及中部三角肌不活动。

四、举臂活动

这种运动有以下几个特点：①需要肩胛同时运动来保持稳定；②需要肩部肌肉配合运动；③需要多轴运动；④对于完全正常的肩关节，需要胸锁关节、肩锁关节、肩胛胸壁运动及盂肱关节相互依存。

肱骨头的旋转瞬时中心比较稳定，头 30°外展时在 5mm 以内。正常人的肱骨头向后滑移 4mm，此为投掷运动常用的体位。

第三节　肩关节运动力学

一、肩关节的静力性约束

正常肩关节面是不稳定的，因肩盂扁平，且关节囊松弛。这种松弛可以是先天的，也可继发于病理过程。关节囊可制约关节的异常活动，原发性被动约束是盂肱韧带、后关节囊及喙肱韧带。休息位时，臂贴近胸部，肩肌静息不动，上、中盂肱韧带紧张。举臂时，上、中、下盂肱韧带依次松弛。90°展位时，超过盂肱韧带的约束。外旋上举臂时，前盂肱韧带紧张。屈曲、外展、内旋时，后关节囊紧张。内旋时关节上、中部紧张，外展、内旋时下部紧张。其他提供稳定的还有关节盂向外倾斜、前后倾斜，盂唇、及关节内压。

二、参与肩关节运动的肌肉动力学

1. 外展及肩胛面上活动

多年来认为冈上肌作用而使三角肌有利于肩关节上举。因为肩袖大片撕裂时肩外展不能高过 70°～90°，肌电图及理论分析有不同的看法。冈上肌由于其大小及部位可外展到 30°，但是需要 98%的力量，外展到 90°需要 200%的力量。三角肌由于大小及杠杆，单独举臂到 90°时需 55%的力量。三角肌前部及中部与冈上肌联合作用时每肌肌力仅 35%，这是可接受的。外展超过 90°时需斜方肌上部及下部及前锯肌收缩而使肩胛骨旋转再加对侧骶脊肌收缩才能上举达 180°。

2. 前屈运动

开始时主要由三角肌前部，加上喙肱肌、胸大肌锁骨段及肱二头肌。60°～120°时肩胛也旋转，包括斜方肌及前锯肌收缩，超过 120°时，斜方肌下部、前锯肌及对侧骶脊肌收缩，被动约束由下盂肱韧带及后关节囊提供。

3. 伸直运动

限于三角肌后部，背阔肌、大圆肌、肱二头肌。后伸被动受限于喙肱韧带及前盂肱韧带。

4. 内收运动

菱形肌、斜方肌及前锯肌起固定肩胛骨的作用。胸大肌及背阔肌为内收拮抗作用。

5. 内、外旋运动

内旋时胸大肌、背阔肌、肩胛下肌、三角肌前部、大圆肌起作用。外展90°时，内旋比外旋更重要。外旋只有小圆肌、冈下肌及三角肌后部起作用，一般内旋受限于后关节囊，外旋受限于前盂肱韧带。

6. 水平位屈及伸运动

前屈占 180°之 135°，约为 75%，胸大肌和三角肌前部起作用。后伸肌为小圆肌、冈下肌及三角肌后部，及斜方肌中部和菱形肌。水平位后伸加外旋的肌肉有冈下肌、小圆肌及三角肌后部。斜方肌中部及菱形肌用于肩胛骨旋转。此体位牵拉前方肌肉及关节囊。盂肱韧带下部约束水平内收。

7. 肩胛位置

①退缩及肩胛内收由斜方肌中部及菱形肌将肩胛拉向椎缘。②伸肩胛外展，主要由前锯肌作用。③肩胛下降由前锯肌下方及斜方肌大部作用。此外，胸大肌、背阔肌也作用于盂肱关节。

如三角肌已丧失功能，冈上肌即为主要的举臂力，然而需要更多的力，因而关节力更高。如果冈上肌丧失功能，三角肌承担上举功能，开始时合力向量在盂上方外侧，举臂过 60°时肌力变得有效，但关节力较小，而且合力方向不向盂中心。三角肌和冈上肌协动时才提供良好稳定。

三、盂肱关节力的测定

应用 Cybex 型等动力性动力测量仪测定肩活动的转矩力,发现内旋强度超过外旋强度,比例为 3:2;伸直超过屈曲,比例为 2:1。内收的强度最大,其次顺序为伸直、屈曲、外展、内旋、外旋。男性强度大于女性。

四、力传递的测量法

单纯在 90°外展举臂时,盂肱关节力约为体重的 90%或 1BW,举 22.73kg(50 磅)重量时为 2.5BW。关节力的大小与盂面有关。外展 60°举臂时,关节合力的方向仍在盂之上缘以外,分布分解示存在上剪力,或半脱位力。大于 60°时,合力在盂内,即稳定性力(图 2-5)。

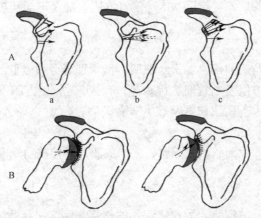

图 2-5　肩关节在不同举臂位置的合力矢量图

Inman 等用三力系统分析肩关节于额状面上的外展所产生的力来进行分析。这三力系统是上肢的重量、三角肌力和对抗其他两个合力的力。第三个力有两个组成部分:盂肱关节反应力和旋袖肌形成的合力。三角肌在肩外展 90°时的力是上肢重量的 8 倍或体重的 70%(上肢重量为体重的 9%)。肩关节于 90°盂肱关节反应力可达到上肢重量的 10 倍,即体重的 90%,约为 1BW。旋袖肌(冈上肌、冈下肌、小圆肌和肩胛下肌)的合力为上肢重量的 9.6 倍,到外展 60°时,可达到最大度。

五、举臂的生物力学

举臂(包括外展)是肩关节最重要的功能。外旋及前屈的复合动作,盂肱、肩锁、胸锁及肩胛胸壁四部联系均有活动,正常,从中立 0°位(直立垂臂位)外展动作包括外旋动作可分如下三期(图 2-6)。

第一期(0°~90°):此期以三角肌及冈上肌组为主,活动的关节主要是盂肱关节,但在后期也辅以极少量的肩胛胸壁运动,外旋可避免卡挤肩袖于肩峰。

第二期(90°~150°):此期盂肱关节活动逐渐减少而肩胛胸壁运动逐渐增加,直到充分向上举臂为止。肩胛骨外旋、肩盂向上,肩锁和胸锁关节也参与活动,各旋转 30°,此期以斜方肌与前锯肌组为主,三角肌、冈上肌为辅,与收缩的内收肌(背阔肌、胸大肌）相拮抗。

第三期（150°～180°）：手臂上举位，对侧的脊旁肌也参与活动。双侧上举，伴有腰椎前凸加大。

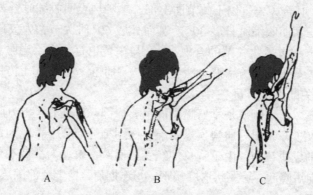

图 2-6　肩外展的三期

A 第一期；B 第二期；C 第三期

前屈动作也分为三期：①第一期：从 0°到 60°，以三角肌、喙肱肌及胸大肌的锁骨头收缩为主，与大圆肌、小圆肌、冈下肌相拮抗。②第二期：从 60°到 120°。③第三期：从 120°到 180°，收缩的肌肉与外展动作近似。

1. 举臂需要以下两个基本条件

（1）良好的斜方肌、前锯肌，二者动力地配合从而使肩胛骨外展、外旋及举臂。

（2）联于肩胛、肱骨之间及躯干、肱骨之间的肌肉动力而使盂肱关节外旋、外展、前屈运动或者稳定在外展前屈体位，其中以三角肌及冈上肌为主。

上述两项动作是举臂不可缺少的，任何一方面失去动作都会引起举臂障碍。

三角肌加上冈上肌在举臂及降臂时可从肌电图同时观察到肌电活动，在举臂时都很高（图 2-7）。

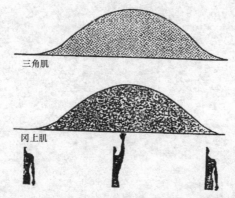

三角肌

冈上肌

图 2-7　举臂与降臂时的三角肌与冈上肌的肌电活动

Bechtel（1980）在正常人举臂时三角肌及冈上肌同时收缩，外展肌力如为 100%，如果失去三角肌时，冈上肌可持续在任何关节体位均匀保持外展肌力，只是肌力稍差些，但是没有冈上肌时，外展肌力到举臂高于 30°时迅速降低。Markhede（1985）等也观察了 5 例三角肌切除后但举臂功能良好的患者。

从盂肱关节力的分析，也见到盂肱关节位置，关节合力矢量大小的方向与不同的肌肉位置有关系。当三角肌与冈上肌同时收缩时，在 90° 到 150° 的合力矢量均经关节面，只是在 30° 到 60° 时合力矢量偏于关节面上部。单独冈上肌收缩时合力矢量都集中在关节面中部，单独三角肌收缩时外展 30°，甚而外展 60° 时关节合力矢量依然在关节上缘或关节上缘以外。通过盂肱关节的合力（R）与举臂也有关系，当肱骨头（D）方向指向上方时，合力矢量指向上方，肱骨头易向上方半脱位，并引起上方的关节压力增加。

2. 与临床有关的举臂问题

（1）肌肉瘫痪　肌肉瘫痪是举臂障碍的重要原因，常见的有斜方肌、前锯肌及盂肱关节周围的肌肉瘫痪。①斜方肌瘫痪，由于误伤副神经而致，表现为不能充分举臂，而且耸肩困难。②前锯肌瘫痪，由于胸长神经受伤而致，表现为举臂不全，很难高于水平位，肩胛角下角向后隆起，呈翼状肩胛畸形。③连枷肩，见于肩部深层及浅层肌肉全瘫，没有适当肌肉重建。

（2）肱内翻　正常肱骨关节约占球面的 1/3，相当于 120°，此关节面向上倾斜 45°，向后倾约 30°，当幼年肱骨头骺内侧发育障碍，早期闭合，外侧的骨骺持续生长，即形成肱内翻畸形，肱骨头与内侧干骺端接近，甚而骺板与肱骨干平行，因而肱骨短缩，肩外展、前屈受限。

（3）冈上肌损伤　冈上肌损伤是最常见的肩袖损伤，外展前屈举臂时肩袖与肩峰摩擦卡压引起 60°～120° 外展痛弧，普鲁卡因、强的松龙混悬液封闭压痛点以后，疼痛缓解，可暂时恢复举臂功能。对于冈上肌断裂时，引起永久性举臂困难，需要手术修复。

第三章

肩关节疾病病因病理学理论

第一节 肩部慢性软组织损伤病因病理学理论

一、肩部慢性软组织损伤的概述

（一）针刀医学对人体的分类（综合分类法）

针刀医学根据人体组织的物理性能及外部物理形态，将人体分为刚体（骨组织）、柔体（软组织）和流体（人体的各种体液）。硬组织指骨组织。软组织包括肌肉、韧带、筋膜、关节囊、滑囊、腱鞘等运动系统的软组织、内脏器官以及神经、血管、大脑、小脑、延髓、脊髓等，体液包括血液、淋巴液、各种组织液。根据人体各部位的软组织和硬组织的形态结构和功能不同，将人体软组织和硬组织分为脊柱弓弦力学解剖系统，四肢弓弦力学解剖系统，脊-肢弓弦力学解剖系统和内脏弓弦力学解剖系统。这四个系统相互制约、相互联系、共同完成人体的力学功能，维持人体的力学平衡。

（二）针刀医学对慢性软组织损伤的认识

针刀医学认为慢性软组织损伤这一概念的内涵是各系统软组织急性损伤后，在人体自我修复和自我调节过程中所出现的失代偿现象，即慢性软组织损伤。它的外延是一种迁延难愈的慢性疾病。所以要研究慢性软组织损伤疾病的病因病理，首先要研究软组织损伤后，人体的自我修复和自我调节过程及其结果，才有可能找到所有慢性软组织损伤的真正病因。

（三）肩部慢性软组织损伤疾病的概念

针刀医学将除硬组织（骨组织）之外的一切组织损伤称软组织损伤。软组织损伤后，在人体自我修复和自我调节过程中所出现的失代偿现象，即慢性软组织损伤。包括脊柱弓弦力学解剖系统损伤，四肢弓弦力学解剖系统损伤，脊-肢弓弦力学解剖系统损伤和内脏弓弦力学解剖系统损伤。肩部慢性软组织损伤属于脊-肢弓弦力学解剖系统损伤。肩部慢性软组织损伤即由肩部软组织损伤后，在人体自我修复和自我调节过程中所出现的失代偿现象，即为肩部慢性软组织损伤。并最终可导致肩部慢性软组织损伤性疾病。

二、肩部慢性软组织损伤的范围

过去对慢性软组织损伤疾病的范围认识不足，认为慢性软组织损伤就是运动系统组织器官的损伤。其实这种认识是极不完整的，肩部慢性软组织损伤疾病不仅是指以上这些组织器官受到损害而导致的疾病，还包括肩部的神经、血管、韧带、筋膜等。这些组织既然是软组织，那么它们的损伤性疾病就应该是软组织损伤疾病，由此导致的慢性疾病，就属于慢性软组织损伤的范围。比如众所周知的慢性支气管炎、中风后遗症等，是不是慢性软组织损伤范围的疾病？回答应该是肯定的。

不是要把原来认为不是软组织损伤范围的疾病，一定说成是慢性软组织损伤的疾病，而是因为上述组织均属于软组织，当它们受到各种损伤以后，导致的一些严重慢性病与通常所说的慢性软组织损伤疾病的病因病理完全一致。正因为过去不认识这一点，才使一些顽固损伤性疾病的病因病理难以认识，从而也就找不到有力而有效的治疗方法。这一观点的改变至关重要，它会使我们重新认识这类疾病的本质，而不会被临床错综复杂的现象所迷惑，因而也就能够找到针对性极强的治疗措施，使绝大部分顽固的慢性病得到根治，为成千上万的患者解除痛苦。

三、肩部软组织损伤的各种形式

损伤就是指人体组织受到程度不同的破坏，如破裂、断裂、变形、坏死、循环通道堵塞、缺损等。造成肩部损伤的形式大约有如下八种：

1. 暴力损伤

指肩部受到外来的跌、打、碰、撞、挤、压、拉等所造成的损伤。

2. 积累性损伤

指肩部受到的一种较轻微的持续性的反复的牵拉、挤压而造成的损伤，这种损伤通过长时间的积累，超过人体的自我恢复代偿能力，就成为一种积累性损伤疾病。

3. 情绪性损伤

由于情绪过分激动造成肩部血管膨胀、肌肉强烈收缩或痉挛，导致血管壁损伤、肌纤维断裂；或者情绪过分抑制，造成肩部血液循环减慢，使之在某部位梗塞，导致的损伤。

4. 隐蔽性损伤

这种损伤大部分不为患者所察觉，比如在一些娱乐性活动中或偶然的较轻微的跌、打、碰、撞，所造成的损伤。当时有疼痛感受，但并没在意，过了一段时间后发觉疼痛，患者往往忽略损伤史，而容易被误诊为其他疾病。

5. 疲劳性损伤

指人长时间超负荷工作所造成的损伤。如长期伏案工作造成颈肩有关部位的损伤就属于疲劳性损伤。

6. 手术性损伤

指肩部施行外科手术所造成的损伤。外科手术是为了治病的，但它所造成的损伤也是不可避免的，外科手术必须切开正常的组织结构才能达到病变部位，手术切口也要通过形成瘢痕组织才能愈合。所以，外科手术除了治病的意义之外，手术同样对人体造成一种新的损伤。

7. 病损性损伤后遗症

指由某种疾病造成软组织损伤的结果。如类风湿关节炎引起关节周围的软组织炎性反应，渗出、水肿、最终导致软组织粘连、瘢痕和挛缩，骨关节变形。

8. 环境性损伤

指天气高温、严寒、超高温作业、火热灼伤等所造成的损伤。高温可以引起血管暴涨、破裂；严寒可引起软组织痉挛、挛缩（都可以造成牵拉性损伤）并会引起血液、体液潴留、堵塞；火热灼伤造成组织坏死、大量渗出、阻塞循环通道。

以上所列举的造成肩部软组织损伤的 8 种形式，只有暴力性损伤、积累性损伤是过去医学上研究软组织损伤所指的范围，其余都被放到其他的疾病研究之中，这不能不说是一种失误。因为以上所举各种形式的损伤对肩部软组织破坏的性质都是一样的，更为重要的是从组织形态学上来说，它们的病理变化的过程几乎是相同的，而且这些损伤过了急性期之后，都会导致一个新的疾病的致病因素。人体在哪里损伤，人体的自我调节机制就在哪里发挥作用，进行自我修复，在自我修复的过程中，导致四大新的病理因素——粘连、瘢痕、挛缩、堵塞（包括微循环阻塞、淋巴管阻塞、体液通道阻塞等等）的产生。这些新的病理因素就导致了新的疾病，即常说的慢性软组织损伤疾病。从这个病名不难理解，这些病都是慢性病，就是群众所说的"好不了、也死不了"的病。不过过去所说的慢性软组织损伤疾病，都是指运动系统的肌肉、韧带、筋膜、腱鞘、滑囊、关节囊等软组织的慢性疾病，远远没有认识到大多数内脏器官的顽固性慢性病和运动系统的慢性软组织损伤疾病具有相同的病理因素，正因为如此，到目前为止对许多属于慢性软组织损伤的内脏病，还处于无能为力的状态。当然，在慢性软组织损伤的病因病理学的理论出现之前，对运动系统慢性软组织损伤疾病也是无能为力的。正是因为研究了运动系统慢性软组织损伤疾病的病因病理，并在实践中取得了出乎意料的疗效之后，才使我们进一步发现许多严重的慢性内脏病的发病机制和运动系统慢性软组织损伤疾病是相同的，这给治疗这类慢性内脏病找到了根本的出路。

以上所列 8 种软组织损伤的形式，本身就包括了内脏的软组织损伤，从而使我们能够清楚认识到这类内脏病的根本病因是软组织损伤之后，在自我修复过程中产生的新的病理因素（粘连、瘢痕、堵塞、挛缩）造成的。

四、肩部慢性软组织损伤的病因

关于慢性软组织损伤，多少年来人类在不断的探讨它的病因，并提出了各种理论，这些理论都从不同角度揭示了慢性软组织损伤病理变化过程，为进一步研究慢性软组织损伤的病因提供了条件，但是都没有从根本上解决慢性软组织损伤病因问题。问题就在于把这些本来属于慢性软组织损伤病理变化过程中的一种现象，误认为是病因，使得我们的临床专家以"这种现象"当作"病因"，制定出各种各样的治疗方案都不能取得满意的疗效。

（一）中、西医学对慢性软组织损伤病因学的认识

关于慢性软组织损伤病因的各种学说颇多，在国内外比较有影响的有以下几种：

1. 无菌性炎症学说

任何刺激作用于机体，只要有适当的强度和时间，并超越了机体的防御能力都可引起炎症。一般致炎因子有如下四类。①生物性因子：致病微生物，如细菌、病毒、立克次体、真菌、螺旋体、寄生虫等。②物理性因子：高温、低温、放射线，以及各种机械损伤。③化学性因子：包括酸、碱等腐蚀性化学物质和战争毒气。④过敏性因子：如花粉、皮毛、鱼、虾及其他粉尘可作为过敏原引起变态反应性炎症。此外，某些感染后，抗原抗体复合物亦可引起炎症。

慢性软组织损伤的炎症反应，其致炎因子主要是非生物因子，亦即由非细菌之类的致炎因子所致，故称为无菌性炎症。

慢性软组织损伤所引起的无菌性炎症多为慢性的，一般在急性发作期才有局部疼痛加剧现象。其炎症的局部症状，在体表表现不突出，也不易看到，因为血管充血、氧合血红蛋白增多而呈现的红色，只在表皮下的慢性软组织损伤疾病的急性发作期才可偶尔见到，轻度者病灶处皮肤可见红晕，只有在触诊时才可触知块状、条索状肿物；热也是在触诊时才偶可触知。最主要的局部症状为痛（或麻、酸、胀），功能障碍也表现最为明显。

炎症的转归，有愈复、转变为慢性、扩散三种情况。慢性软组织损伤都是损伤后没有完全愈复，变为不完全愈复，成为经久不愈的慢性疾病。也就是说慢性软组织损伤主要病理病机是慢性无菌性炎症。

无菌性炎症学说给治疗该疾病提供的理论依据就是要努力使这种无菌性炎症彻底消除，即可治愈该类疾病，上述理论的叙述，可说是客观而清楚的。但临床实践证明，在慢性软组织损伤的急性发作期，其效果明显，但难以根除；不在急性发作期，几乎是无效的，这是所有从事慢性软组织损伤疾病治疗的临床医生都深有体会的。

2. 闸门学说

即闸门控制学说，这是 1965 年 Melzack 和 Wall 在特异学说和型式学说的基础上，为疼痛控制所提出的，其基本论点是：粗纤维和细纤维的传导都能激活脊髓后角上行的脑传递细胞（T 细胞），但又同时与后角的胶质细胞（SG 细胞）形成突触联系，当粗纤维传导时，兴奋 SG 细胞，使该细胞释放抑制递质，以突触前方式抑制 T 细胞的传导，形成闸门关闭效应。而细纤维传导则抑制 SG 细胞，使其失去 T 细胞的突触前抑制，形成闸门开放效应。另外粗纤维传导之初，疼痛信号在进入闸门以前先经背索向高位中枢投射（快痛），中枢的调控机制在通过下行的控制系统作用于脊髓的闸门系统，也形成关闭效应。细纤维的传导使闸门开放，形成慢性钝痛并持续增强。

3. 激发中心学说

激发中心学说是近 20 年来，国外在研究慢性软组织损伤疾病的病理机制中提出的一种学说。该学说认为慢性软组织损伤疾病的一些顽固性痛点处有一个疼痛的激发中心，这个激发中心是该种疼痛的根源，如果设法把这个激发中心破坏，疼痛就可消失。那么这个激发中心的内在原因是什么？它的组织学、形态学、生物化学和生理学基础是什么？目前只是借助于现代仪器测知，疼痛部位有一个激发疼痛的疼痛源。

4. 筋膜间室综合征学说

筋间室综合征（osteofascial compartment syndrome）是一个外来语，"compartment"的英文原意为"隔室"，"隔间"，如译成间隔综合征，则易于和解剖学上的"间隔"相混淆，（因为解剖学上一般将肢体内分隔肌肉群的筋膜板称为"间隔"）而造成误解，所以在我国统一命名为"筋膜间室综合征"，以表明病变发生在筋膜内的组织上。

此理论认为在肢体中，在骨和筋膜形成的间室内，因各种原因造成组织压升高，由于间室容量受筋膜的限制，压力不能扩散而不断升高，致使血管受压损伤，血液循环受阻，供应肌肉、神经组织的血流量减少，严重者发展为缺血坏死，最终导致这些组织功能损害，由此而产生一系列证候群，统称为"筋膜间室综合征"。

各种致病因素，急性损伤（如骨折、严重软组织撕裂和挫伤、血管损伤或手术误伤等）和慢性损伤（如软组织劳损、肌肉疲劳，某些出血性、神经性疾病，药物刺激，肾性或医源性原因等）均可导致本病的发生。但其病理变化产生了一个共同的结果，即筋膜包围的间室内组织压不断增高，以致压迫血管，妨碍血液循环，肌肉和神经因此而缺血，甚至坏死。

5. 骨性纤维管卡压综合征学说

对慢性软组织损伤病理的研究发现，四肢许多骨性纤维管的狭窄卡压，可以引起错综复杂的临床症状。如骨间掌侧神经卡压综合征、肘管综合征、腕管综合征、踝管综合征、跗骨窦综合征等，都属骨性纤维管综合征范围。这一发现使我们认识到，途经这些纤维管的神经、血管、肌肉循行部位出现错综复杂的临床症状，其根源在于这些骨性纤维管受伤后变得狭窄，卡压了经过的神经、血管、肌肉。但对狭窄的由来及其在动态下的病理变化，还需进一步研究。

6. 痹症学说

慢性软组织损伤性疾病属于中医痹症范围。《灵枢·贼风》云："若有所堕坠，恶血在内而不去，卒然自怒不节……寒温不时，腠理闭而不通，其开而遇风寒，则血气凝结，与故邪相袭，则为寒痹"。

痹者，闭也，闭塞不通之义。外伤日久，再"寒温不时"，则"气血凝结，与故邪相袭"，闭而不通而为痹，这是讲暴力外伤后遗的软组织损伤疾病。对于劳损引起者，经文也有阐述，《素问·宣明五气篇》云："五劳所伤，久视伤血，久卧伤气，久坐伤肉，久立伤骨，久行伤筋，是谓五劳所伤。"所谓血、肉、筋都指软组织，所谓"久"就是时间长久，时间久而伤，即现代所说之劳损，亦即慢性软组织损伤。

关于痹症的临床症状，《素问·痹论》中说："痹，或痛，或不痛，或不仁。"又说："痛者寒气多也，有寒故痛也；其不通不仁者，病久入深，荣卫之行涩，经络时疏，故不通，皮肤不营故为不仁。"不仁，就是知觉不灵、麻木之意，与慢性软组织损伤的痛、麻症状完全一致。

当然，中医学所言之"痹"不是单指目前常说的慢性软组织损伤疾病，包括范围较广，有筋痹、骨痹、皮痹、脉痹、肌痹等多种疾病。

"痹"是不通的意思，是气血运行郁滞而导致功能紊乱的病理概念；也是气血郁滞后产生局部疼痛和感觉迟钝、麻木不仁、运动障碍、无力、挛缩等症状的总称。清代医家沈金鳌在《杂病源流犀烛》一书中，对"痹"的说明更加清楚："痹者，闭也，三气杂至，壅闭经络，血气不行，不能随时祛散，故久而为痹。或遍身或四肢挛急而痛者，病久入深也。"

对于慢性软组织损伤这一类疾病，在中医学"痹"证病理学的理论指导下，千百年来用"温通辛散、活血化瘀"等方法进行治疗，虽费时费药，但取得了一定的效果。

7. 筋出槽学说

皮肤、皮下组织、肌肉、肌腱、筋膜、韧带、关节囊、滑液囊以及神经、血管等在中医学中统称为筋，西医学中称为软组织。筋出槽，就是说这些软组织在损伤后离开原来的正常位置，故中医学有筋转、筋歪、筋走、筋翻等具体名称。软组织损伤的各种疾病，中医学统称为"伤筋"，筋出槽为其重要的病理变化。

筋出槽学说，是中医学在软组织损伤疾病病理方面的一大独特贡献，对临床治疗具有积极而有效的指导作用，对急性软组织损伤疾病的完全性愈复具有重要作用，有一些急性软组织损伤未能完全性愈复，变为慢性软组织损伤疾病，一部分就是由于在治疗急性软组织损伤时，未能将筋转、筋歪、筋走、筋翻等病理变化纠正而造成的。当然急性软组织损伤不是都有筋转、筋歪、筋走、筋翻这一筋出槽问题，还有其他如筋断、筋柔、筋粗等问题。

急性损伤的筋出槽未纠正，变为慢性筋出槽问题依然存在，并且都会因自我修复、血肿机化而被固定下来。那么，到了慢性期"筋出槽"问题还是不是主要病理因素？筋翻、筋歪、筋转等问题是否有办法解决？慢性软组织损伤包括的另一类积累性劳损所引起的疾病，就很少有筋出槽的问题。筋出槽的病理学说能否给慢性软组织损伤的治疗提供有效的理论依据？又有何方法解决？这都是值得深思的问题。

8. 气滞血瘀学说

中医学对慢性软组织损伤所表现的疼痛，认为主要是由于"气滞血瘀"所引起，即所谓"不通则痛"。因为慢性软组织损伤疾病，显著的肿胀都不明显，皮肤颜色大都正常。不像急性损伤那样，伤肿严重，病情严峻急迫，疼痛剧烈，而是慢慢隐痛，亦有的时发时止，休息后减轻，劳作后加重，此即为气血凝滞、流通不畅使然。

这种对慢性软组织损伤的病理认识是有一定道理的。中医所讲的"气"，即现代所说的能量动力之类和呼吸之气。"血"，即血液，血流。损伤日久，局部和整体能量均受损耗，且加疼痛，动力无从发挥；损伤时络破血溢，日久不能恢复，局部组织变性，甚至有无菌性炎症反应，局部血液被阻，病变部位缺氧缺血，当然就是气滞血瘀了。

9. 肌筋紧张学说

近年来，中国学者通过对慢性软组织损伤的病理作深入的观察和研究，根据中医学的有关理论，提出了可与气滞血瘀理论相媲美的肌筋紧张学说，并提出和"不通则痛"相对应的"不松则痛"的论断。这一病理观点，无疑更加接近慢性软组织损伤病理的本质，所以带给临床更多的启迪和指导。损伤日久，在局部发生一连串生物物理学和生物化学变化，在自我修复过程中，局部缺氧缺血，软组织挛缩。中医学就有"大筋变短，小筋变粗"的说法。

这一学说的提出，对慢性软组织损伤的病理研究来说确是一大进步，它揭示了慢性软组织损伤疾病中一个重要的病理变化。

前文所述的九种病因学说，都是从静态的组织学、形态学、生物物理学和生物化学的角度对慢性软组织损伤的病理机制来研究的，没有从人体解剖组织的力学功能和力学关系进行研究，主要针对某些运动系统软组织损伤的组织形态结构及有效成分变化进行研究，所以得出的结果共性小，差异性大。同时没有将内脏等组织列为软组织的范畴，所以，更谈不上研究慢性内脏疾病与软组织关系。

比如，说它是无菌性炎症，将无菌性炎症解决了，治疗后吸收了，病情也好转了，甚至恢复了正常工作，但不久又复发了；说它是"痹"证，气滞血瘀，用药疏通气血，时或有效，时或无效；说它是中枢传导路有闸门控制人体的痛觉，膜电位的生物电流有变化，用电子治疗仪进行调整，疼痛可顿时减轻或消失，可是离开电子治疗仪器不久，疼痛又会依然如故；说它是筋膜间室内压升高，何以休息时就不升高，活动一段时间就升高了；说它是骨纤维管卡压，休息时就好转，活动后就复发或加剧；说它是筋出槽，出槽日久，还能归槽吗？归之很难，休息可缓解，活动后加剧和复发；说它有一个激发中心，将这个中心挖掉很难，甚至不可能，一活动就加剧。

依据以上这些病理学说，发明相应的治疗措施，大都有效，尽管有的收效很慢，说明这些有关慢性软组织损伤的病理学说都是科学的、客观的、不可否认的。唯一的问题，就是疗效难以巩固，甚至无法巩固。无法巩固最根本的问题，就是人体运动造成的。人要劳动，要完成生活自理，要进行体育活动。就在一个"动"字上使我们毫无办法，无能为力，十分沮丧。

综上所述，由于慢性软组织损伤的病因和病理机制模糊，所以对慢性软组织损伤的治疗就成为治疗学上一个老大难的问题，就是因为对该类疾病的主要病理机制还未全面搞清楚的缘故。现代骨伤科教科书《中国骨伤科学》指出：软组织损伤常就诊于骨伤科，但其发病机制和病理形态的改变，知道的很少，应列入骨伤科病理学的研究范围。《黄家驷外科学》上有类似的提示。

（二）针刀医学对慢性软组织损伤病因学的认识

慢性软组织损伤是人体对软组织损伤的自我修复和自我代偿的结果。当人体某一软组织受到异常应力的作用后，首先在病变部位造成局部的出血、渗出，人体会通过自身的调节系统，利用粘连、瘢痕对损伤部位进行修复。如果这种修复在人体的代偿范围内，人体的力学平衡状态未被打破，则不会引起相关的临床表现。如果这种修复超过人体代偿所能承受的最大代偿范围，就会导致人体的力学平衡失调，从而引起相应的临床症状。

因此，针刀医学认为各种原因引起人体相关弓弦力学系统解剖结构的形态变化，导致弓弦力学解剖系统的力平衡失调是导致慢性软组织损伤性疾病根本原因。

五、肩部弓弦力学系统

一副完整的弓箭由弓、弦和箭三部分组成，弓与弦的连结处称之为弓弦结合部，一副完整弓弦的力学构架是在弦的牵拉条件下，使弓按照弦的拉力形成一个闭合的静态力学系统。弦相当于物理学的柔体物质，主要承受拉力的影响；弓相当于物理学的刚体物质，主要承受压力的影响。射箭时的力学构架是在弦的拉力作用下，使弓随弦的拉力方向产生形变，最后将箭射出（图 3-1）。

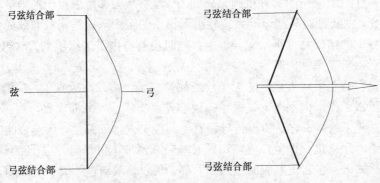

图 3-1　弓弦组成示意图

人体骨与骨之间借结缔组织、软骨和骨相连接。骨连接的形成有两类：直接连接和间接连接。直接骨连接是指骨与骨之间借助韧带、软骨或骨直接相连，如椎弓间的黄韧带连接，前臂骨之间的骨间膜和颅骨之间的缝等，间接连接是指骨与骨之间由结缔组织相连结，这种骨连接又称滑关节或者关节，这种骨连接中间留有空隙，因而可以进行广泛的运动。针刀医学研究发现，人类在逐渐进化过程中，人体骨连接方式类似弓箭形状的力学连接，作者将其命名为人体弓弦力学解剖系统。通过这个系统，人体能够保持正常的姿势，完成各种运动生理功能。

（一）定义

人体弓弦力学解剖系统是以骨骼为弓，以连接骨骼的关节囊、韧带、肌肉、筋膜为弦，完成人体运动功能的力学解剖系统。

（二）分类

人体弓弦力学解剖系统的组成部分可分为单关节弓弦力学解剖系统、四肢弓弦力学解剖系统、脊柱弓弦力学解剖系统、脊-肢弓弦力学解剖系统及内脏弓弦力学解剖系统。

四肢弓弦力学解剖系统，脊柱弓弦力学解剖系统，脊-肢弓弦力学解剖系统，内脏弓弦力学解剖系统，它们都是由单关节弓弦力学解剖系统组成的。这四个系统既是独立的力学解剖结构，完成各自系统内的力学传导，维持各自系统内的力学平衡，同时，各系统之间又相互渗透、相互作用，使人体成为一个完整的力学解剖系统。比如，脊柱弓弦力学解剖系统的弓是脊柱骨骼，弦是与之相连接的软组织（关节囊、韧带、肌肉、筋膜），它的功能是维持脊柱的力学平衡；四肢弓弦力学解剖系统的弓是四肢骨骼，弦是与之相连接的软组织（关节囊、韧带、肌肉、筋膜），它的功能是维持四肢的力学平衡；脊-肢弓弦力学解剖系统的弓是头颈部骨、肩胛骨、髋骨、肱骨、股骨。弦是与之相连接的软组织。它的功能是通过软组织将头颈部弓弦力学解剖系统与四肢弓弦力学解剖系统连接起来，从而使头颈部与四肢的力能够相互传导、相互制约，维持头颈部和四肢的力学平衡；内脏弓弦力学解剖系统的弓是头颈部，胸廓，骨盆，弦是连接各个内脏的韧带、筋膜、肌肉，它的功能是维持内脏的平衡位置，从而保证各内脏器官的正常生理功能。而内脏弓弦力学解剖系统与脊柱弓弦力学解剖系统及脊–肢弓弦力学解剖系统紧密相关。因为脊柱弓弦力学解剖系统、脊–肢弓弦力学解剖系统、内脏弓弦力学解剖系统都有一个共同的弓——脊柱，所以，脊柱弓弦力学解剖系统是否正常，不仅与脊柱弓弦系统本身有关系，还与脊-肢弓弦力学解剖系统及内脏弓弦力学解剖系统有直接关系，脊柱的力学异常，除了引起脊柱本身的病变以外，还会引起内脏的病变。

根据其解剖和功能不同，四个弓弦力学解剖系统中的每个弓弦力学解剖系统又分解出子系统。如四肢弓弦力学解剖系统分为肘关节弓弦力学解剖子系统，腕关节弓弦力学解剖子系统，手部关节弓弦力学解剖子系统，膝关节弓弦力学解剖子系统，踝关节弓弦力学解剖子系统，足部关节弓弦力学解剖子系统；脊柱弓弦力学解剖系统分为头颈段弓弦力学解剖子系统，胸段弓弦力学解剖子系统，腰段弓弦力学解剖子系统，骶尾段弓弦力学解剖子系统；脊-肢弓弦力学解剖系统分为肩关节弓弦力学解剖子系统和髋关节弓弦力学解剖子系统等。

（三）单关节弓弦力学解剖系统

单关节弓弦力学解剖系统是包括一个骨连接的解剖结构（图 3-2）。由静态弓弦力学解剖单元、动态弓弦力学解剖单元和辅助装置 3 个部分组成。静态弓弦力学解剖单元（静态单元）是维持人体正常姿势的力学解剖结构；动态弓弦力学解剖单元（动态单元）是以肌肉为动力，使人体骨关节产生主动运动的力学解剖结构；动静态单元共用一个弓（骨骼），只是弦不同，静态单元的弦是关节囊、韧带、筋膜，动态单元的弦是骨骼肌。故静态单元是动态单元的基础，维持人体静态力学平衡，如站姿、坐姿、卧姿，动态单元是静态单元表现形式，维持人体主动运动功能。两者相互作用，不可分割。静中有动，动中有静，动静结合，平衡功能。辅助装置是包括两个部分：一是保证人体弓弦力力学解剖系统发挥正常功能的解剖结构，如脂肪、皮下组织、皮肤等。二是辅助特定部位的弓弦力学解剖系统发挥正常功能的解剖结构。如籽骨、副骨、滑液囊及腱鞘等。

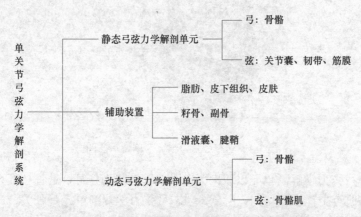

图 3-2　单关节弓弦力学解剖系统的组成构架示意图

单关节弓弦力学解剖系统由静态弓弦力学解剖单元、动态弓弦力学解剖单元、辅助装置构成。

1. 静态弓弦力学解剖单元

骨与骨之间以致密结缔组织形成的关节囊及韧带连接方式称为关节连接。关节连接是人体保持姿势及运动功能的基本单位，是一个典型的静态弓弦力学解剖单元。一个静态弓弦力学解剖单元由弓和弦两部分组成，弓为连续关节两端的骨骼；弦为附着在两骨骼之间的关节囊、韧带或/和筋膜，关节囊、韧带或/和筋膜在骨骼的附着处称为弓弦结合部（图3-3）。

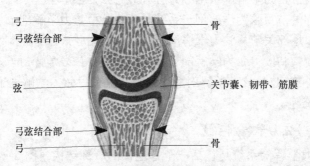

图3-3　静态弓弦力学解剖单元示意图

由于关节囊、韧带及筋膜本身没有主动收缩功能，它们的作用是保持关节正常的对合面，同时又维持关节稳定性，所以，静态弓弦力学解剖单元的作用是维持人体正常姿势的固定装置。

2. 动态弓弦力学解剖单元

一个动态弓弦力学解剖单元由静态弓弦力学解剖单元加上相应弓上的骨骼肌两部分组成。骨骼肌在骨面的附着处称为弓弦结合部（图3-4）。

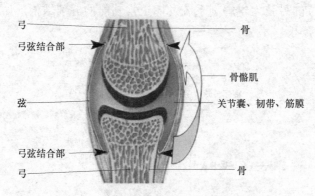

图3-4　动态弓弦力学解剖单元示意图

由于动态弓弦力学解剖单元以肌肉为动力，以骨骼为杠杆，是骨杠杆系统的力学解剖结构。骨骼肌有主动收缩功能，所以，动态弓弦力学解剖单元是骨关节产生主动运动的力学解剖学基础。

3. 辅助装置

要完成人体运动功能，只有弓弦结构是不够的，还必须有保护弓弦力学解剖结构发挥正常功能的组织，包括皮肤、皮下组织、脂肪、籽骨、副骨、滑液囊及腱鞘等。

（1）皮肤　皮肤指身体表面的组织，覆盖全身，是人体最大的器官，它使体内各种组织和器官免受物理性、机械性、化学性和病原微生物性的侵袭。皮肤除了承担着保护身体、排汗和感觉冷热功能外，还是最为敏感的压力感受器，对维持人体内外的力学平衡非常重要。在人体弓弦力学解剖系统中，营养支配皮肤的神经血管均行经于软组织（弦）如肌肉、筋膜中，所以，如果软组织（弦）产生粘连、瘢痕和挛缩，就会影响皮肤的营养和血管，引起一系列皮肤的疾病。针刀通过调节弦的力学平衡治愈皮肤病的案例就充分说明了这一点。比如，痤疮（青春痘），是一种损容性的皮肤疾病，累及毛囊及皮脂腺，易反复发作。皮损主要发生于暴露部位，面部、前胸和背部，西医研究认为，痤疮的发生与雄激素过度分泌、皮脂分泌增加、毛囊导管角化过度、痤疮丙酸杆菌感染、环境因素、遗传因素及皮脂膜破坏有关，所以应用激素治疗本病，但激素是一把双刃剑，在治病的同时，又可引起其他的并发症和后遗症。针刀整体松解颈项部软组织及面部筋膜、肌肉的粘连和瘢痕，改善了皮肤营养和神经支配功能，没有应用任何药物就可以在短时间内治愈痤疮。

（2）皮下组织　从广义来讲，皮下组织是指脊椎动物真皮的深层，从狭义来讲是指真皮与其下方骨骼、肌肉之间的脂肪结缔组织。皮下组织是从真皮下部延续而来，由疏松的结缔组织及脂肪小叶构成。皮下脂肪层是储藏能量的仓库，又是热的良好绝缘体，此外还可缓冲外来的冲击，保护内脏器官。除脂肪外，皮下组织也含有丰富的血管，淋巴管，神经，汗腺和毛囊。在人体弓弦力学解剖系统中，皮下组织将筋膜与皮肤分隔开来，一方面，人体深层软组织（肌肉，韧带）通过深筋膜的约束以维持圆形或者类似圆形，最大限度避免外力的损伤；另一方面，将皮肤与筋膜分隔以后，使皮肤可以独立完成它自身的功能，如保持弹性，分泌和排泄功能等。

（3）脂肪　除了我们已熟知的功能如供给能量、人体内三大组成部分（蛋白质、脂肪、碳水化合物）之一、维持人体体温以外，针刀医学研究发现，脂肪的另一个重要功能是分隔，即将两层不同结构、不同功能的弦（软组织）分开，使它们能够完成各自的功能而又不会相互影响。比如，伸膝是膝关节的主要功能之一。髌韧带起于髌骨下极，止于胫骨粗隆，它是固定髌骨的重要解剖结构，主要受纵向牵拉力的影响；膝关节前侧滑膜是膝关节囊的组成部分，其作用是分泌滑液，维持关节的润滑，保证关节的全方位运动功能。它主要受到关节滑液张力的影响，从解剖层次上，髌韧带位于浅层，膝关节前侧滑膜位于深层，由于它们所受到的力学大小不同、方向不同、作用点不同。如果没有脂肪将它们分开，必然会引起髌韧带与膝关节前侧滑膜的摩擦，最终导致两者粘连、瘢痕，影响膝关节的功能；脂肪的这一功能保证了在同一部位不同结构、不同方向的软组织同时完成不同的生理功能。

（4）籽骨（副骨）　籽骨（副骨）的来源一直没有搞清楚，由于籽骨的形状类似于植物所结的种子，所以用籽来形容。对它的功能更是知之甚少。对副骨的描述是人体内额外长出来的小骨，再无下文。其实，籽骨（副骨）是人体弓弦力学解剖系统的辅助装置。它是人类进化过程中为了生存以及适应自然界的变化所形成的一个力学解剖结构。恩格斯说："形态学的现象和生理学的现象，形态和机能是互相制约的。"，形态结构是组织器官机能活动的物质基础，机能变化是导致组织器官形态结构发展的重要因素。比如，髌骨是人体中最大的籽骨。它的形成和发展是人体从爬行动物发展成为直立状态的结果。爬行动物的四肢关节平衡支撑身体重量，但发展到直立状态的人类，人体躯干的重量通过头颈部、髋关节、膝关节到踝足，可见，人体的重量主要是通过下肢骨关节承担的。膝关节是一个平面关节，它的功能主要是伸膝和屈膝。膝关节的活动度超过了90°达140°。在伸屈膝关节过程中，股四头肌是抵抗重量的最重要结构。当膝关节运动从0°到90°时，股四头肌腱与股骨髁前部的摩擦很小，当膝关节活动超过90°时，股四头肌腱与股骨髁的摩擦最大，股四头肌腱与股骨髁不断的摩擦，必然引起膝关节的力平衡失调。长此以往，就会导致股四头肌腱的断裂。前面已经讲过，人体是一个复杂的力学结构生命体。故当肌腱与股骨的力平衡失调超过了人体的代偿限度，人体就会通过粘连、瘢痕和挛缩来加强股四头肌腱的力量，如果还不能代偿，人体就会通过硬化、钙化、骨化来对抗这种力平衡失调，髌骨就是人体代偿的产物。髌骨的形成使膝关节活动超过90°时，不再是肌腱与股骨的摩擦，而是髌骨与股骨髁的摩擦，同时，髌骨的形成将股四头肌由一个动态弓弦力学解剖单元变成了股四头肌动态弓弦力学解剖单元和髌韧带静态弓弦力学解剖单元两个力学单元，这样，伸膝的力也就从一个弓弦力学解剖单元变成了两个，以适应膝关节的功能。这种新的力学环境说明了结构与机能的有机结合，证明了人体，具有巨大的自我修复和自我调节能力，能够根据力学的变化，生成相应的解剖结构。副骨的形成也是如此。

（5）滑液囊　滑液囊是在一些肌肉起止点和骨面之间生成的结缔组织小囊，壁薄，内含滑液，可减缓肌腱与骨面的摩擦。这个细微的解剖结构没有得到足够的重视，医生常常是因为滑囊炎将其切除，导致不必要的后遗症和并发症。滑液囊是人体弓弦力学解剖系统中的润滑结构。由于弓（骨骼）和弦（软组织）的组织结构不同，故弓弦结合部（软组织在骨面的起止点）是应力集中部，人体为了防止弓与弦的摩擦，就在弓弦结合部形成了分泌滑液的滑囊。根据生物力学原理，哪个部位受到的摩擦应力大，人体就会在该处设置防摩擦装置，故膝关节的滑液囊最多。

（6）腱鞘　包于某些长肌腱表面，多位于腱通过活动范围较大的关节外。腱鞘由外层的腱纤维鞘和内层的腱滑膜鞘共同组成。腱滑膜鞘呈双层套管状，分内、外两层。内层紧包于肌腱的表面；外层紧贴于腱纤维鞘的内面。内、外层之间含有少量的滑液，可起约束肌腱的作用，并可减少肌腱在运动时的摩擦。

单关节弓弦力学解剖系统的功能有两个，一是保证各骨连接的正常位置，二是完成各骨连接的运动功能。尤其是关节的运动功能。人体进化为直立行走，其关节连接的形状和关节受力方式也发生了变化。骨骼本身不能产生运动，关节是将骨骼连接起来的一种高度进化模式，只有骨骼肌收缩，才能带动关节的运动，从而完成关节运动。正常的关节是运动的基础，肌肉收缩是运动的动力。我们的骨骼肌都是超关节附着，即肌肉的两个附着点之间至少有一个以上的关节，肌肉收缩会使这些关节产生位移，完成特定的运动功能。静态弓弦力学解剖单元保证关节的正常位置，动态弓弦力学解剖单元使关节产生运动。所以将关节作为弓弦力学解剖系统的基本运动单位。

人体各部位的力学性能不同，所以构成了众多的形状不同、功能不同的单关节弓弦力学解剖系统。主要有四个，即四肢弓弦力学解剖系统，脊柱弓弦力学解剖系统，脊-肢弓弦力学解剖系统和内脏弓弦力学解剖系统（图3-5）。

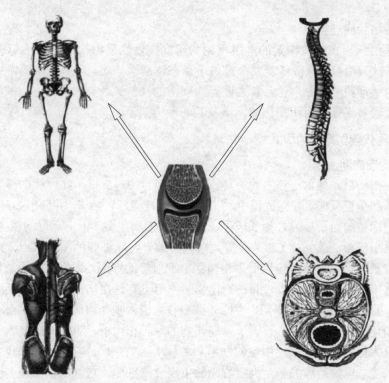

图 3-5　人体四大弓弦力学解剖系统示意图

六、肩部慢性软组织损伤的病理机制——网眼理论

（一）网眼理论的定义

慢性软组织损伤不是一个点的病变，而是以人体弓弦力学解剖系统为基础，形成以点成线、以线成面、以面成体的立体网络状的一个病理构架。我们可以将它形象地比喻为一张鱼网，鱼网的各个结点就是弓弦结合部，是软组织在骨骼的附着点，是粘连、瘢痕和挛缩最集中、病变最重的部位，是慢性软组织损伤病变的关键部位；连结各个结点网线就是弦（软组织）的行径路线。

由于软组织的附着部位不同，同一个骨骼又有多个软组织的附着，而这些软组织的行经路线也是各不相同，所以就形成了以软组织在骨骼的附着点为结点，以软组织的路线为网线的立体网络状病理构架。

慢性软组织损伤是人体对软组织损伤的自我修复和自我代偿的结果。当人体某一软组织受到异常应力的作用后，首先在病变部位造成局部的出血、渗出，人体会通过自身的调节系统，利用粘连、瘢痕对损伤部位进行修复。如果这种修复在人体所能承受的代偿范围内，人体就恢复正常的力学平衡状态，不引发临床表现。如果人体不能通过粘连、瘢痕和挛缩对抗异常应力，就会引起软组织挛缩，导致这个软组织的力平衡失调。由于同一骨平面有多个软组织的附着，一个软组织损伤后，就会引起周围软组织的粘连和瘢痕，导致周围软组织的受力与异常。而同一骨平面所附着的软组织的行经路线各不相同，又会引起这些多个软组织的粘连、瘢痕和挛缩，从而形成一个以点成线，以线成面，以面成体的网络状病理构架。

慢性软组织损伤病理构架的网眼理论为研究慢性软组织损伤提供了形态病理学论据，为提出针刀治愈率，降低复发率提供了形态解剖学基础。理解和掌握慢性软组织损伤的病理构架理论—网眼理论，首先要弄清创伤的修复愈合方式，粘连、瘢痕、挛缩和堵塞，才能理解慢性软组织损伤的本质及其病理构架。

（二）现代创伤愈合的方式

1. 炎症反应期

软组织损伤后，局部迅速发生炎症反应，可持续 3～5 日。此过程中最主要的病理反应是凝血和免疫反应。凝血过程中，引发血小板被激活、聚集，并释出多种生物因子，如促进细胞增殖的血小板源性生长因子、转化生长因子，这些因子和血小板释放的花生四烯酸、血小板激活的补体 C5 片段等共同具有诱导吞噬细胞的趋化作用，血小板源性内皮细胞生长因子在炎症反应期后参与肉芽毛细血管的形成，增加血管通透性，使中性粒细胞、单核细胞游离出血管，并在趋化物的作用下到达损伤部位。免疫反应首先是中性粒细胞、单核/巨噬细胞的作用，中性粒细胞首先进入损伤组织，并分泌血小板活化因子和一些趋化物质，在各种生长因子和趋化物的联合作用下，随之单核细胞到达损伤部位，并转化为巨噬细胞。上述中性粒细胞和单核/巨噬细胞均具有很强的清除坏死组织、病原体的功能。单核巨噬细胞是炎症阶段的主要分泌细胞，它可以分泌许多生长因子和刺激因子。这些因子为炎症后期的细胞增殖分化期打好了坚实的基础。同时，巨噬细胞还可影响生长因子和细胞间的相互作用，没有巨噬细胞，它们将不易发挥作用。淋巴细胞和肥大细胞也参与炎症反应期，它们对血管反应、组织再生修复能力等均有影响。

2. 细胞增殖分化期

此期的特征性表现是通过修复细胞的增殖分化活动来修复组织缺损。对表浅损伤的修复主要是通过上皮细胞的增殖、迁移并覆盖创面完成；对于深部其他软组织损伤则需要通过肉芽组织形成的方式来进行修复。肉芽组织的主要成分是成纤维细胞、巨噬细胞、丰富的毛细血管和丰富的细胞间基质。在普通软组织中，成纤维细胞是主要的修复细胞。肉芽组织内的血供来源于内皮细胞的增殖分化和毛细血管的形成，先是内皮细胞在多肽生长因子的趋化下迁移至伤处，迁移至伤处的内皮细胞在一些生物因子的刺激下开始细胞增殖，当内皮细胞增殖到一定数目时，在血管生成素等血管活性物质的作用下，分化成血管内皮细胞，并彼此相连形成贯通的血管。

3. 组织的修复重建期

肉芽组织形成后，伤口将收缩。而后，体表损伤由再生上皮覆盖或瘢痕形成；深部损伤则形成肉芽组织达到损伤的暂时愈合。在普通的软组织损伤中，再经过组织重建，即肉芽组织转变为正常的结缔组织，成纤维细胞转变为纤维细胞，从而实现损伤组织的最终愈合。

（三）慢性软组织损伤的本质

慢性软组织损伤后，人体通过自我修复、自我调节过程对受损软组织进行修复和重建，其修复重建方式有 3 种：一是损伤组织完全修复，即组织的形态、功能完全恢复正常，与原来组织无任何区别；二是损伤组织大部分修复，维持其基本形态，但有粘连或瘢痕或者挛缩形成，其功能可能正常或有所减弱；三是损伤组织自身无修复能力，必须通过纤维组织的粘连、瘢痕和挛缩进行修复，其形态和功能都与原组织不同或完全不同，成为一种无功能或为有碍正常功能的组织。了解创伤愈合过程，正确认识粘连、瘢痕和挛缩及堵塞的本质，对针刀治疗此类疾病具有重要临床指导作用。

1. 粘连的本质

粘连是部分软组织损伤或手术后组织愈合时必然经过的修复过程，它是人体自我修复的一种生理功能。但是，任何事物都有两面性，当急、慢性损伤后，组织的修复不能达到完全再生、复原，而在受伤害的组织中形成粘连、瘢痕或（和）挛缩，且这种粘连和瘢痕影响了组织、器官的功能，压迫神经、血管等，就会产生相关组织、器官的功能障碍，从而引发一系列临床症状。此时，粘连就超过了人体本身修复的生理功能，而成为慢性软组织损伤中的病理因素。粘连的表现形式有以下几种：

（1）肌束膜间的粘连　正常状态下，每块肌肉收缩时并非所有的肌纤维全部同时参与活动，而是部分舒张，部分收缩，这样交替运动才能保持肌张力。如果肌内部损伤，肌束间发生粘连，肌束间便会产生感觉或运动障碍，在肌内可产生条索或结节之类的病变，这种情况多发生在单一的肌肉组织肌腹部损伤。

（2）肌外膜之间的粘连　即相邻的肌肉外膜之间的粘连。如果是两块肌肉的肌纤维方向相同，而且是协同肌之间的粘连，可能不产生明显的运动障碍，也就不会引起较重症状；如果两块肌肉的肌纤维走行方向不同，当一块肌肉收缩时，这种粘连影响到收缩肌肉本身及相邻肌肉的运动，妨碍其正常功能，临床上可检查到压痛、条索、结节等改变，如肱二头肌短头与喙肱肌之间的粘连

（3）肌腱之间的粘连　如桡骨茎突部肌腱炎引起拇长展肌与拇短伸肌之间的粘连。

（4）腱周结构之间的粘连　腱周结构包括腱周围疏松结缔组织、滑液囊、脂肪垫或软骨垫等组织，它是保护腱末端的组织结构，当肌腱末端受到损伤时，因出血、渗出、水肿等无菌性炎症而产生腱末端与腱周结构的紧密粘连，这种粘连可发生在腱与自身的腱周结构之间，也可发生于两个相邻的腱周围结构之间。

（5）韧带与关节囊的粘连　关节囊周围，有许多韧带相连，有的与关节囊呈愈着状态，密不可分，成为一体，而另一部分则多是相对独立、层次分明的。它们各自有独立的运动轨迹，当它们损伤之后，关节囊与韧带之间、韧带与韧带之间，会产生粘连。如踝关节创伤性关节炎，就是由于外伤引起踝关节囊与三角韧带及腓跟韧带的粘连等。

（6）肌腱、韧带与附着骨之间的粘连　肌腱和韧带均附着于骨面上，有的肌腱行于骨纤维管道中，在肌腱、韧带的游离部损伤时，肌腱和韧带的起止点及骨纤维管会产生粘连，影响关节运动，造成关节运动障碍，产生一系列症状，如肩周炎，就是肩关节周围的肱二头肌短头起点、肱二头肌长头通过结节间沟部，以及肩袖周围起止点之间的粘连，引起肩关节功能障碍。

（7）骨间的粘连　即骨与骨之间连接的筋膜、韧带和纤维组织之间的粘连，如胫腓骨间膜的粘连，尺桡骨间膜的粘连，腕关节内部韧带连接处的粘连等。

（8）神经与周围软组织的粘连　神经与周围软组织发生粘连或神经行径线路周围的软组织因为粘连对神经产生卡压，如神经卡压综合征、颈椎病、腰椎间盘突出症、腰椎管狭窄症、梨状肌综合征等疾病的症状、体征就是由此而引起的。

2. 瘢痕的本质

通过西医病理学的学习，知道损伤后组织的自我修复要经过炎症反应期、细胞增殖分化期和组织修复重建期才能完成。在急性炎症反应期和细胞增殖分化期后，损伤处会产生肉芽组织，其成分为大量的纤维母细胞，这些细胞分泌原胶原蛋白，在局部形成胶原纤维，最终，纤维母细胞转变为纤维细胞。随着胶原纤维大量增加，毛细血管和纤维细胞则减少，随之，肉芽组织变为致密的瘢痕组织。3周后胶原纤维分解作用逐渐增强，3个月后则分解、吸收作用明显增生，可使瘢痕在一定程度上缩小变软。在软组织（肌肉、肌腱、韧带、关节囊、腱周结构、神经、血管等）损伤的自我修复过程中，肌肉、肌腱纤维及关节囊等组织往往再生不全，代之以结缔组织修复占主导的地位。于是，出现的瘢痕也不能完全吸收。从病理学的角度看，瘢痕大都是结缔组织玻璃样变性。病变处呈半透明、灰白色、质坚韧，纤维细胞明显减少，胶原纤维组织增粗，甚至形成均匀一致的玻璃样物。当这种瘢痕没有影响到损伤组织本身或者损伤周围的组织、器官的功能时，它是人体的一种自我修复的过程。然而，如果瘢痕过大、过多，造成了组织器官的功能障碍时，使相关弓弦力学系统力平衡失调，从而成为一种病理因素，这时，就需要针刀治疗了。

3. 挛缩的本质

挛缩是软组织损伤后的另一种自我修复形式，软组织损伤以后，引起粘连和瘢痕，以代偿组织、器官的部分功能，如果损伤较重，粘连和瘢痕不足以代偿受损组织的功能时，特别是骨关节周围的慢性软组织损伤，由于关节周围应力集中，受损组织就会变厚、变硬、变短，以弥补骨关节的运动功能需要，这就是挛缩。瘢痕是挛缩的基础，挛缩是粘连、瘢痕的结果。他们都因为使相关弓弦力学系统力平衡失调，从而成为一种病理因素。

4. 堵塞的本质

针刀医学对堵塞的解释是软组织损伤后，正常组织代谢紊乱，微循环障碍，局部缺血缺氧，在损伤的修复过程中所形成的粘连、瘢痕、挛缩，使血管数量进一步减少，血流量锐减，导致局部血供明显减少，代谢产物堆积，影响组织器官的修复，使相关弓弦力学系统力平衡失调，从而成为一种病理因素。

综上所述，通过对慢性软组织损伤的病理构架分析，我们可以得出以下结论：

①慢性软组织损伤是一种人体自我代偿性疾病，是人体在修复损伤软组织过程中所形成的病理变化。人体的自我修复、自我代偿是内因，损伤是外因，外因必须通过内因才能起作用，针刀的作用只是一种帮助人体进行自我修复、自我代偿，针刀治疗是一种恢复了人体弓弦力学解剖系统的力平衡。

②粘连、瘢痕和挛缩的组织学基础有一个共同的特点，它们的结构都是纤维结缔组织，这是为什么呢？这是因为纤维结缔组织是软组织中力学性能最强的组织。由此可以看出，人体对外部损伤的修复和调节方式是一种力学的调节方式，意在加强人体对异常应力损害的对抗能力。如果纤维结缔组织都不能代偿异常的力学损害，人体就会通过硬化、钙化、骨化来代偿，这就是骨质增生的机制。

③慢性软组织损伤的病理过程是以点—线—面—体的形式所形成的立体网络状病理构架。它的病理构架形成的形态学基础是人体弓弦力学系统。慢性软组织损伤后，该

软组织起止点即弓弦结合部的粘连、瘢痕、挛缩和堵塞，就会影响在此处附着的其他软组织，通过这些组织的行经路线即弦的走行路线向周围发展辐射，最终在损伤组织内部、损伤组织周围、损伤部位与相邻组织之间形成立体网状的粘连、瘢痕，导致弓弦力学系统形态结构异常，影响了相关弓弦力学系统的功能。

④内脏弓弦力学解剖系统的力平衡失调是引起慢性内脏疾病的重要原因。

七、肩部慢性软组织损伤病因病理学理论对针刀治疗的指导作用

汉章先生通过对慢性软组织损伤类疾病及骨质增生疾病的病因病理学研究得出了动态平衡失调是引起慢性软组织损伤的根本病因，力平衡失调是引起骨质增生的根本病因，针刀通过切开瘢痕、分离粘连与挛缩、疏通堵塞，从而恢复动态平衡，恢复力平衡，使疾病得以治愈。也就是说慢性软组织损伤和骨质增生的病因病理是人体软组织和骨关节的运动功能受到限制。但针刀治疗与功能平衡的关系是什么？针刀治疗如何调节平衡？病变的粘连瘢痕在什么部位？疼痛点或者压痛点就是粘连、瘢痕和挛缩的主要部位吗？针刀是通过什么方式去促进局部微循环的？针刀治疗脊柱相关疾病的机理是什么？一种疾病的针刀治疗点如何把握？多少个治疗点是正确的？一种疾病针刀治疗的疗程如何确定？在同一部位反复多次做针刀有没有限度？究其原因，其根本问题在于平衡，只是一个功能概念，针刀治疗与功能平衡之间缺乏一个物质基础，没有这个基础，针刀疗法就变成了一种无序化过程，一种无法规范的盲目操作。想扎几针就扎几针，哪里疼痛就扎哪里。

在针刀医学原理及第一版针刀医学基础理论著作中将针刀术视为盲视闭合性手术。对照新华字典上对盲的解释：盲就是瞎，看不见东西，对事物不能辨认。而针刀切割和分离的是人体的解剖结构。如果将针刀闭合性手术定性为盲视手术，就会给人一种针刀是在人体内瞎扎乱捣的感觉，那么谁还敢接受针刀呢？这就导致了学术界和针刀医生都无法理解针刀治疗部位与疾病的内在联系，直接影响了针刀医学的纵深发展，限制了针刀医学与中医、西医界的学术交流，严重阻碍了针刀医学产业化进程。搞清楚人体弓弦力学系统受损是引起慢性软组织损伤的根本原因以及慢性软组织损伤的病理构架以后，针刀治疗的解剖部位及范围就迎刃而解了，针刀治疗就从盲视手术变为非直视手术，就能做到有的放矢，准确治疗，从源头上解决了针刀安全性的问题，对针刀医学的发展具有重要的现实意义和深远的历史意义。

综上所述，可以得出以下结论：

①根据慢性软组织损伤的网眼理论，针刀整体治疗也应通过点、线、面、体进行整体治疗，破坏疾病的整体病理构架，针刀治疗最终目的是恢复弓弦力学解剖系统力平衡失调，而不是仅以止痛作为治疗的目标。

②网眼理论将中医宏观整体的理念与西医微观局部的理念有机结合起来，既从总体上去理解疾病的发生发展，又从具体的病变点对疾病进行量化分析，对于制定针刀治疗慢性软组织损伤性疾病的整体思路、确定针刀治疗的部位、针刀疗程以及针刀术后手法操作都具有积极的临床指导意义。

③慢性软组织损伤的病理构架所提出的网眼理论将针刀治疗从"以痛为腧"的病变点治疗提高到对疾病的病理构架治疗的高度上来，将治疗目的明确为扶正调平，显著提

高了针刀治疗疾病的治愈率，降低了针刀治疗疾病的复发率。

为了更好地理解慢性软组织损伤的网眼理论，下面以肩周炎为例，将网眼理论对针刀治疗的指导作用加以阐述（图3-6）。

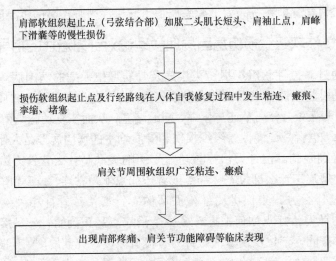

图3-6 网眼理论对针刀治疗的指导作用示意图

肩关节的弓弦力学系统主要由以下几部分组成。

（1）肩关节第一层环形弓弦力学系统是以肩胛骨关节盂、肱骨头为弓，肩关节关节囊、关节周围韧带（如盂肱前、中、后韧带等）为弦，作用是将肩关节固定于正常的位置。

（2）肩关节第二层环形弓弦力学系统是以肩胛骨、肱骨头为弓，肩袖为弦，完成肩关节外展、外旋、内收、内旋及后伸等功能。

（3）肩关节屈侧长弓弦力学系统是以喙突、肩胛骨关节盂、肱骨、桡骨粗隆为弓，以肱二头肌、喙肱肌为弦，完成屈肩、屈臂和屈肘功能。

（4）肩关节外侧长弓弦力学系统是以锁骨、肩胛骨为弓，以三角肌为弦，完成肩关节外展、前屈、内旋、外旋、后伸等功能。

（5）肩关节伸侧长弓弦力学系统是以肩胛骨关节盂、肱骨、尺骨鹰嘴等为弓，以肱三头肌为弦，完成伸肘功能。

从上面的弓弦力学系统中，可以看出，肩关节的功能主要与肩关节的环形弓弦力学系统，屈侧弓弦力学系统和外侧长弓弦力学系统有关。肩关节环形弓弦力学系统中，第一层弓弦力学系统是固定装置，外侧长弓弦力学系统由于三角肌腹宽大，起止点长而宽，所以，三角肌损伤后的代偿能力较强。而肩关节屈侧长弓弦力学系统和肩关节第二层环形弓弦力学系统是影响肩关节功能的主要因素，根据弓弦力学系统的力学原理，这两个弓弦力学系统中，肌肉的起止点（肱二头肌长短头起点、部分肩袖的止点）是应力集中点，只要调节了这些软组织的起止点的力平衡，肩关节的功能就能恢复正常。

我们设计"C"形整体松解术，就充分体现了弓弦力学系统在疾病的发生发展过程中的基础作用。"C"形针刀松解术中，针刀松解的肱二头肌长头在肱骨结节间沟狭窄部、肱二头肌短头在喙突的起点，肩胛提肌在肱骨小结节的止点及其他肩袖成分的止点和粘连瘢痕，就是弓弦力学系统应力集中的弓弦结合部。

针刀医学认为，肩周炎是一种典型的自我代偿性疾病，由于局部的一个病变点，如肱二头肌短头起点损伤后，人体为了保护和修复受伤的软组织，必然限制肩关节的功能，使受伤的软组织得到休息和部分修复，但肩关节周围的结构如肱二头肌长头、冈上肌、冈下肌、小圆肌及肩关节周围的滑液囊就因为人体这种修复调节，长期在异常的解剖位置进行活动，从而导致肩关节周围的肌肉、韧带、滑液囊进一步损伤，在其内形成广泛的粘连、瘢痕，最终导致肩关节功能严重障碍，甚至引起关节强直。根据原始损伤的严重程度不同，人体对损伤的反应不同，人体的修复调节的程度和快慢也会有不同，有的患者症状轻，经过自我修复和锻炼一段时间后，没有经过医生治疗，肩关节功能得以恢复，临床表现自然消失，这就是有些学者提出的肩周炎是一种不需要治疗的自愈性疾病的原因。但有的患者，由于损伤重，自我修复功能差，肩关节周围的粘连、瘢痕就成了引起肩周炎的发病原因。

针刀之所以能在短时间内彻底治愈肩周炎，是源于针刀医学对慢性软组织的重新认识。针刀医学研究发现，人体的骨连接类似于弓箭连接，骨是弓，连接骨的软组织是弦，软组织在骨的附着部称为弓弦结合部。一副弓本身就是一个密闭的力学系统，根据弓箭的受力分析，弓弦结合部为应力集中部位，如果搭上箭，弦上又有一个应力集中点。应用于人体其应力集中点就在软组织在骨的附着处（弓弦结合部）以及软组织的行经路线与其他软组织产生摩擦的部位（弦的应力集中部）。肩关节周围有众多软组织的起止点，它们各自按照不同的方向走行。所以，当一个弓弦结合部（项韧带）受损后，就会引起邻近的弓弦结合部（如肱二头肌、三角肌、冈上肌、冈下肌、小圆肌、肩胛下肌、肩关节周围的韧带、关节囊）的粘连和瘢痕。从而形成立体网络状的病理构架，所以，只对压痛点实施的治疗方法有一定疗效，但由于不能破坏肩部的整体网络状病理构架，故疗效有限。

如将肩周炎的病理构架比喻为一幢楼房，首先应用针刀破坏整个楼房的钢筋水泥的支撑点（网眼结构的连接点——弓弦结合部），即针刀松解病变软组织的粘连、瘢痕、挛缩和堵塞集中部位；并部分切断它们彼此的连接线（网眼结构中的连线——弦的行经路线），即对不同层次、不同组织间的粘连点、瘢痕点进行闭合切割松解；再应用手法，推倒尚未完全倒塌的楼群（网眼结构中的整体层面），即用手法松解病理构架中各软组织间的残余粘连、瘢痕，挛缩点，然后应用药物理疗，预防感染，促进局部新陈代谢，加速代谢产物的吸收。通过点→线→面针刀综合治疗，破坏了肩周炎的病理构架，从而达到治疗目的。一次就能治愈该病。

综上所述，网眼理论是在人体弓弦力学系统的基础上，通过对慢性软组织损伤和骨质增生的病因病理学理论的认识和总结所提出的慢性软组织损伤的整体构架理论，这个理论对于制定针刀治疗慢性软组织损伤性疾病和骨质增生症的整体思路、确定针刀治疗的部位、针刀疗程的长短、使用针刀的数量、针刀术后手法操作都具有积极的临床指导意义。

第二节　肩部骨质增生病因病理学理论

一、骨质增生概述

（一）西医学对骨质增生的认识

关于骨质增生病因学的研究在世界范围内已有半个多世纪的历史，比较被公认的理论认为骨质增生的病因是退行性变（所谓退行性变，就是指骨质老化）。因为这种理论不能给临床提供治疗的帮助，人成年后随着年龄的增长，衰老是不可避免的，也是不可逆转的，即老化是不可逆转的。所以退行性变的理论，把骨质增生定位为一种不可逆转的疾病，另外退行性变的理论也不能完满的解释许多临床现象，许多二十多岁的人就患了骨质增生，二十多岁的人怎么就老化了呢？所以世界医学界同仁，不断地探索骨质增生的真正病因，有的从骨化学方面进行研究，对增生的骨质进行化学分析，结果发现增生的骨质和人体正常的骨质的化学成分完全一样；有的从骨内压方面进行研究，用现代先进的仪器设备对骨质增生部位的内压进行测量，结果也未发现异常；还有许多专家对骨质增生的病因进行了各种各样的研究探索，最终都毫无结果。因此骨质增生的病因成了一个世界之谜。由于骨质增生的病因搞不清楚，所以骨质增生所造成的疾病，也就成为一种无法治愈的疾病，有的人把它比喻为不死人的"癌症"。

（二）中医对骨质增生的认识

骨质增生属中医的"痹证"范畴，亦称"骨痹"。《素问·长刺节论》："病在骨，骨重不可举，骨髓酸痛，寒气至，名曰骨痹。"中医认为本病的发生发展与肝肾亏虚、外伤与劳损、感受风寒湿邪、痰湿内阻、瘀血阻络等有关。肝肾亏虚：中医认为"肾主藏精，主骨生髓"，若肾精充足则机体强健，骨骼外形及内部结构正常，且可耐劳累及一般伤损。而"肝主藏血，主筋束骨利关节"，肝血充足则筋脉流利强劲，静可保护诸骨，充养骨髓；动则约束诸骨，免致过度活动，防止脱位。若肾精亏虚，肝血不足，则骨髓发育异常，更兼筋肉不坚，荣养乏源。久之关节在反复的活动过程中，可渐渐地受到损害而过早过快地出现退变。外伤与劳损：一时性承受超强度的外力，包括扭、挫、撞、跌等，或长时间承受超强度的外力劳损，如特定状态下采取不正确姿式持续紧张地劳作等，都可造成关节的急性或慢性损伤，以发生在颈、腰段、脊柱及髋、膝、踝等负重关节较多。当这些外力作用于上述部位时，可引起受力最集中的关节局部发生气血逆乱，严重的导致筋损骨伤、血流不循常道而溢于脉外形成瘀血凝滞，导致关节骨骼结构受损，失去滋养，久之，退行性疾病便会出现。外感风寒湿邪：感受风寒、着凉、久居潮湿之地、冒雨涉水等，外邪乘隙侵犯肌表经络，客于关节、筋骨，可引起气血运行阻滞，经脉阻痹，筋骨失养，渐成骨痹。痰湿内阻："肥人多痰湿"，故体胖之人易患本病，肥胖之体，多阳虚湿盛，湿聚成痰，随经流注于关节部位；又体胖之人可加重关节之负重，二者均可造成关节局部血运不畅、筋骨失养，久则成痹。

（三）针刀医学对骨质增生病因病理的认识

过去的研究忽略了"力"在人体内的重大作用，更忽略了"力"在骨质增生发生当中的重大作用。针刀医学从人体力学解剖结构入手，提出了人体内存在一个以骨连接为中心的力学传导系统——人体弓弦力学解剖系统，通过研究人体弓弦力学解剖系统的力学特性，以及关节面软骨细胞和软组织的附着点处在持续长时间的高应力作用下的变化过程，发现一切骨质增生的真正原因是骨关节周围软组织的高应力所造成的，骨质增生是软组织损伤所造成的骨关节力平衡失调。所以提出了骨质增生的根本原因是"骨关节力平衡失调"，是慢性软组织损伤在骨关节的特殊表现形式的新理论，并且研究了人体内不同的异常力学状态（压力、拉力、张力）所造成骨质增生的不同情况，同时证明这些骨质增生的特点都是符合力学规律的（即力的三要素，作用点、方向、大小），这就全面地揭开了骨质增生病因的本质是"骨关节力学平衡失调"所致。这一理论的建立，不仅揭开了骨质增生病因病理学之谜，更重要的是对治疗骨质增生疾病找到了根本的出路，那就是恢复人体内骨关节周围软组织的力学平衡。针刀医学全面系统地阐述了恢复人体内骨关节周围软组织的力学平衡的方法和治疗原则，并且创造了一整套的治疗各种部位骨质增生的具体操作方法，已使数以百万计的骨质增生病患者恢复了健康状态。

二、人体对肩部异常力学状态的调节和适应

（一）人体的异常力学状态表现方式

知道了人体内的正常的力学状态对人体的生命活动具有重大的意义。但是，任何事物都有两面性。当人体内的力学状态发生异常时，"力"对人的生命活动就会产生不良影响，甚至引起严重的疾病。人体的异常力学状态表现方式为"力"的作用点、"力"的方向、"力"的大小的改变。

通过人体弓弦力学解剖系统，使我们认识到人体的力学传导是通过骨连接进行传导的。不管是直接骨连接还是间接骨连接，它们的功能都是进行力的传导。所以，单关节弓弦力学解剖系统就是人体内最小的力学传导系统。后者是一个密闭的力学解剖系统。它同时传导三种力，即压应力、拉应力和张应力。

（二）人体对异常应力的三种自我调节方式

人是有生命的活体，人体内一切组织结构的力学状态都是为生命活动服务的，当这些组织结构的力学状态发生改变时，就会对人的生命活动产生影响甚至破坏，人体就会发挥自己生命的本能，对影响或者破坏生命活动的力学状态进行调整或对抗，使这种影响和破坏的程度尽量地降低或者是消失，只有当这种影响和破坏的程度完全超越了人体自身的调整和对抗的能力以外，人体的这种自身调节和对抗的能力才无法发挥作用，这时人体的生命活动必将遭受严重的破坏甚至死亡。

下面以关节为例，阐述人体对异常的应力的调节过程。在一个关节中，同时受到张应力、压应力和拉应力的共同影响（图3-7）。三者之间既有区别，又有联系，不可分割。构成关节的骨骼主要承受压应力，关节周围的软组织（关节囊、韧带、筋膜）主要承受拉应力，关节内的滑液主要承受张应力。正常情况下，三个力相互平衡，相互渗透，相

互制约，它们共同维持正常的关节位置及关节的运动功能。一旦其中的一个应力发生改变，就会影响关节的整体力学环境，最终导致三个应力平衡失调，引起关节功能障碍。

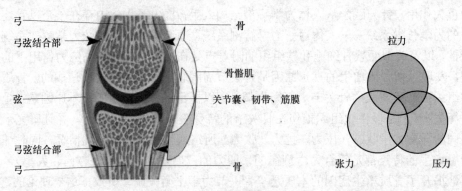

图 3-7　关节力学结构示意图

绝大多数情况下，关节的损害都是从软组织开始的，根据人体弓弦力学解剖系统理论分析，弓弦结合部及弦的行经路线是应力的集中点，是最容易损伤的。临床上也是如此，外力首先损伤软组织，如肌肉、韧带、筋膜、关节囊。造成关节软组织的拉力平衡失调，出现局部软组织损伤出血、水肿、功能障碍，代谢产物堆积等，人体在损伤的同时就会进行自我修复和自我调节，首先动员体内凝血机制止血，同时在局部产生炎症样改变，最终通过粘连、瘢痕和挛缩形成纤维结缔组织代偿软组织所丧失的力量。如果是轻微损伤，粘连、瘢痕和挛缩的纤维组织就会剧变转变成为正常组织，恢复软组织的拉力平衡，短时间内完全恢复正常。如果损伤重，就会遗留部分粘连、瘢痕和挛缩的组织，软组织的拉力平衡不能恢复，随着病情的发展，在弓弦结合部（软组织在骨骼的附着处）的粘连、瘢痕和挛缩组织逐渐增加，当这些纤维结缔组织达到一定的面积和体积，超过人体自身的代偿和调节能力时，就会牵拉关节两端的骨骼，导致关节间隙变窄；此时就不单单是软组织的问题了，关节间隙的变窄，会使骨骼承受更大的压力，如果人体不对其进行调节，就会引起关节面的破坏，导致关节强直。此时人体动员另一种力学调节方式，即通过分泌大量滑液，达到润滑关节软骨的目的，在临床上，就会表现为关节积液。但大量的滑液又会产生巨大的张力，使周围的软组织承受更大的拉力，粘连、瘢痕和挛缩进一步加重。由于人体的代偿和调节能力是有限的，当超过人体的代偿能力和调节能力，人体就会通过将软组织变硬，甚至骨化来代偿，如果还不能代偿和调节异常应力，就会发生关节强直，以牺牲关节功能的代价来维持人体的生命活动。

综上所述，人体对异常力学损伤有三种调节方式。

第一种，将被异常力学状态所影响和破坏的组织结构和生理功能通过自我调节功能进行纠正，使人体的组织结构和生理功能恢复正常，这样既不会造成疾病，也不会产生新的病理变化而造成另一种疾病，这是最佳的结果。

第二种，将被异常力学状态所影响和破坏的组织结构和生理功能进行对抗性的调节，即用增生、硬化、钙化、骨化和组织重建来对抗被异常力学状态所破坏的组织结构和生理功能，并阻止这种异常力学状态的继续影响和破坏作用，这是在没有纠正异常力学状态的情况下的自身保护性调节。如人们在劳动时，双手握镐柄，时间长了，手掌接触镐柄的部位就会长出老茧，老茧是什么？是角质。这角质就是人体代偿作用的结果，手掌通过角质增生的方式来抵抗磨擦。否则，手掌这些部位表皮就会让镐柄磨破。但是这种调节容易造成新的病理因素，形成新的疾病，如骨质增生、肌肉增生和各种软组织硬化、钙化、骨化都是这种对抗性调节的结果。

第三种，当异常的力学状态对人体的组织结构和生理功能产生影响和较大强度的破坏时，以上两种调节方法已经无效，人体则被迫采取第三种调节方法，即使其适应的调节方法，这种适应性的调节方法中间也有时夹杂着对抗性的调节，这种适应性的调节可以理解为人体的一种无可奈何的选择，因为这种调节只能保持一部分组织结构和生理功能不被破坏，但另一部分组织结构和生理功能将被破坏。

（三）人体对异常的力学状态的适应

当异常的力学状态对人体的组织结构和生理功能产生影响或较大强度的破坏，人体的自我调节功能长时间不能使其纠正时，人体则发挥另一种调节功能，使其逐渐适应，这也是人体避免进一步损伤的一种调节，这种调节可使人体相应的组织器官相对的保留一部分生命活动中必需的功能，这也可以说是人体对异常力学状态所造成的破坏无能力纠正时的一种对策。

比如，肱骨大结节骨质增生以及三角肌钙化等，均是人体为了适应这种异常应力，通过钙化和骨化代偿的结果。其根本原因仍在软组织，而并非是骨组织自身出了问题，所以无论是针刀的诊断还是治疗都应该从软组织入手，而不是将增生的骨组织切除。

了解了人体对异常力学状态的适应性调节，对临床和科研都是重要的。因为懂得适应性调节这个道理，就能够知道哪些组织结构和生理功能的异常改变是人体自我适应性调节的结果，就知道该怎样处理了，而不会盲目地蛮干。在进行科学研究的时候，懂得了人体有自身适应性调节的生理功能，就知道从何入手来研究有关问题，而不会走弯路。

过去恰恰就因为不懂人体有自我适应性调节的生理功能，对一些疾病制订了一些非常不恰当的治疗方案，使这些疾病治疗后还不如治疗前，甚至造成终生残废或死亡。对一些疾病进行病因病理的研究时花费了大量的人力、物力，而收效甚微。

三、肩部骨质增生的病因

骨质增生或称为骨刺，为临床常见的疾病。对它的发病原因，普遍说法都是退行性变，所谓退行性变就是骨骼老化退变。但是这一理论有好多临床现象无法解释，如许多年轻人踝关节、肩关节、腰椎、颈椎等部位都可能有骨质增生现象，这怎么能是老化退变呢？又如许多患风湿和类风湿关节炎的病人，他们的关节常有骨质增生，这也和老化退变联系不起来。如果把骨质增生或骨刺作为一种疾病，那么有好多中年人骨质增生很严重，但并无临床症状，这也无法解释。

那么骨质增生的根本原因到底是什么呢？通过多年的大量临床观察，并运用生物力学原理对骨性关节炎的病因进行研究，发现临床的肩部骨质增生，大多都与以下几种软组织损伤或者疾病有关：

（一）软组织损伤与骨质增生的关系

1. 关节附近有软组织损伤、软组织挛缩

关于关节附近有软组织损伤，这种损伤大都是慢性的或急性损伤后的慢性期。慢性软组织损伤中肌肉、韧带挛缩是常见的一种病理变化。挛缩的肌肉、韧带长期处于紧张状态，长时间的紧张状态，使得它们受到超常拉力的牵拉，引起肌肉或韧带损伤，甚至少量的肌纤维将被拉伤拉断。每块肌肉或韧带在被牵拉状态下，两端的肌腱及其附着点处是应力最集中的地方，所以在肌肉长期被紧张牵拉的过程中，两端的肌腱及其附着点就有可能被拉伤。这时候人体的代偿机制为了加强肌腱和附着点处的强度，避免它们被损伤，就将大量的钙质和磷输送到这儿来，就形成了骨刺或肌肉钙化、骨化。

2. 关节扭伤后遗症

关节扭伤，即中医所说之骨错缝。首先是关节周围软组织（包括肌肉、韧带、筋膜、关节囊）的损伤，如果未得到恰当治疗，必然造成关节内的力平衡失调，进而引起关节错位。

（1）从关节的形态结构可观察到人体任何一个关节都不是平面相连，关节面都是凹凸不平的，但相对的关节面都很吻合。就像每个人的上下牙齿一样，很少是平面相接触的，大多是长短不齐，厚薄不一前后倾斜的，但是一咬合的时候，都是很吻合的，如不吻合，就不能咀嚼东西。而且正常情况下，关节所承受的压力仅在很小的范围内变化，分布于关节面每一个单位面积上的压力也相对稳定。

（2）当关节骨错缝后，关节就不那么吻合了，有些地方负重增加，有些地方负重减少，甚至不负重了，然而关节承受的压力并没有变，甚至还有增大，负重区受力的量就大幅度增加。关节面的每一部分所能承受的最大压力是一个常数，不能承受增加部分的压力。按压强定律公式知道，压力不变，受力面积越小，压强越大。骨错缝以后，关节内的受力面减少了，压力没有变，受力部分的压强增高了，关节软骨不能承受，必将有大量的软骨细胞被压坏、压死。所以，关节错缝移位不需很大的距离，只要移动 0.5mm 以上的距离，就足以造成以上的结果。如将任何一个人的下颌骨向任何方向移动 0.5mm，上下两组牙齿就不能吻合。关节错缝与这个道理是一样的。

（3）引起关节力平衡失调的原因是骨关节周围软组织损伤

外力首先损伤软组织，然后引起骨组织的损伤。这里需要说明的是除了巨大的直接暴力快速对人体的损伤可直接导致骨折、脱位外，绝大部分损伤都是从软组织损伤开始的。软组织损伤后，人体通过粘连、瘢痕和挛缩进行代偿和调节，在调节过程中，骨关节周围软组织的粘连和瘢痕就会引起关节的位置发生改变，导致关节错位，如果超过其代偿限度，人体对异常应力的三种自我调节方式，人体会通过硬化、钙化、骨化的方式来代偿异常应力，钙化、骨化在影像学上就表现为骨质增生（骨刺）。Wolff 定律也支持这个观点。Wolff 定律指出，骨骼的生长会受到力学刺激影响而改变其结构。用之则强，废用则弱。

以上从各个方面、各个角度的分析论证，只能得到这样的结论：扭伤的关节，发生骨质增生或骨刺是"骨关节力平衡失调"引起。也就是说骨质增生或骨刺发生的根本原因是"力平衡失调"，用这个理论可以圆满解释临床上所有骨质增生和骨刺这一病理现象。

3. 单独的、较大的一个骨刺生长部位，必定是某一软组织的附着点

一个孤立的骨刺生长部位，必定是某一肌肉和韧带的附着点处。如跟骨骨刺总是位于跟骨结节上跖长韧带和跖腱膜的附着点上，根据上述观点，马上可以认定这一肌肉韧带必然是挛缩变性，处在紧张的牵拉状态。采取治疗措施将肌肉和韧带的紧张牵拉状态一解除，症状即可消失。治愈后，经长时间观察，骨刺也自然变钝，变小。

4. 脊柱骨质增生

发生在颈、胸、腰椎的骨质增生是不是退行性变呢？也不是，仍然是个力学问题。

人体的重量需要骨组织来承担，但力学的传导则必须通过软组织（肌肉、韧带、筋膜、关节囊）来进行。人是一个复杂的力学结构生命体。既是生命，就会随着时间的推移，逐渐衰老。而人体的组织尤其是承担体重的脊柱骨组织与其周围的软组织长期持续受到重力的影响，脊柱周围的软组织会首先产生疲劳性损伤和积累性损伤，人体通过对异常应力的三种自我调节，最终也产生骨质增生。而骨质增生的部位也是弓弦结合部（软组织在骨组织的附着处）。因为根据人体弓弦力学解剖系统，弓弦结合部是应力集中部位。

一般来说，由于脊柱骨质增生都没有临床症状。一方面是因为脊柱的关节多，力学传导的方式也相应很多，而骨质增生的过程是一个很慢长的过程，在这个过程中，人体已经适应了这种异常的环境。另一方面是因为骨质增生已经代偿了异常的应力，所以没有临床表现。如果超过了人体的代偿和调节能力，就是病态了。它的特点是，骨质增生可以出现在颈、胸、腰段任何脊柱节段

（二）疾病与骨质增生的关系

类风湿关节炎或风湿性关节炎关节周围常常有骨质增生出现。这两种病，如果得不到正确的治疗，关节周围的软组织就会由于炎性渗出、水肿、坏死，同样导致关节内三种力学平衡失调，最后引起骨质增生，可见，疾病所引起的骨质增生的原因仍然是"力平衡失调"而不是关节炎疾病的本身。

（三）骨质增生的病因是骨关节力平衡失调

通过对人体力学解剖结构以及人体对异常应力的调节机制的研究，以及对以上软组织损伤及疾病在临床是所出现骨质增生现象的分析都表明，不管情况千变万化，得出的结论都是一个："骨关节力平衡失调"是骨质增生的根本原因。搞清了这样一个根本病因，对于从根本上解决这类疾病所采取的治疗措施关系极大。可以根据这个根本病因研究出正确的治疗措施，使这一大类疾病的治疗问题迎刃而解。骨质增生有症状，有症状的称为骨质增生性疾病，是临床上需要积极治疗的范围；而没有症状的就不是骨质增生性疾病，也就没有必要去治疗它。

（四）骨质增生的本质

1. 骨质增生是人体力平衡失调的结果

力有 3 个要素：大小、方向、作用点。这 3 个要素缺一都不称之为力，没有无方向

的力，没有无作用点的力，也没有无大小及没有"量"的力。力是矢"量"，它不同于一般的"量"，因此，在用 F 来表示力的时候，都在 F 的上面加上一个小箭头，即 $\vec{F}$，如牛顿第一定律 $\vec{F}=ma$，当它表示力的时候，即写成 $\vec{F}=ma$。骨质增生是有方向，大小和作用点的。骨质增生的作用点：均发生在弓弦结合部（软组织在骨骼的附着处）；骨质增生的纵轴方向：沿着弦的行经路线生长；骨质增生的大小：根据人体自身的条件（性别、年龄、身高、胖瘦等）不同，所受外力损伤的程度不同，部位不同，骨质增生的大小、形状也是不同的。如鹰嘴形，钳夹形，圆锥形等等各种不同的形状。

2. 骨质增生是人体代偿的产物

骨质增生的本质是骨关节周围软组织的应力异常后，人体通过粘连、瘢痕和挛缩这种代偿方式已不能对抗异常的应力情况下，启动的第二套代偿调节机制。其病理基础是弓弦结合部的软组织的力平衡失调，病理发展过程是硬化→钙化→骨化。

3. 骨质增生不是由于骨骼本身退变或者缺钙的结果，而是慢性软组织损伤在骨关节的特殊表现方式

由此可见，骨质增生（骨赘）是为适应损伤后软组织所产生的异常应力改变而发生的，它既是生理的，又可转为病理的；它既可以使增生部位增加稳定性，但也可能成为对周围神经、血管等重要器官产生刺激和压迫的因素。而当消除骨关节周围软组织的异常高应力时，骨质增生则可缩小或甚至吸收。

四、肩部骨质增生病理机制

（一）骨质增生的三个病理阶段

骨质增生形成的过程分为三个阶段：硬化、钙化和骨化。

1. 硬化

当骨关节周围软组织损伤后，人体通过粘连、瘢痕和挛缩都不能对抗异常应力时，就会通过将软组织的结构变硬对抗这种力，这就是硬化阶段。

2. 钙化

当软组织的硬化仍然抵抗不了这种持续的强大的拉力，人体就将采取进一步的对抗措施，进一步加强软组织的强度，以求不被进一步损伤，就把大量的钙质输送到该软组织应力最集中的地方，使软组织钙化，此处的软组织的强度就进一步加强了，这就是软组织对抗超过正常拉力的钙化阶段，

3. 骨化

当钙化都对抗不了这种日益加强的拉力，人体就会在应力最集中的部位，使已经钙化的软组织骨化。这就是软组织对抗超过正常拉力的骨化阶段，也就是第三阶段。

（二）骨质增生的病理过程

人体在骨关节周围软组织损伤后，人体首先通过粘连、瘢痕和挛缩对损伤软组织进行自我修复的代偿，当异常力学状态已超过人体的代偿限度，无法纠正时，人体就会采取对抗性调节的对策。但是，这种对抗性调节也有三个阶段：第一阶段，当软组织受到超过正常的拉力影响时，人体首先的对抗措施是让受害的软组织本身增生大量的强度大、弹性小的新的肌肉纤维，使该软组织变粗（肌肉）、变窄（筋膜、韧带）、变短（也

就是挛缩），使这种超常的拉力不能再继续拉伤该软组织，这就是软组织的硬化阶段；如果这种对抗措施仍然抵抗不了这种持续的强大的拉力，人体就将采取进一步的对抗措施，进一步加强软组织的强度，以求不被进一步损伤，就把大量的钙质输送到该软组织应力最集中的地方，使软组织钙化，此处的软组织的强度就进一步加强了，这就是软组织对抗超过正常拉力的钙化阶段，也就是第二阶段；如果这种对抗措施，仍然对抗不了这种日益加强的超常拉力，人体就要采取更进一步的对抗措施，在应力最集中的部位生成许多新的骨细胞，并调动一切有关因素使骨细胞迅速分裂，使该处软组织骨化。这就是软组织对抗超过正常拉力的骨化阶段，也就是第三阶段。

五、肩部骨质增生病因病理学理论对针刀治疗的指导作用

由于目前临床上是以退变理论为指导，认为疼痛是骨质增生本身造成的，所以对骨质增生的治疗主要是针对骨质增生本身的局部治疗。如理疗及药物止痛，开放性手术切除骨刺等，但疗程长，后遗症多，疗效有限。

针刀医学关于骨质增生的病因病理学理论明确了骨质增生的发生发展规律，为针刀治疗奠定了形态病理学基础。针刀治疗就是通过松解相关弓弦结合部的粘连、瘢痕，达到调节骨关节的力平衡的目的。

下面还是以项韧带骨化为例，介绍头颈部骨质增生病因病理学理论对针刀治疗的指导作用。

根据针刀医学慢性软组织损伤的理论及骨质增生的理论，在弓弦结合部及弦的应力集中部位形成粘连瘢痕，如果应力持续存在，人体就会通过颈项痛来警示人体，这时并没有出现钙化或骨化，但患者已有临床表现。如果还不加以重视，随着受损的程度不断严重，人体就会启动另一种修复和调节方式对异常应力集中部位进行代偿。即硬化、钙化、骨化，也就是我们在临床上看到的项韧带钙化。最终导致项韧带的骨化。

了解人体对软组织受到超常拉力时进行对抗调节的三个阶段，对于临床诊断和治疗是极有意义的。当看到软组织硬化时，就知道这是人体进行对抗调节的开始阶段；当看到软组织钙化时，就知道这是人体进行对抗调节的中间阶段；当看到软组织骨化时，就知道这是人体进行对抗调节的最后阶段。这使在治疗时能采取一个恰到好处的治疗方法，既不会治疗过分，也不会治疗不及，既将病治好又不会给人体造成不必要的损伤。

在针刀的治疗中，对于不同的阶段，方法也不尽相同，但治疗的宗旨是相同的，均是对软组织进行松解，而非针对增生的骨组织，并且松解的部位大同小异，也都是其应力集中点（肱骨大结节、喙突、硬结、钙化或骨化点）。不同就在于，病情轻，则针刀松解的部位相对较少、针刀相对较小、手法相对较轻；病情重，则针刀松解的部位相对较多、针刀相对较大、手法相对较重。具体的操作在此不再赘述，总之，方法均为目的服务，而针刀治疗的目的就是在于松解彻底，恢复力学平衡。

第三节　针刀治疗理论与经筋理论的关系

一、经筋理论概述

《灵枢·经筋》对十二经筋进行了详细的描述。"肌肉解利"是经筋的生理常态，经筋病主要表现为筋急、筋纵和特殊经筋病3个方面，其中筋急为病多表现为十二经筋的痹症，以经筋牵掣、拘挛、疼痛、转筋、强直、关节运动障碍为主要特征。一般的观点认为经筋包括神经和肌、腱、腱围结构、筋膜、韧带、关节囊等软组织，筋急为病多为软组织损害。经筋病按病位划分可分为经筋所过局部的经筋本身病候与内脏病候，《灵枢·经筋》首先提及手足六筋病—经筋所过部位支转筋痛的局部病候，其中阴器扭痛、舌卷、耳中鸣痛等亦属于经筋所过的局部病症，此外在手三阴筋病中还出现了胸痛息贲、胁急吐血、伏梁唾血脓等内脏病候。

二、针刀治疗理论与经筋理论的关系

通过对经筋理论的深入探讨以及临床经验的总结，针刀医学提出软组织在人体内占有重要地位，以软组织改变为切入点横向看待疾病的发生和发展并以针刀软组织松解术为手段治疗疾病。针刀医学认为软组织纤维化、增生、肥厚等多种原因可引起软组织的力学发生变化，如长度缩短、相对运动受限、张力增高或者腔隙内压增高等异常改变等，这些异常力学改变能够参与或者导致某些疾病的发病过程，软组织异常力学改变能够对局部和外周产生影响。①对局部的影响：过高的软组织张力或腔隙内压，造成局部组织慢性缺血性损害而引起疼痛。②对外周的影响：这些异常性质改变也能通过影响病变软组织附近的神经、血管、骨关节、特殊器官等参与某些疾病的发病过程，并且通过对病变软组织的微创松解可以解除其对神经、血管、骨关节等组织器官的影响，达到治疗疾病的目的。越来越多的研究显示软组织改变可参与某些疾病的发病过程，例如：纤维化的软组织带来的缺血和牵张刺激使局部神经末梢敏感性增高，是软组织压痛点和痛性结节形成的原因之一；周围神经卡压综合征的重要原因之一就是软组织改变，可通过针刀手术切开减压治疗；牵系学说认为椎动脉型颈椎病的发病机制与椎动脉周围的纤维粘连带有关，由于反复的急慢性损伤形成的颈椎周围软组织粘连，可导致颈椎错位，引起椎动脉扭曲，产生相关的临床症状，也可采取针刀手术松解颈段粘连；髌外侧支持带挛缩可改变髌股关节力线，与髌股关节骨性关节炎关系密切，针刀手术同样可以切开外侧支持带松解手术达到治疗目的。

三、针刀松解部位的选择与"以痛为腧"的关系

《灵枢·经筋》强调"以痛为腧"，即在疼痛点、痛性结节或者条索点进行治疗，收到良好的效果。可见"以痛为腧"是治疗经筋病的基本原则之一，但"以痛为腧"的治疗有效率高，而治愈率低的现象普遍存在，而且由于经筋的解剖定位不清，极大地阻碍了经筋理论的发展和临床应用。针刀医学在研究经筋理论的基础上，提出了疾病的形成

不是一个点的问题，而是通过人体弓弦力学解剖系统在病变部位形成以点成线、以线成面，以面成体的立体网络状的病理构架。痛点治疗只是治疗点之一，更重要的要破坏疾病的病理解剖构架才能治愈疾病。

四、针刀治疗与经筋刺法的关系

1. 针刀治疗与经筋刺法的关系

针刀治疗是采用针刀将病变的软组织切开松解，使病变软组织减张减压或延长长度，破坏疾病的病理构架，解除其对血管、神经、骨关节的影响。针刺治疗经筋病的方法可分为火针治疗、单针多向刺、多针刺 3 类，《灵枢·经筋》反复提到"燔针劫刺，以知为数，以痛为腧"，指出经筋挛急疼痛可用火针治疗。一般认为火针治疗具有针和灸的双重作用，可振阳气、通经络、行气血、散风寒。火针治疗有软组织松解作用：第一，火针直径较粗，甚至有三头火针，因此火针治疗形成的伤口较大，软组织松解效果比毫针好；第二，高温具有扩大伤口和止血作用，因为外科手术用的电刀就是通过高频电流对组织加热，实现对组织的分离和凝固，从而起到切割和止血的作用。多针刺是在病变局部用多支毫针刺入，一般认为可增强刺激，促使针感放散传导，《灵枢·官针》记载有傍针刺、齐刺、扬刺等刺法，是治疗经筋病的常用手法。一般认为单针多向刺可扩大刺激范围，加强针感，有关刺法为恢刺法、分刺法、合谷刺法等。

针刀与针灸治疗的相同点在于两者都是作用于人体软组织，针刀与针灸治疗的不同点针灸治疗以得气为主，达到疏经通络的目的。而针刀治疗点是明确的人体解剖结构，针灸是以点的刺激治疗病变，针刀是以短线切割切开、松解病变软组织。在针法和刀法操作方面也不一样，针灸可以以针灸尖为圆心作顺向或者反向的捻转，达到补泻目的。而针刀不行，因为针刀刃的作用是切割，针刀刀法操作必须与重要神经血管走行方向一致，不能随意捻转，否则就可能切断神经血管，造成医疗事故。针灸的合谷刺法通过一个针孔向不同的方向刺入，以得气为有效。针刀提插刀法也可以通过一个针孔向不同方向进行切割，但必须搞清楚刀下的组织结构，是筋膜、肌肉，韧带还是关节囊。根据不同的病变切割不同的解剖组织，才能达到治疗目的。

2. 针刀治疗是对经筋病刺法的发展

针刀治疗是对上述经筋病刺法的发展。首先，针刀治疗将经筋理论中的病变定位从"以痛为腧"的病变点治疗提升到对疾病病理构架治疗的高度上来。其次，针刀治疗以人体解剖结构为基础，将针灸针刺法中某些模糊的概念进行了解剖学的量化。如《针灸大成·火针》："切忌太深，恐伤经络，太浅不能去病，惟消息取中耳"，何为太浅？何为太深？到达什么层次为适中？与人体的解剖关系是什么？针刀治疗是在人体弓弦力学解剖系统的基础上，对疾病进行准确定位，并确定针刀需要松解的人体解剖结构。根据病情对病变部位的不同软组织如筋膜、韧带、肌肉、关节囊、滑囊等分别进行松解或者切割。这对进一步研究经筋经理提供了解剖形态学基础。

3. 针刀医学将中医人文医学模式中的抽象部分现代化

比如，中医经过数千年的总结，提出的上病下治，左病右治的治疗方法，为不少病人解决了疾苦。头晕的病人在头颈部治疗效果不好的情况下，医生在腰骶部进行针刀松解后，症状得到有效缓解，左侧肩痛的病人，当在左侧肩部局部治疗效果不好时，医生在右侧肩部进行针刀松解后，左侧肩痛得到有效缓解。中医经筋相交理论早就解释了这种现象。"维筋相交"一词首见于《灵枢·经筋篇》："足少阳之筋……维筋急，从左之右，右目不开。上过左角、并跷脉而行，左络于右，故伤左角。右足不用，命曰维筋相交。"古人通过伤左边额角之筋，而引起右侧肢体的瘫痪现象出发，发现人体的经筋是左右交叉维系的，从而总结出"维筋相交"的理论学说，这与西医神经交叉理论不谋而合。隋代医家杨上善在所集的《黄帝内经太素》中补充到："筋既交于左右，故伤左额角右足不用、伤右额角左足不用"。这就更全面地补充说明了经筋是左右交叉的。清代医家张志聪在所著的《灵枢集注》中："盖维者，一身之纲维，从左之右、右之左，上而下、下而上，左右上下相维，故名维筋相交"，这就阐明了"维筋相交"，不仅左右交叉，而且上下相维，上部有病也可引起下肢瘫痪，下之病也可上冲为患。至于左右交叉取穴的刺法，在《内经》中就有"巨刺"和"缪刺"两种。上病治下，如头痛、眩晕刺足上太冲穴，腰背痛针委中穴；下病治上，如脱肛、阴挺灸百会穴，脘腹疼痛针内关、合谷等穴。又如口眼歪斜，针灸治疗也采取左右交叉取穴。但由于经络是在东方人文哲学的背景下形成的，与人体的解剖结构缺乏内在联系，所以，这样说法不能被现代医学所接受。针刀医学通过分析人体弓弦力学系统后发现，上病下治，左病右治与人体力学解剖结构有必然联系。头晕症状与大脑供血不足有密切关系，椎动脉是提供脑部血供的主要动脉，如果椎动脉扭曲，必然导致大脑供血不足，引发头晕。人体解剖结构显示，椎动脉2段行经颈椎横突孔中，3段行经寰椎的椎动脉沟，当颈椎错位（如颈椎生理曲度变直），必然导致横突的错位，最终引起椎动脉扭曲；但颈椎骨本身是不可能错位的，只有当附着在这些颈椎上面的软组织出现拉力异常，才会牵拉颈椎引起错位。脊柱由颈段、胸段腰、骶段四部分组成，为了适应重力以及人体的活动，它在矢状面脊柱是一段曲线，颈、腰屈向前，胸、骶曲向后，脊柱所形成曲线，与附着在脊柱上面骶棘肌有密切关系（骶棘肌起于骶骨，分为三束，分别止于肋骨、横突、枕骨）。根据数学曲率原理，一段曲线中，一个曲度的变化必然由另外两个曲度变化来代偿和调节。换句话说，颈椎生理曲度变直后，胸、腰椎的生理曲度就要变弯。通过针刀医学对人体力学解剖的研究，头晕治疗腰骶部就不难解释了。针刀通过松解腰骶部软组织（骶棘肌等）的粘连和瘢痕，调节了整个骶棘肌的拉力，改善了腰段的生理曲度，从而间接改善了颈段的生理曲度，部分或者全部纠正了椎动脉的扭曲，大脑血供增加，头晕症状缓解或者消失。

左侧肩痛治疗右侧的机理用针刀医学斜拉桥理论加以解释，就容易理解了。脊柱与四肢的连接就像斜拉桥（图3-8）。

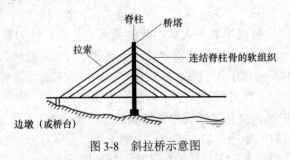

图3-8　斜拉桥示意图

脊柱骨上桥塔，肢带肌（肩胛骨、髂骨）是桥台，连接脊柱与肢带骨的软组织是拉索，根据斜拉桥原理，当一侧拉索拉力集中，最终会引起桥塔的倾斜，同时引起对侧拉索的力学异常。当左侧肩部的软组织（如肩胛提肌、斜方肌等）损伤后，出现疼痛、酸软等症状，人体通过粘连、瘢痕和挛缩进行自我修复和自我代偿，导致这些软组织的拉力增加，随着病情的发展，最终引起脊柱的倾斜错位，对侧的肩胛提肌、斜方肌等粘连、瘢痕和挛缩。所以根据斜拉桥理论，针刀松解右侧肩部软组织的粘连和瘢痕，可以缓解左侧肩部的症状。

通过对上述病例分析可以看出，针刀医学通过人体弓弦力学解剖系统将传统中医理论中很抽象理念具体化、现代化了。

综上所述，如果说针刀医学有什么创造性、突破性的建树，那是在吸收老一辈专家开辟的中医现代化道路的结晶成果基础上的必然结果。针刀医学的主要内容之一，就是将中医学现代化，而且是从基础理论方面使之现代化。

由此，针刀医学关于中医现代化的研究并不是笔者心血来潮，而是历史的要求、时代的必然，要将中医现代化也不是笔者妄自空想，而是有它客观的条件作基础的。也就是说，针刀医学关于中医现代化的研究，是在中医现代化有其历史必然趋势的背景下，并有充分性、现实性的条件下开始和成形的。

第四章

肩关节疾病体格检查方法

第一节　肩关节疾病一般检查方法

1. 视诊

患者双肩应充分暴露，观察肩关节的轮廓和骨性突起，有无外伤、手术改变，有无肌肉萎缩、肿块、畸形等。注意肩和肩胛骨的高度，并在后方，对比两侧。

2. 触诊

分别于肩锁关节、喙突、喙肱韧带、肱骨大结节、肱二头肌长头腱等部位检查关节的稳定性及有无压痛。

3. 动诊

主要观察肩关节的主动和被动活动度，包括肩关节的前屈、外展、内旋、外旋活动度。外旋活动度需要分别内收位外旋度和肩外展 90°位的外旋度。内旋活动度是嘱患者手心向后，手自后下向上，外展拇指，以拇指尖所能触及的脊柱棘突，作为衡量内旋活动度的标志（图 4-1）。

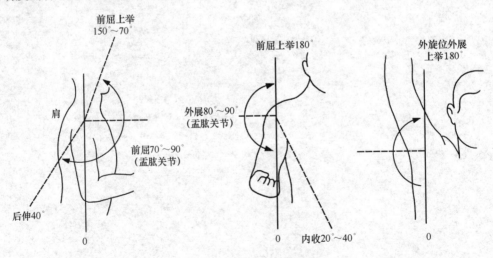

图 4-1　肩关节活动度

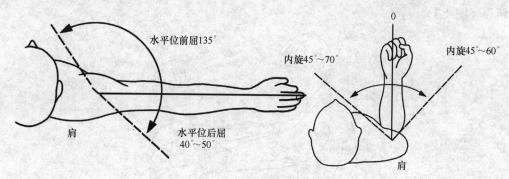

图 4-1 肩关节活动度（续）

4. 量诊

将手放在身后，可测量桡骨茎突至 C_7 棘突的距离，两侧可作比较，这是测量上肢全长的方法。对肩关节脱位病例，可测量肩峰至肱骨外上髁的距离，脱位侧将缩短。

第二节 肩关节疾病特殊体格检查方法

一、肩关节活动度检查

Apley 摸背试验

患者用手分别从同侧肩上方向后摸对侧肩胛上缘或用手从同侧肩下方向后摸对侧肩胛下缘，判断肩关节内旋及外旋功能（图 4-2）。

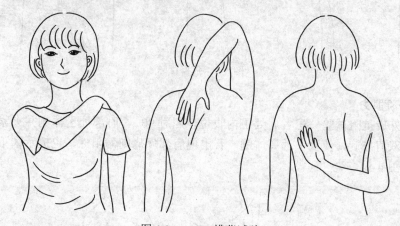

图 4-2 Apley 摸背试验

二、肩袖损伤的肌力检查

1. 外展肌力

（1）Jobe 试验（空罐试验）　臂部外展 90°，前屈 30°，拇指向下，检查者用力向下按压上肢，患者抵抗，与对侧相比力量减弱，则提示肩袖病变或者冈上肌腱病变或者断裂（图4-3）。

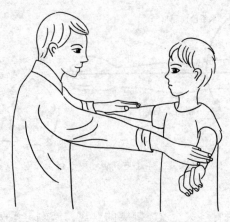

图 4-3　Jobe 试验

（2）落臂试验　用以诊断肌腱袖有无破裂。患者取立位，将患肢被动外展 90°，然后令其缓慢放下，如果不能慢慢放下，出现突然直落到本侧，为试验阳性，说明肩部肌腱袖有破裂（图4-4）。

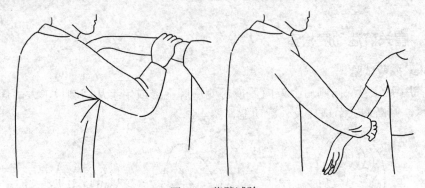

图 4-4　落臂试验

2. 外旋肌力

（1）外旋抗阻试验　患者肩处于内收位，屈肘 90°，肘部处于体侧并夹紧。嘱患者抗阻力将双肩外旋，使双手远离体侧，若出现肩部疼痛则为阳性，也提示冈下肌、小圆肌损伤（图4-5）。

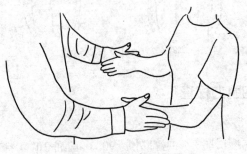

图 4-5　外旋抗阻试验

（2）外旋减弱征　患者肘关节屈曲 90°，肩关节在肩胛骨平面外展 20°。检查者一只手固定肘关节，另一只手使肩关节外旋达最大程度，然后放松嘱患者自行保持最大外旋。若外旋度数逐渐减少，则为阳性，提示冈下肌、小圆肌损伤（图 4-6）。

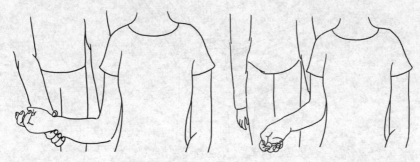

图 4-6　外旋减弱征

3. 内旋肌力

（1）Lift off 试验　患者将手背置于下背部，手心向后，嘱患者将手抬离背部（必要时给予阻力），不能完成动作为阳性，提示肩胛下肌损伤（图 4-7）。

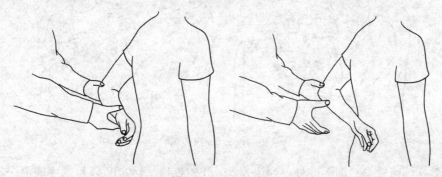

图 4-7　Lift off 试验

（2）Napoleon 试验　患者将手置于腹部，手背向前，屈肘 90°，注意肘关节不要贴近身体。检查者手向前拉，嘱患者抗阻力做压腹部动作，可能因姿势类似拿破仑的典型姿态而得名。两侧对比，阳性者力量减弱。阳性提示肩胛下肌（肩关节内旋肌）损伤。

三、肩峰下间隙检查

肩峰下间隙结构异常导致在肩上举过程中,肩袖或/和二头肌腱受到喙肩弓的反复撞击而引起病变，成为肩峰下撞击综合征。疼痛弧在 60°～90°。

1. 肩峰下撞击试验

（1）Neer 撞击试验　检查者立于患者背后，一手固定肩胛骨，另一手保持肩关节内旋位，使患者拇指尖向下，然后使患肩前屈过顶，如果诱发疼痛，即为阳性，机理是人为的使肱骨大结节与肩峰前下缘发生撞击，从而诱发疼痛（图 4-8）。

（2）Hawkins 撞击试验　检查者立于患者背后，患者肩关节前屈 90°屈肘 90°，前臂保持水平，肩关节内旋出现疼痛为阳性。肱骨大结节和冈上肌腱向前内撞击肩峰喙突喙肩韧带形成的喙肩弓（图 4-9）。

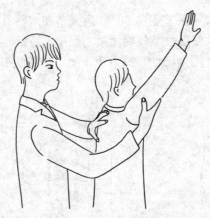

图 4-8　Neer 撞击试验

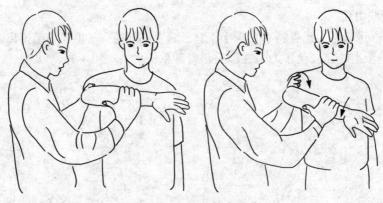

图 4-9　Hawkins 撞击试验

（3）疼痛弧试验　即上臂外展到达 60° 时开始疼痛，至 120° 以后则疼痛消失，故把 60°～120° 范围内称为"疼痛弧"。检查时，在这个范围出现疼痛者为阳性，反之为阴性（图 4-10）。

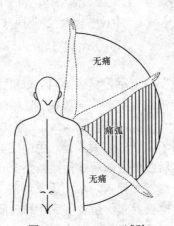

无痛

痛弧

无痛

图 4-10　Napoleon 试验

2. 喙突撞击试验

肩关节在不同角度水平内收位，向前屈曲和内收时，出现疼痛并伴有咔嗒声为阳性。

3. 肩锁关节撞击试验

交臂试验：抬高双侧肩部至水平，然后使手臂内收越过身体，肩锁关节疼痛提示该处关节病变。

四、盂肱关节稳定性试验

1. 下方不稳：沟槽征（Sulcus 征）

患者坐位，放松肩部肌肉，检查者一手固定肩胛骨，一手在患者肘部施加向下的力，如果肩峰下出现横沟，>2cm 者为阳性。阳性结果说明下方不稳，一般均有多向性不稳存在。

2. 前方不稳

（1）恐惧试验：患者仰卧位肩关节外展 90°，检查者外旋肩关节，旋转至终点之前患者出现恐惧表情为阳性。

（2）复位试验：在做恐惧试验后，于肱骨头施加向后的应力，当病人恐惧感减轻或消失，即复位试验阳性，表示盂肱关节前方不稳定。

3. 后方不稳

加载移位试验：患者仰卧位，检查者一手抓住患肢前臂近肘关节处，另一手置于患肢肱骨头下方；抓住前臂的手施力将肱骨头压迫进盂窝，然后另一手向前后方移动肱骨头，并判断肱骨头移位程度。最常采用的分级方式为修正的 Hawkins 评分：0 级，肱骨头无或有轻微移位；1 级，肱骨头移位并骑跨于盂唇缘；2 级，肱骨头有脱位，但可自己恢复；3 级，肱骨头脱位，不能自行恢复（图 4-11）。

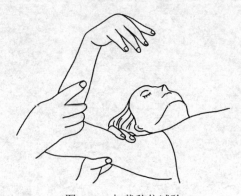

图 4-11　加载移位试验

（五）肱二头肌长头腱损伤

1. Yergason 试验（叶加森试验）

检查时嘱患者屈肘 90°，医者一手扶住患者肘部，一手扶住腕部，嘱患者用力屈肘、外展、外旋，医者给予阻力，如出现肱二头肌腱滑出或结节间沟处产生疼痛为阳性征，前者为肱二头肌长头腱滑脱，后者为肱二头肌长头肌腱炎（图 4-12）。

2. Speed 试验

前臂旋后，肘部伸直，患臂前屈 90°，检查者施加一定阻力，嘱患者继续前屈臂部，可出现肱二头肌长头腱沟处疼痛。

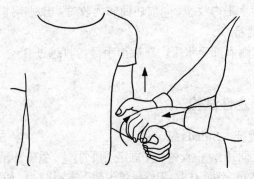

图 4-12　Yergason 试验

3. O.Brien 试验（奥布莱恩试验，主动加压试验）

患肢直臂前屈 90°，拇指向下内收至胸前同时抗阻向上，可出现关节前方疼痛；手掌向上做同样检查疼痛消失为阳性。提示肩关节盂上唇损伤。

第五章

肩部针刀影像诊断

第一节　肩部针刀影像检查的优选原则

一、X 线检查的优选原则

X 线检查方法包括普通检查、特殊检查和造影检查，一个合格的临床医生应了解各种检查方法的适应证、禁忌证和优缺点，根据临床初步诊断，选择恰当的检查方案。一般应按"因时因地制宜，先简单后复杂，求准确不滥用"的原则，因此，如果普通检查能达到诊断目的，应首选普通检查，若普通检查发现病变但不能明确诊断时再考虑后续补充检查，如特殊检查和造影检查。有时还需结合其他影像学检查方法，相互验证补充。对于可能产生严重副反应和有一定危险的检查方法，选择时更应严格掌握适应证，不可视作常规检查加以滥用，以免给患者带来痛苦和损失。

肩部 X 线检查的适应证：X 线检查对肩部疾病有相当好的诊断效果，临床上对一部分肩部疾病可以根据 X 线表现直接作出诊断，如骨骼畸形、变异、骨折、骨质破坏、骨质疏松、脱位等。一些疾病可以根据 X 线表现，提示某些方面的异常，通过推理作出间接诊断或进一步检查，如盂肱关节间隙变窄、软组织钙化等，另外，还可以利用 X 线检查对疾病的治疗效果进行评价。

二、CT 检查的优选原则

CT 图像是真正意义的数字断层图像，不同灰度反映了组织对 X 线的衰减或称吸收程度，X 线的衰减与人体组织密度相关，因此 CT 图像显示的是人体某个断层的组织密度分布图，其图像清晰，密度分辨力明显高于普通 X 线照片，能分辨出普通 X 线无法分辨的密度差异较小的组织，而且无周围解剖结构重叠的干扰，从而可发现较小的病灶，提高了病变的检出率和诊断的准确率，同时也扩大了 X 线的诊断范围；三维 CT 后处理技术还能多方位显示骨关节结构的空间关系，方便临床医生制定治疗方案。

肩部 CT 检查的适应证：CT 可以在 X 线的基础上对肩部疾病作出更精确的诊断，如骨折、骨质破坏、韧带钙化、脱位等。

三、MRI 检查的优选原则

MRI 图像的构成和对比的基础是组织内部的 T_1、T_2 弛豫时间和质子密度的不同，并以不同灰阶的形式显示为黑白图像。目前常规是采用加权的方法来分别显示这几种因素，即对同时出现的两个或两个以上的因素通过技术处理加强其中某一因素的表达而同时削弱另一因素的表达。在 MRI 中，最常采用的是 T_1 加权和 T_2 加权两种方法。另外，介入两者之间的是质子密度加权，质子密度 WI 上表示的是质子密度因素。水分子的弥散也是一个图像对比构成的因素，在特殊的弥散加权成像序列中，水分子的弥散可形成特殊的弥散 WI（Diffusion-WeightedImaging 简称 DWI）。各种不同加权因素的图像对比构成，是临床诊断中判断正常或异常的基础。T_1 加权像反映的是组织间 T_1 弛豫的差异，有利于观察解剖结构。T_2 加权像主要反映组织间 T_2 弛豫的差别，对显示病变组织较好。如何获取各种加权因素的 MRI 图像是由 MRI 成像序列决定的，如在 SE 序列中，通过调整重复时间（repetitiontime，TR）和回波时间（echotime，TE），可获得不同加权的图像。短 TR、短 TE 可获得 T_1 加权像，长 TR、长 TE 可获得 T_2 加权像，长 TR、短 TE 可获得质子加权像。

肩部 MRI 检查的适应证：诊断肩关节囊及其附近软组织损伤、各种肩部疾病，特别是肌腱、韧带、盂唇及关节囊疾病，均可行 MRI 检查。此外，在诊断肌腱、韧带不全撕裂时可行肩关节造影检查，较之平扫敏感。

第二节 肩部 X 线检查

肩部阅片应该"全面观察，系统分析"。所谓全面观察，是指对于影像图片应该依照一定的顺序无遗漏地进行全面观察，保证获取所有信息；系统分析是指对所观察到的图像信息进行有逻辑性的综合分析，找出各种影像信息的内在关联性。

X 线平片上包括了 4 种基本组织密度：骨骼或钙化、软组织、脂肪、气体。X 线穿透人体时，骨骼对 X 线吸收最多，在 X 线片上呈白影；气体对 X 线吸收最少，在 X 线片上呈黑影；软组织包括实质性脏器、空腔脏器、肌肉以及血液等，其厚度和密度有所差别，在 X 线片上呈现不同程度的灰影；脂肪吸收 X 线的能力较差，在 X 线片上较软组织更暗。如正位肩关节 X 线片，肋骨、锁骨、肩胛骨，肺含气为黑色、胸壁组织为灰色（图 5-1）。

一、肩部正常 X 线表现

肩关节的结构在影像学检查中大部分都能显示，常规 X 线检查能较好地显示肩关节骨性结构，但对肩关节的软组织如关节囊及其韧带附着点等成像效果较差。

在肩关节正位片上，肱骨头为半球状膨大阴影，关节盂皮质呈纵向环状线影，前缘在内，后缘在外，二者重叠形成梭形的致密影。肱骨头的关节面与关节盂前缘之间的灰色弧形带是清晰显示的肩关节间隙，正常成人的盂肱关节间隙宽 5～8mm（图 5-1，图 5-2），它基本重叠在关节盂影像内。肱骨头外侧的是大结节，小结节重叠在肱骨影内。

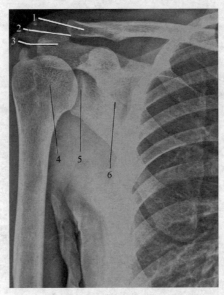

图 5-1　右肩关节正位平片

1. 锁骨肩峰端；2. 肩锁关节；3. 肩峰；4. 肱骨头；5. 盂肱关节；6. 肩胛骨

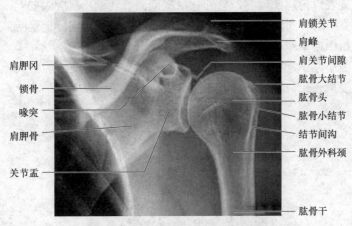

图 5-2　左肩关节正位片

肩锁关节在肩关节正位片上，肩锁关节间隙明显。正常情况下，锁骨外侧端影像高出肩峰影的上缘。

二、肩部异常 X 线表现

1. 肩关节周围炎 X 线表现

肱骨头骨质改变，肱骨头及大结节周围骨质增生，关节囊肿胀，冈上肌腱钙化，多见于肩峰撞击综合征（图 5-3）。

肱骨头外旋（图 5-4），表现为肩部向后，肩胛骨沿胸壁向后转动，肩胛盂向外，盂唇前缘偏内，后唇偏外，两关节面呈平等弧线，肱骨头关节面对向内侧，肱骨头大结节突向外侧。肱骨头小结节居中（向前），肱骨头颈完全呈正位（图 5-4）。

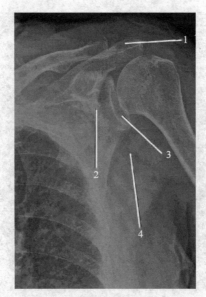

图 5-3　左肩关节周围炎（平片）

1～3. 骨质及关节面增生硬化；4. 关节囊肿胀

肱骨头内旋表现为肩部向前，肩胛骨沿胸壁向前转动，肩胛盂向前，肱骨头转向外侧，肱骨头大小结节转向内侧，这个位置极易误认为脱位，实际上是喙肱韧带、肱二头肌腱等肩前方组织痉挛牵拉肱骨头内旋所致。

肩肱间隙缩小，正常时肩峰与肱骨头之间有 6～14mm 的间隙，其缩小程度与肩部症状的严重程度呈正比（图 5-4）。

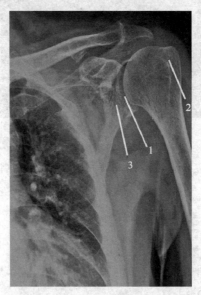

图 5-4　左肩关节周围炎（平片）

1. 盂肱关节间隙变小；2. 肱骨头外旋；3. 局部骨质疏松

盂肱间隙缩小，这与肩周炎时肩关节囊挛缩，关节腔减小有关。

盂肱角改变，正常时肩胛盂与肱骨头解剖颈之间有 36°成角，角度发生变化时，使肱骨头与肩胛盂的对合关系发生改变，这也与肩部肌力不平衡相关。

肱骨头下降率减少，正常时肱骨头负重状态下有 10%的下降率，肱骨头下降率减少是因为关节挛缩，周围组织粘连，肩关节相对固定所致。

2. 肩部骨折 X 线表现

锁骨呈"S"形架于胸骨柄与肩峰之间，是连接上肢与躯干之间的唯一骨性支架。锁骨位于皮下，表浅，受外力作用时易发生骨折，发生率占全身骨折的 5%～10%。多发生在儿童及青壮年。间接暴力造成骨折多见，如跌倒时手或肘部着地，外力自前臂或肘部沿上肢向近心端冲击；肩部着地更多见，撞击锁骨外端造成骨折。

锁骨骨折常发生在中段。多为横断或斜行骨折，内侧断端因受胸锁乳突肌的牵拉常向上后移位，外侧端受上肢的重力作用向内、下移位，形成凸面向上的成角、错位缩短畸形（图 5-5）。

肱骨外科颈位于解剖颈下方 2～3cm，是肱骨头松质骨和肱骨干皮质骨交界的部位，很易发生骨折。骨折有错位时，上臂较健侧略短，可有外展或内收畸形。大结节下部骨折处有明显压痛，肩关节活动受限。X 线片可确诊，且可显示骨折类型及移位情况。内收或外展型损伤：本类型最常见（图 5-6）。X 线正位片所见骨折线为横行，骨折轻度向内或向外成角，远折端呈内收或外展状态。侧位片上均无明显前或向后成角、错位改变。肱骨外科颈骨折常合并肱骨大结节骨折，表现为撕脱的蝶形骨折片。伸展型损伤，是间接外力引起的损伤。X 线特点为骨折线横行，骨折向前成角，远折端向前错位，肱骨头后倾，关节面向后。屈曲型损伤：是较少见的间接外力引起的损伤。骨折向后成角畸形，远折端向后上移位。

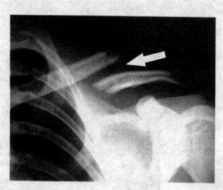

图 5-5　锁骨骨折
锁骨中外 1/3 段完全骨折，远侧断端向下、向内移位，
伴有肩锁关节脱位

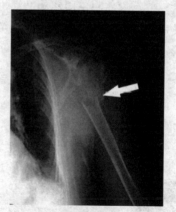

图 5-6　肱骨外科颈骨折
外展型骨折，远端呈外展位，外侧皮质插入
近端髓腔或向内上移位

3. 肩部肿瘤 X 线表现

肩部周围的肿瘤生长至一定阶段会引起肩痛或伴有肩臂的活动功能障碍。其与肩周炎的区别是：患部肩痛逐渐加重，疼痛的部位因肿瘤的生长、局部逐渐肿大。良性肿瘤形状多规则，质软而活动度好；恶性肿瘤多形状不规则，质硬而固定不移。由于肿物的

压迫，可出现功能受限，部分病人伴肩臂及手指的麻痛。X 线片表现因肿瘤的性质、生长部位和病程长短而不尽相同。一般软组织肿瘤在 X 线片不显影或仅见轮廓，若肿瘤侵蚀了骨组织，X 线片可见不同程度的骨破坏甚至可见到病理性骨折（图 5-7）。

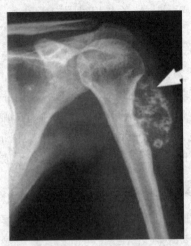

图 5-7　肱骨皮质旁软骨肉瘤

X 线示肱骨上端骨旁软组织肿块，长轴与肱骨长轴平行，肿块内见丛状钙化，

邻近骨皮质受压呈弧形压迹，骨髓腔无受累

4. 肩关节类风湿关节炎 X 线表现

类风湿性关节炎（RA）是一种慢性、全身性炎症性疾病，所有滑膜关节部可被累及，其特点是对称性的多关节炎。肩关节发病多在起病后 1～2 年，多数疼痛起于肱盂关节，少数疼痛起于肩锁关节，疼痛可反复发作。大部分肩关节类风湿关节炎患者肩关节发病后初期功能仍良好，继而关节间隙变窄消失，关节逐渐呈现破坏，最终形成关节畸形，造成功能障碍（图 5-8，图 5-9）。

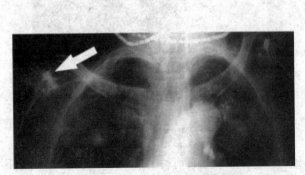

图 5-8　肩关节类风湿关节炎

双侧肩关节软骨破坏，并见骨质增生硬化，关节间隙消失

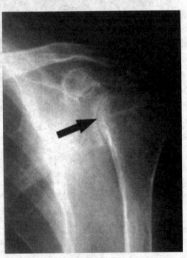

图 5-9　肩关节类风湿关节炎

肩关节间隙变窄，关节面骨质增生

5. 肩关节脱位 X 线表现

肩关节脱位最常见，约占全身关节脱位的 50%，这与肩关节的解剖和生理特点有关。肩关节脱位多发生在青壮年、男性较多。肩关节脱位按肱骨头的位置分为前脱位和后脱位。肩关节前脱位者很多见，常因间接暴力所致，如跌倒时上肢外展外旋，手掌或肘部着地，外力沿肱骨纵轴向上冲击，肱骨头自肩胛下肌和大圆肌之间薄弱部撕脱关节囊，向前下脱出，形成前脱位。肱骨头被推至肩胛骨喙突下，形成喙突下脱位，如暴力较大，肱骨头再向前移致锁骨下，形成锁骨下脱位（图 5-10，图 5-11）。

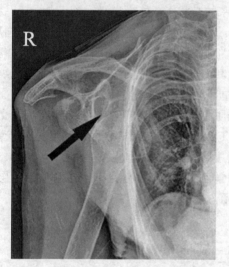

图 5-10　肩关节前脱位

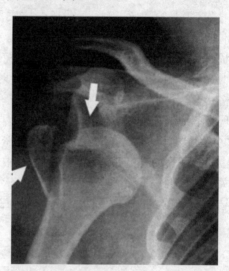

图 5-11　肩关节前脱位
右肱骨头离开肩胛盂向前下移位，伴有肱骨大结节撕脱骨折

肩关节后脱位很少见，可分为肩胛冈下和肩峰下脱位。肩关节后脱位时常规肩关节前后位 X 线摄片报告常为阴性。由于肩峰下型后脱位最为常见，且肩前后位 X 线摄片时肱骨头与关节盂及肩峰的大体位置关系仍存在，故摄片报告常为阴性。但仔细阅片仍可发现以下异常特征：①由于肱骨头处于强迫内旋位，即使前臂处于中立位，仍可发现肱骨颈"变短"或"消失"，大、小结节影像重叠；②肱骨头内缘与肩胛盂前缘的间隙增宽，通常认为其间隙大于 6mm，即可诊断为异常；③正常肱骨头与肩胛盂的椭圆形重叠影消失；④肱骨头与肩胛盂的关系不对称，表现为偏高或偏低，且与盂前缘不平行。

第三节　肩部 CT 检查

1969 年 Hounsfield 成功设计出计算机体层摄影（computedtomography，CT）装置，Ambrose 将它应用于临床，并于 1972 年在英国放射学会学术会议上发表，1973 年在英国放射学杂志报道。1979 年 Hounsfield 因此获 Nobel 生理学和医学奖。CT 装置的成功设计及应用于临床是医学影像学史上的一个重要的里程碑，它开创了数字化成像之先河，并解决了普通 X 线成像时组织结构相互重叠之弊端。如同 X 线图像，CT 图像亦是用灰度反应器官和组织对 X 线的吸收程度。其中黑影表示低吸收区，即低密度区，如含气的肺组织；灰影表示中等吸收区，即中等密度区，如软组织的肌肉或脏器；白影表示高吸收区，即高密度区，如含钙量高的骨组织。与传统 X 线图像不同，CT 图像的密度分辨率高，相当于传统 X 线图像的 10～20 倍。人体不同的软组织虽对 X 线的吸收差别小，且大多类似水的吸收系数，但在 CT 图像上亦可形成对比，因此易于检出病变，特别是能够较早地发现小病变和较准确显示病变范围，这是 CT 的突出优点。

一、肩部正常 CT 表现

在 CT 骨窗图像上观察，骨干骨皮质呈致密的带状影，外缘光滑锐利，内缘较毛糙，可清晰显示滋养血管隧道影，斜行贯穿骨皮质。骨干中央可显示髓腔影，轴位呈类圆形，矢状位及冠状位重建呈带状改变，骨髓腔因含脂肪而呈均匀的低密度。骨干两侧逐渐延续增宽为骨端，骨皮质逐渐变薄呈致密线影。其内部可显示骨小梁，表现为细密交织的网格状影。骨膜在 CT 上不能显示。CT 骨窗能很好显示关节各组成骨的骨性关节面，表现为菲薄线样致密影，骨性关节面下为骨松质，能清晰显示骨小梁呈细线状相互交织呈网格状改变。关节软骨较薄且呈中等密度，CT 显示不佳。CT 软组织窗可见关节囊、周围肌肉和囊内外韧带，这些结构均呈中等密度影，在低密度脂肪的衬托下可显影。正常关节腔内的少量液体在 CT 上难以辨认。在学习肩部 CT 影像之前，了解肩部断层解剖结构是有必要的，如下图 5-12、图 5-13 所示。

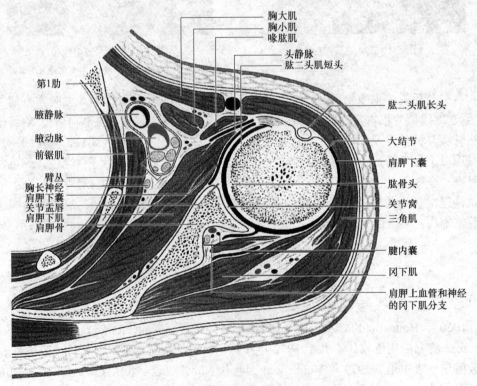

图 5-12　肩关节横断面解剖示意图

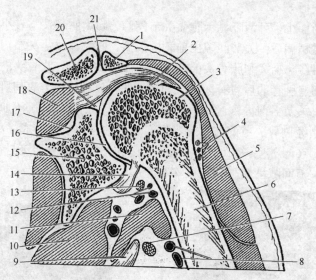

图 5-13 肩关节冠状断层解剖

1. 肩峰；2. 肱骨解剖颈；3. 肱骨大结节；4. 腋神经及旋后动、静脉；5. 三角肌；6. 肱骨体；

7. 正中神经；8. 肱动、静脉；9. 大圆肌；10. 小圆肌；11. 背阔肌；12. 旋肱前动、静脉；13. 腋神经；

14. 肱三头肌长头；15. 肩胛骨；16. 关节腔；17. 肩胛颈；18. 冈上肌；19. 盂唇；20. 锁骨；21. 肩锁关节

　　CT 可以较为清楚地显示肩部肱骨头及关节间隙的变化。通过窗技术，可以判断骨质及周围软组织的改变，对软组织的钙化显示明显优于 X 线检查，而对于关节盂形态的改变也较 X 线清晰。

　　在较高位置的断面，正常肩峰位于冈上肌的后外侧平行走向，斜行的冈上肌位于冈上窝内。在喙突上方的断面，冈下肌的长轴从肩胛骨的后下方发出，经冈上肌的后方穿过盂肱关节，附着于大结节的外侧面；冈上肌、冈下肌分别位于肩胛冈的上方和下方，小圆肌位于冈下肌的后外方，起自肩胛骨的外缘上 2/3，附着于大结节的下面后外侧；在肱骨头上部断面，显示肱骨大、小结节及结节间沟，大结节位于肱骨头前外侧，小结节位于肱骨头前内侧（图 5-14）。

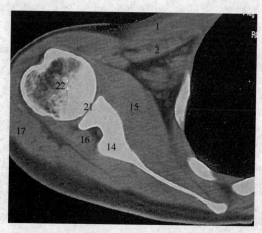

图 5-14 正常肩关节轴位 CT

1. 胸大肌；2. 胸小肌；14. 肩胛骨；15. 肩胛下肌；16. 冈下肌；17. 三角肌；21. 盂肱关节；22. 肱骨头

在盂肱关节断面上，可清晰显示肱盂关节间隙。膨大肱骨头与较小的关节盂构成肩关节间隙，肩胛盂稍偏后，关节间隙由前稍向后斜，喙突在肱盂关节内侧突向前方，与关节盂之间连肩胛颈。喙突和肱骨头的间隙内有肱二头肌腱，肱骨头的前外方有宽大的三角肌，肱骨头和肩胛骨的后方有冈上肌和冈下肌，肩胛骨前方有肩胛下肌，肩胛下肌起自肩胛窝，经过关节盂前内侧，止于肱骨小结节。冈上肌、肩胛下肌、冈上肌及其下方的小圆肌，分别经过肩关节的前、上、后方，紧贴肩关节囊形成"肩腱袖"，也称肩袖（图5-15，图5-16）。胸锁关节位于前胸部，由胸骨柄的锁骨切迹与锁骨内侧端构成，横断面显示胸锁关节间隙呈倒"V"，前窄后宽。

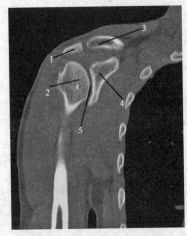

图 5-15　正常肩关节 CT（冠状位 MPR）（盂肱关节层面）

1. 肩峰；2. 肱骨头；3. 锁骨肩峰端；4. 肩胛骨；5. 盂肱关节

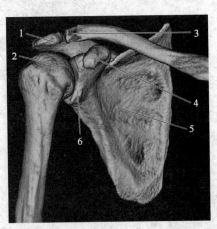

图 5-16　正常肩关节 CT 重组图像（VRT）

1. 肩峰；2. 肱骨头；3. 锁骨肩峰端；
4. 喙突；5. 肩胛骨；6. 关节盂

二、肩部异常 CT 表现

1. 肩关节周围炎 CT 表现

肩部软组织钙化：关节囊、滑液囊、冈上肌腱、肱二头肌长头腱处可见钙化（图5-17，图5-18）。

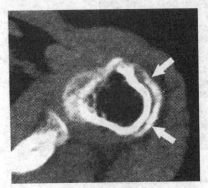

图 5-17　软组织钙化

CT 横轴位，三角肌深层大片钙化灶，累及肱二头肌长头腱

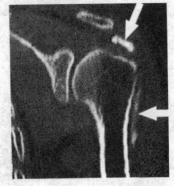

图 5-18　肩关节冠状位 CTMPR 重建

冈上肌腱钙化（长箭头示），三角肌、肱二头肌长头腱钙化（短箭头示）

骨质疏松：骨小梁稀疏、骨密度减低。

骨增生、硬化：肱骨头及大结节周围骨质增生、骨赘形成、盂肱关节间隙变小（图5-19，图5-20）。

肩峰下脂肪间隙模糊、软组织水肿。

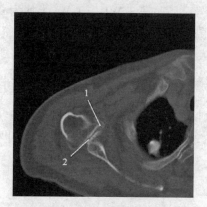
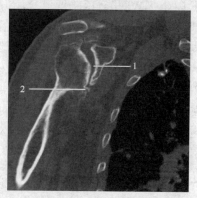

图5-19　肩关节周围炎（CT）
1. 肱骨头边缘骨赘；2. 盂肱关节间隙变窄

图5-20　肩关节周围炎（CT冠状位重组图像）
1. 盂肱关节间隙变窄；2. 肱骨头边缘骨赘

2. 肩部骨折CT表现

肩部骨折后，由于关节肿胀和肌肉的掩盖，以及损伤后活动受限，常规X线较难发现病变部位，因此行CT、MRI检查尤为重要。CT检查对证实肩部骨折损伤有特殊价值，可显示平片上由于其他骨结构重叠而未能分辨出的小的碎骨片，对移位的骨折碎片可与退行性变的边缘骨质增生和关节旁钙化鉴别。轴位CT可清晰地分辨出肱骨上段各部分骨折的移位、旋转及成角角度，同时可观察到各肌肉的损伤情况，并能发现平片上不能发现的外伤后出血、积液（图5-21）。胸锁关节脱位X线片显示不清，行CT检查可全面观察两个关节情况。

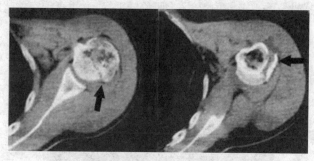

图5-21　肱骨上端骨折
左肱骨头、肱骨颈、肱骨大结节骨折

第四节　肩部MRI检查

核磁共振现象最早是由美国物理学家Bloch和Purcell于1946年发现和证实，并因此获得 1954 年诺贝尔物理学奖。1973 年美国的保罗·C·劳特伯（Paul·C·Lauterbur）发明了磁共振成像技术（magnetic resonance imaging，MRI），1976 年英国的皮特·曼斯菲尔德（Peter Mansfield）首次成功地对活体进行了 MRI 成像。磁共振具有良好的软组织分辨力，能清晰地分辨肌肉、肌腱、韧带、脂肪及血管神经等软组织结构。

肌肉在 T_1WI 呈等或略低信号，T_2WI 为低信号；脂肪在 T_1WI 与 T_2WI 上均为高信号；肌腱和韧带在各种序列上均为低信号。肌间隙充满高信号的脂肪，高信号的肌间隙脂肪与低信号肌肉形成良好的自然对比，可以辨认不同的肌肉。每一块肌肉由许多肌束构成，肌束间间隔使每块肌肉断面呈花纹样外观。每块肌肉有其特定的大小与形态，两端往往与低信号的肌腱相延续。血管呈圆形或条状结构，因其内血液的流空现象而呈黑色，如果血流速度较慢也可呈灰色，而慢速血流则产生白色信号；神经呈圆形或条状中等信号结构。在脂肪的衬托下，MRI 对血管、神经的显示优于 CT，可无需对比剂即可很好显示血管影像。

一、肩部正常 MRI 表现

MRI 能满意显示肩关节的各组织结构。盂肱关节的肩胛骨关节盂浅而小，关节盂周缘为盂唇软骨或称关节盂唇。关节盂唇为纤维软骨，在 MRI 图像上呈三角形低信号。关节盂唇后部稍显圆钝，前部变锐更似三角形。肩关节囊内衬滑膜，滑膜起自盂唇缘，向周围延伸环绕肱骨头前、后部，附着于肱骨骺线或解剖颈。盂肱下韧带最易识别，其起自盂唇前缘中部延伸至肱骨颈内下部；盂肱中韧带起自盂唇和喙突，附着于肱骨小结节的前方、盂肱下韧带稍上方，盂肱上韧带于盂肱中韧带起于同一平面，与盂肱中韧带平行走行。盂肱横韧带在肱骨大、小结节间延伸，包绕滑膜腱鞘和肱二头肌长头腱。肩关节周围存在诸多滑囊，肩胛骨下滑囊与肩关节相交通，肩胛冈下滑囊有时亦可与盂肱关节相交通。其他区域滑囊正常情况下不与肩关节相交通。

1. 横轴位及其肩部

正常图像躯体横轴位，扫描线基本与冈上肌长轴平行，并垂直于肩关节盂纵轴（图 5-22）。

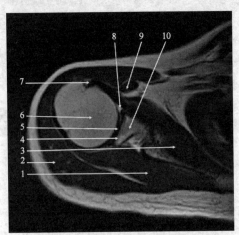

图 5-22　正常肩关节 MRI（横轴位 T_1WI）

1. 冈上肌；2. 三角肌；3. 肩胛下肌；4. 关节盂；5. 关节腔；6. 肱骨头；7. 肱二头肌长头；
8. 肩胛下囊；9. 肱二头肌短头；10. 肩胛骨

横轴位扫描在喙突下方及关节盂层面中，肱二头肌长头腱位于结节间沟内呈低信号。肩胛上动脉和神经位于肩胛盂上缘的内后方，关节盂的前盂唇和后盂唇在横断面上呈典型的三角形，但后关节盂相对较小，呈圆形。盂肱关节软骨覆盖在整个盂肱关节窝的凹面上，在 T_1WI 上为低信号，在 T_2WI 上为高信号。肩胛下肌在关节盂的前内侧，从肩胛下窝发出，附着于小结节。肩胛下肌位于前部盂唇尖端的前方，出现于盂肱关节中上水平范围。在喙突层面，冈下肌腱从肩胛骨的后下方起源，在冈上肌的后方盂肱关节附着于大结节的外侧面，冈下肌接近肱骨大结节的后外方时，低信号的冈下肌腱同低信号的肱骨皮质一起显示，冈下肌、冈上肌分别位于肩胛冈的两侧。小圆肌位于冈下肌的后外方，它起源于肩胛骨的腋缘，附着于大结节的下面。在较高位置的层面中，正常呈斜形走向的冈上肌呈中等信号，冈上肌从肱二头肌腱长头腱后方的肱骨大结节和关节囊附着处开始，到肩胛骨的冈上窝。肌腱均为低信号。

2. 冠状位及其肩部

正常图像取冠状位为定位像，扫描线与肩胛骨平行，并垂直于肩关节盂（图 5-23）。

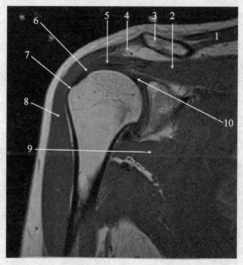

图 5-23　正常肩关节 MRI（冠状位 T_1WI）

1. 斜方肌；2. 冈上肌；3. 锁骨远端；4. 肩峰；5. 冈上肌腱；
6. 关节软骨；7. 大结节；8. 三角肌；9. 肩胛下肌；10. 盂上唇

冠状位扫描在冈上肌腱的内上方分别为肩峰、肩锁关节和远侧锁骨。冈上肌和肩峰间可见潜在的肩峰下—三角肌滑囊，肱二头肌长头腱通过关节囊面附着于盂上结节，关节囊滑液层随肌腱延伸，在肱骨上端的结节间沟内形成双层的滑液鞘。冈上肌的外下方为冈下肌，其下面为小圆肌。肩关节外侧有三角肌附着，三角肌包绕肱骨头的上方和外侧。肩胛下肌在肩胛盂下方的肩胛窝内。肩关节周围肌肉为等信号，肌腱为低信号。关节软骨在 T_1WI 上呈低信号，在 T_2WI 上为较高信号，韧带多呈细条带或粗索样低信号影。

3. 矢状位及其肩部

正常图像取矢状位为定位像，扫描线与肩关节盂骨结构连线平行，并与肩胛骨垂直（图 5-24）。

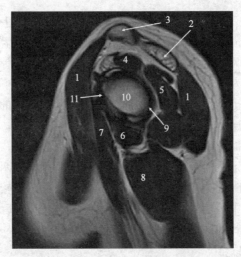

图 5-24　正常肩关节 MRI（矢状位 T_1WI）

1. 三角肌；2. 肩峰；3. 锁骨；4. 冈上肌；5. 冈下肌；

6. 小圆肌；7. 喙肱肌；8. 大圆肌；9. 盂后唇；10. 关节盂；11. 盂前唇

　　肩关节矢状面的 MRI 表现：三角肌、冈上肌、冈下肌、小圆肌及大圆肌在矢状面图像中可很好显示。中间及靠外侧矢状面图像中，冈上肌、冈下肌以及它们联合肌腱位于肩峰和肱骨头的上端关节面之间。内侧矢状面图像中，可显示肩锁韧带，冈上肌位于肩胛下肌的前段。胸小肌及喙肱肌位于喙突的前方。腋动脉、腋静脉、臂丛神经在肩胛下肌的前方、胸小肌的深部。冈下肌及其肌腱处于盂肱关节囊的后部。在冈上肌腱的前下方、盂肱关节的上端，肱二头肌长头腱进入关节囊。盂肱上韧带位于肱骨头和肩胛盂的前方、肱二头肌长头腱之下。下部盂唇较厚，沿着关节盂的下方呈低信号。在位于肱骨关节面的矢状面中，能显示低信号盂唇。盂肱下韧带前束向前上方延伸，变成前部盂唇。盂肱中韧带位于前部盂唇的前方，而肩胛下肌腱又位于盂肱中韧带的前方，这种位置关系比较固定。在靠近肩关节的矢状面图像中，旋转肌袖很好显示，肱骨头的前方下区域有肩胛下肌腱，肱骨头上方较厚的肌腱为冈上肌的成分，而呈弓形跨过肱骨头的后半部分较扁平的肌腱则属于冈下肌腱的组成部分，肱骨头后下可见小圆肌腱。在较外侧的矢状面图像中，肱二头肌腱位于冈上肌腱的前下方，并于盂肱关节面附着于关节盂上极。当矢状面图像中出现肩胛盂时，可见低信号呈束状的喙肱韧带，从肩峰到喙突，跨过旋转肌袖的前部。内侧的矢状面则显示锁骨和肩锁关节的侧面。在矢状面中亦能显示斜行肱骨干。

二、肩部异常 MRI 表现

　　在分析肩关节的 MRI 图像时，很重要的一点是和普通的 X 线平片相比较并发现继发性的骨质的改变，尤其肩锁关节，如肱骨头和喙锁弓间的关系、肩峰的形态，肩胛骨的正位片或轴位片对于骨质的继发性改变的观察也很有用。在常规的 X 线平片中，肱骨头和肩峰间的距离是≥6mm，如果少于 6mm 往往提示有肩袖的撕裂。

1. 肩关节周围炎 MRI 表现

　　骨质增生、硬化，关节软骨的损伤（图 5-25，图 5-26），肩关节囊和滑膜隐窝的无菌性炎症表现为充血、水肿和炎性细胞浸润，伴组织液渗出（图 5-27），T_1WI 呈低信号，T_2WI 呈高信号，界限清楚。

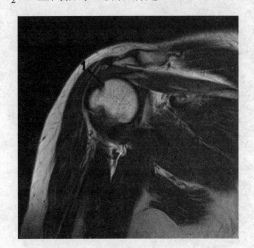
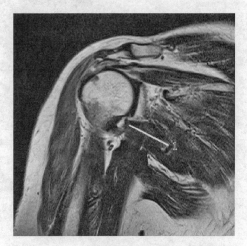

图 5-25　肩关节周围炎 MRI（T_1WI）　　　　　图 5-26　肩关节周围炎 MRI（T_1WI）

1. 关节软骨断裂　　　　　　　　　　　　　　1. 骨质增生硬化

肩关节周围肌肉、韧带和深筋膜的牵拉伤或慢性劳损造成局部出血或充血水肿，炎性细胞浸润，组织液渗出，由于含血液成分，T_1WI 可以表现为高信号，T_2WI 呈高/低混杂信号，软组织挫伤以肌纤维肿胀为主，T_1WI 和 T_2WI 均呈高信号。

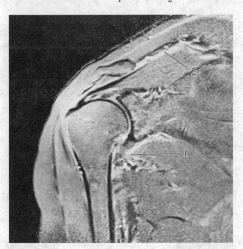

图 5-27　肩关节周围炎 MRI（T_2WI/FS）

1. 肩胛下肌周围软组织渗出；2. 冈上肌腱周围软组织渗出

肩关节囊下部炎性改变，常导致活动范围受限，可为特发性或继发性创伤。MRI 表现为关节囊下部增厚，出现纤维化和炎性细胞（T_2WI 关节囊模糊、水肿），喙肱韧带、肩袖间隙及腋隐窝等处滑膜增厚。肩峰下滑膜囊积液时引起冈上肌出口狭窄，肱骨头外展幅度受限；喙突下滑膜囊积液时，喙突和肱骨小结节的间距缩短程度受到积液影响而明显降低，内旋受限；肩胛下肌腱下滑膜囊积液与关节腔积液同时存在（图 5-28）。肩峰下滑囊及喙突下滑囊正常时 MRI 不能显示，当肩袖完全撕裂或肩袖近滑囊侧部分撕裂时会导致囊内积液，提示肩袖损伤。

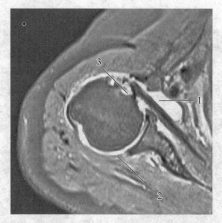

图 5-28　肩关节周围炎 MRI（T_2WI/FS）

1、2. 关节腔积液，3. 肩胛下肌腱下滑囊积液

2. 肩峰下撞击综合征 MRI 表现

肩峰形态分为 3 型：Ⅰ型为扁平肩峰，Ⅱ型为弧形肩峰，Ⅲ型为钩形肩峰（图 5-29）。其中钩形肩峰的人群肩峰下间隙狭窄，容易产生肩峰撞击综合征，多由于反复的肩关节伸展运动造成肩峰下的滑囊和肩袖肌腱发炎，甚至造成肌腱断裂。患者常感肩关节伸展和内旋动作时疼痛，并且夜间疼痛较为显著。

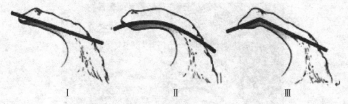

图 5-29　肩峰形态

Ⅰ型：扁平肩峰；Ⅱ型：弧形肩峰；Ⅲ型：钩形肩峰

肩峰下撞击综合征按照肩袖组织的损伤情况可分为 3 期：Ⅰ期为肩袖水肿出血期；Ⅱ期为肩袖肌腱无菌性炎症期；Ⅲ期为肩袖组织撕裂损伤期。Ⅰ、Ⅱ期以疼痛症状为主，Ⅲ期患者则根据肩袖组织撕裂大小的不同出现程度不等的力弱症状（图 5-30～图 5-34）。

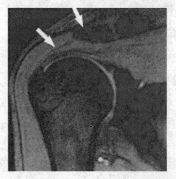 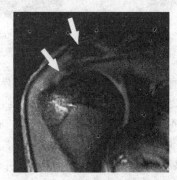

图 5-30　正常Ⅰ型肩峰，冈上肌腱未见受压或损伤　　图 5-31　正常Ⅱ型肩峰，冈上肌腱未见受压或损伤

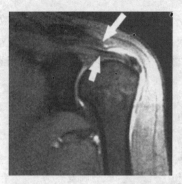

图 5-32　左肩关节撞击综合征

左侧肩峰Ⅱ型（长箭头示），冈上肌腱受压（短箭头示）

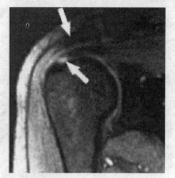

图 5-33　Ⅲ型肩峰

肩峰向前下方钩入，挤压下方之冈上肌腱，
冈上肌腱轻度损伤

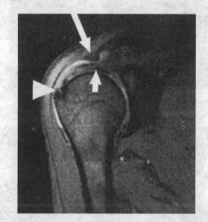

图 5-34　右肩关节撞击综合征

右侧肩峰Ⅲ型（长箭头示），冈上肌腱受压（短箭头示）、损伤，肱骨结节骨质增生（粗箭头示）

3. 肩袖损伤 MRI 表现

肩袖是覆盖于肩关节前、上、后方之冈上肌、冈下肌、小圆肌、肩胛下肌肌腱组织的总称，位于肩峰和三角肌下方，与关节囊紧密相连。肩袖的功能是上臂外展过程中使肱骨头向关节盂方向拉近，维持肱骨头与关节盂的正常支点。肩袖损伤将减弱甚至丧失这一功能，严重影响上肢外展功能。本病常发生在需要肩关节极度外展的反复运动中（如棒球，自由泳、仰泳和蝶泳，举重，球拍运动）。肩袖损伤是肩关节 MRI 检查的最常见原因，其中冈上肌腱附着于肱骨大结节约 1cm 处为缺血危险区，最易损伤，约占肩袖损伤的 90%。肩袖损伤通常以冠状位扫描为主。

（1）正常肩袖 MRI 表现　正常的肩袖韧带在 MRI 上为均匀的低信号，是肌腱的延续（图 5-35）。

（2）冈上肌腱损伤 MRI 表现　冈上肌肌腱炎好发于中青年及以上的体力劳动者、家庭主妇、运动员，一般起病缓慢，常因轻微的外伤史或受凉史，或单一姿势工作、劳动而诱发本病。急性期或慢性肩痛急性发作者，肩部有剧烈的疼痛，肩部活动、用力、受寒时尤其加重。疼痛部位一般在肩外侧、大结节处，并可放射到三角肌止点或手指处。肩关节活动受限及压痛明显。当肩关节外展至 60°～120° 时，可引起明显疼痛而致活动受限，发展至急性期可在大结节处有明显压痛。正常的冈上肌腱在大结节止点处 2～4mm，与肌腹交界在肱骨最高（12 点钟方向）点处。冈上肌腱损伤时 MRI 表现：肌腱增厚、信号升高，肌腱缺损，肌腱回缩，部分或者贯穿全层的液性信号。全层撕裂的慢性患者可合并肌肉脂性萎缩（图 5-36）。

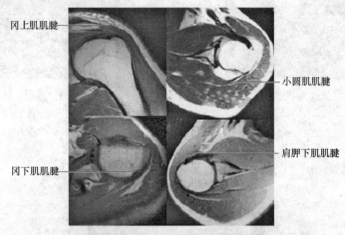

图 5-35　正常肩袖 MRI 表现（冠状位）

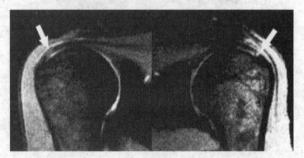

图 5-36　冈上肌腱损伤 MRI 表现（冠状位）

冈上肌腱轻微损伤，局部轻度肿胀，T_2WI 信号轻中度增高（箭头示）

（3）冈下肌腱损伤 MRI 表现　临床上冈下肌腱单独损伤并不多见，常与冈上肌腱、肩胛下肌腱损伤并见（图 5-37）。

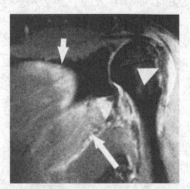

图 5-37　冈下肌腱损伤 MRI 表现（冠状位）

冈下肌腱损伤（短箭头示），小圆肌损伤（长箭头示），肱骨结节撕脱骨折（粗箭头示）

（4）肩胛下肌腱损伤 MRI 表现　大多数肩胛下肌腱撕裂和冈上肌腱撕裂同时发生，偶尔可单独损伤，肩胛下肌腱撕裂以横断面显示最清楚。部分撕裂可显示肩胛下肌回缩的肌腱（图 5-38，图 5-39）。

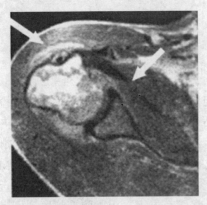

图 5-38　肩胛下肌腱损伤 MRI 表现（横轴位）

长箭头示断裂的肩胛下肌腱，短箭头示三角肌损伤

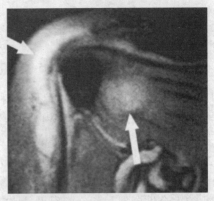

图 5-39　肩胛下肌腱损伤 MRI 表现（冠状位）

长箭头示肩胛下肌损伤 T2WI 高信号，短箭头示

三角肌损伤大片渗出

（5）小圆肌腱损伤 MRI 表现

小圆肌腱撕裂临床上不多见，可伴有小圆肌的萎缩和水肿，同时伴有卡压和腋神经撕脱（图 5-40，图 5-41）。

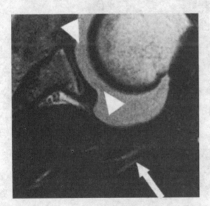

图 5-40　小圆肌腱损伤 MRI 表现（横轴位）

局部异常信号（长箭头示），关节囊大量积液（粗箭头示）

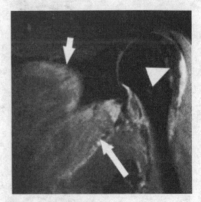

图 5-41　小圆肌腱损伤 MRI 表现（冠状位）

小圆肌腱损伤（长箭头示），冈下肌腱损伤（短箭头示）

及肱骨结节撕脱骨折（粗箭头示）

（6）肩袖损伤 MRI 表现　肩袖损伤的病理改变一般为水肿、出血、胶原变性、肌腱断裂等。有学者将肩袖的慢性病理过程分为 3 期：Ⅰ期，肩袖的水肿或出血，尤其是冈上肌腱；Ⅱ期，是炎性过程向纤维化过程转化；Ⅲ期，肩袖的撕裂（图 5-42）。

Ⅰ期又称为肌腱炎，这时肩袖的连续性是完整的，但是在冈上肌肌腱内见信号的增高。Ⅰ期的信号改变在质子加权图像中显示最为清晰，为中等信号。这种信号的改变最为可能是由于水肿、炎症反应和出血所引起。在Ⅰ期中，滑囊内通常是没有液体的，肩

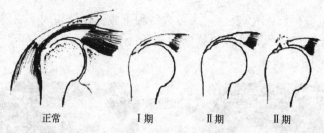

正常　　　　　Ⅰ期　　　　　Ⅱ期　　　　　Ⅱ期

图 5-42　肩袖损伤分期示意图

袖和三角肌间的脂肪层是清晰可见的。和 MRI 相比不同，在这一级中，关节造影检查是正常的。Ⅱ期在 T_1WI 或 PDWI 上见有信号增高并见肩袖的变细或不规则，滑囊内通常有积液（图 5-43）。Ⅲ期在 T_2WI 上信号增高涉及整个肌腱，肌腱连续性中断，滑囊内多有积液（图 5-44）。肩袖的滑囊面的部分撕裂的影像学检查困难，文献报道其 MRI 诊断的准确率为 20%，如果采用滑囊造影可提高诊断的准确率。用常规的 MRI 检查来鉴别小的完全性撕裂和部分撕裂也是比较困难的，尽管有报道采用脂肪抑制序列可提高诊断的准确率，但是最为准确和有效的方法是关节造影。

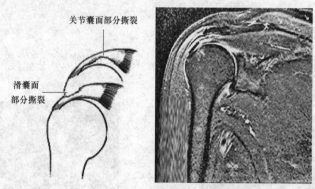

关节囊面部分撕裂

滑囊面
部分撕裂

图 5-43　肩关节肩袖损伤 MRI 表现
肩袖部分撕裂

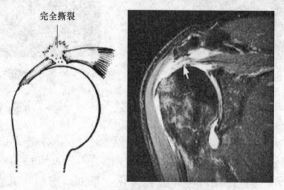

完全撕裂

图 5-44　肩关节肩袖损伤 MRI 表现
完全撕裂连续性中断，肌腱-肌腹结合区内缩，肌腹萎缩

4. 肩部骨折 MRI 表现

肩部骨折以肱骨近端骨折最为常见。肱骨近端骨折根据涉及部位分为四类：肱骨解

剖颈骨折、肱骨大结节骨折、肱骨小结节骨折以及肱骨干和解剖颈骨折。80%的肱骨近端骨折因肩腱袖、关节囊及骨膜的保护而没有移位或错位极小。MRI 对常规 X 线未能检出的移位或成角的骨折很有用。T_1 加权像可显示骨折的外形及关节软骨表面的连续性，脂肪抑制图像对检查出血及软骨下骨髓充血比较敏感（图 5-45，图 5-46）。

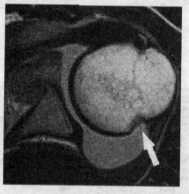 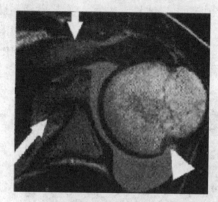

图 5-45　肱骨头后上份切迹样压缩性骨折

图 5-46　HillSach 损伤（粗）
关节囊内大量积液及血肿（长），肩胛下肌损伤（短）

5. 盂唇损伤

骨性关节盂外围的纤维软骨环，侧面呈三角形，基底附着于关节盂的边缘，外侧面与关节囊附着，内侧面则附着于关节透明软骨，其作用为加深关节窝，增加肩关节稳定性。纤维性盂唇在 T_1WI 及 T_2WI 均为三角形低信号影，前方关节盂唇较锐利，后方关节盂唇稍圆钝，观察盂唇的最佳位置为横轴位及冠状位。盂唇前上部血供较少，易发生变性。喙突和肩胛下肌腱水平以下的前盂唇下积液代表盂唇撕裂。关节囊撕裂表现为肩胛下肌及肌腱内液性信号。盂唇损伤以横轴位扫描为主。

盂唇损伤包括退变、瓣状撕裂、纵向撕裂、上盂唇前后向撕裂（图 5-47）等。虽然盂唇撕裂临床可单独发生，但是更常见的是盂唇从骨性关节盂上撕脱伴关节囊撕裂，导致肩关节失稳。盂唇病变表现为盂唇磨损，是肱骨关节盂关节退变的一部分。退变的盂唇平面不平整，导致关节摩擦增加以及肱骨头软骨软化。如果盂肱关节长期失稳或反复脱位，盂唇可被严重磨损，MRI 图像上表现为萎缩。瓣状撕裂是盂肱关节急性或者亚急性外伤最常见的盂唇撕裂方式，这种撕裂可发生于任何部位，但最常见的是盂唇的后上部。

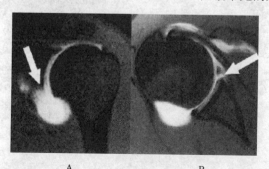

A　　　　　　　　　B

图 5-47　箭头示前下盂唇撕脱并骨质病变
A. 盂唇损伤 MRI 表现（冠状位）；B. 盂唇损伤 MRI 表现（横轴位）

　　MRI 和 MR 关节造影均是诊断肩关节前方盂唇损伤的有效方法，MR 关节造影较 MRI 诊断肩关节前方盂唇损伤的灵敏度、特异度和准确度更高，盂唇损伤时，关节腔内没有足够的液体扩张关节囊，塌陷的关节囊以及韧带与前方盂唇紧贴，从而影响 MRI 检查结果；而 MR 关节造影检查，通过向关节腔内注射造影剂，使关节囊及撕裂口充分扩张，以便更好地显示盂唇、关节囊和盂肱韧带等病变组织，且可排除盂唇假性撕裂，发现盂唇部分损伤或无移位损伤。因此，MR 关节造影检查是盂唇病变较好选择。图 5-48、图 5-49 分别为肩部同一横轴位 MRI 与 MR 关节造影表现，图 5-50、图 5-51 分别为肩部同一横轴位 MRI 与 MR 关节造影表现。

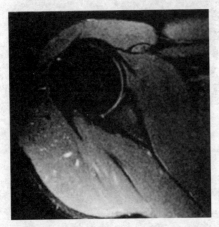 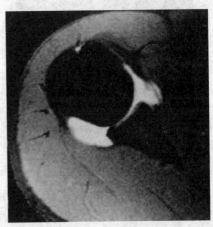

图 5-48　肩部 MRI（横轴位）T_2WI 表现　　　　　图 5-49　肩部 MR 关节造影（轴位）T_1WI 表现

MRI 轴位 T_2 像显示盂唇正常　　　　　MR 关节造影 T_1 轴位像显示前盂唇韧带骨膜袖套状撕脱，

向内侧移位附着于肩胛颈

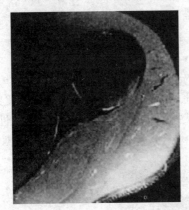 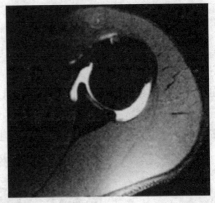

图 5-50　肩部 MRI（横轴位）T_2WI 表现　　　　　图 5-51　肩部 MR 关节造影（轴位）T_1WI 表现

MRI 轴位 T_2 像显示盂唇正常　　　　　MR 关节造影 T_1 轴位像显示前盂唇损伤且骨膜完整，

造影剂进入撕裂口

第六章

针刀操作技术

第一节　针刀手术室的设置

针刀是一种闭合性手术，与普通手术一样，必须在无菌手术室进行，国家对手术室有严格的规定。但由于针刀是一个新生事物，由于投入少，疗效好，所以几乎所有专业的临床医生都有学习针刀的，有外科、骨科、内科、儿科、中医科、针灸科、推拿按摩科、神经内科、皮肤科等，还有一些医技人员。所以，大家对针刀手术的无菌观念不强，学习针刀的医生对针刀手术器械也缺乏严格的消毒，仅在消毒液中做短时间的浸泡，即重复使用，这样难以达到杀灭肝炎、HIV 等病毒的消毒效果，极容易造成伤口感染，也容易染上肝炎和 HIV 等经血液传播的疾病。

有条件的医院应建立针刀专用手术室，一般医院要开展针刀，也必须有单独的针刀手术间。手术室基本条件包括：手术区域应划分为非限制区、半限制区和限制区，区域间标志明确，手术室用房及设施要求必须符合有关规定。为了防止手术室空间存在的飞沫和尘埃所带有的致病菌，应尽可能净化手术室空气。

1. 空间消毒法

（1）紫外线消毒法

多用悬吊紫外线灯管（电压 220V，波长 253.7mm，功率 30W），距离 1m 处，强度＞70μW/cm²，每立方米空间用量大于 115W/m³，照射时间大于 30 分钟。室温宜在 20℃～35℃，湿度小于 60%。需有消毒效果监测记录。

（2）化学气体熏蒸法

①乳酸熏蒸法　每 100m³ 空间用乳酸 12ml 加等量的水，加热后所产生的气体能杀灭空气中细菌。加热后手术间要封闭 4～6 小时。

②福尔马林（甲醛）熏蒸法　用 40%甲醛 4ml/m³ 加水 2ml/m³ 与高锰酸钾 2g/m³ 混合，通过化学反应产生气体能杀灭空气中细菌。手术间封闭 12～24 小时。

除了定期空间消毒法外，尽量限制进入手术室的人员数；手术室的工作人员必须按规定更换着装和戴口罩；患者的衣物不得带入手术室；用湿法清除室内墙地和物品的尘埃等。

2. 手术管理制度

（1）严格手术审批制度，正确掌握手术指征，大型针刀手术由中级职称以上医师决定。

（2）术前完善各项常规检查如血常规检查、尿常规检查、凝血功能检查，对中老年人应做心电图、肝肾功能检查等。

（3）手术室常用急救药品如中枢神经兴奋剂、强心剂、升压药、镇静药、止血药、阿托品、地塞米松、氨茶碱、静脉注射液、碳酸氢钠等。

（4）手术室基本器械配置应配有麻醉机、呼吸机、万能手术床、无影灯、气管插管、人工呼吸设备等。

第二节　针刀手术的无菌操作

（1）手术环境　建立针刀治疗室，室内紫外线空气消毒 60 分钟，治疗台上的床单要经常换洗、消毒，每日工作结束时，彻底洗刷地面，每周彻底大扫除 1 次。

（2）手术用品　消毒针刀、骨科锤、手套、洞巾、纱布、外固定器、穿刺针等需高压蒸汽消毒。

（3）医生、护士术前必须洗手。用普通肥皂先洗 1 遍，再用洗手刷沾肥皂水交替刷洗双手，特别注意指甲缘、甲沟和指蹼。继以清水冲洗。

（4）术野皮肤充分消毒，选好治疗点，用棉棒沾紫药水在皮肤上做一记号。然后用 2% 碘酒棉球在记号上按压一下使记号不致脱落，以记号为中心开始逐渐向周围 5cm 以上涂擦，不可由周围再返回中心。待碘酒干后用 75% 酒精脱碘 2 次。若用 0.75% 碘伏消毒皮肤可不用酒精脱碘。之后，覆盖无菌小洞巾，使进针点正对洞巾的洞口中央。

（5）手术时医生、护士应穿干净的白大衣、戴帽子和口罩，医生要戴无菌手套。若做中大型针刀手术，如关节强直的纠正、股骨头缺血性坏死、骨折畸形愈合的折骨术，则要求医生、护士均穿无菌手术衣，戴无菌手套，患者术后常规服用抗生素 3 天预防感染。

（6）术中护士递送针刀等手术用具时，均应严格按照无菌操作规程进行。不可在手术人员的背后传递针刀及其他用具。

（7）一支针刀只能在一个治疗点使用，不可在多个治疗点进行治疗，以防不同部位交叉感染。连续给不同患者做针刀治疗时，应更换无菌手套。

（8）参观针刀操作的人员不可太靠近术者或站得太高，也不可随意在室内走动，以减少污染的机会。

（9）术毕，迅速用创可贴覆盖针孔，若同一部位有多个针孔，可用无菌纱布覆盖、包扎。嘱患者 3 天内不可在施术部位擦洗。3 天后，可除去包扎。

第三节　患者的体位选择与术前麻醉

一、患者的体位选择

1. 仰卧位（图 6-1）

患者平卧于治疗床上，项部加软枕，头后仰。此体位适用于胸腹部及四肢前侧的针刀治疗。

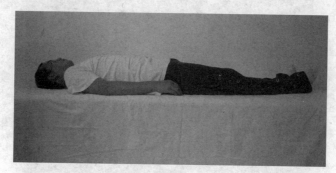

图 6-1　仰卧位

2. 侧卧位（图 6-2）

患者侧卧于治疗床上，下肢屈曲 90°。此体位适用于身体侧面的针刀治疗。

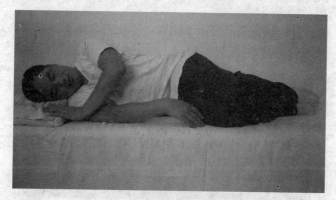

图 6-2　侧卧位

3. 俯卧位（图 6-3）

患者俯卧在治疗床上，腹部置软枕。此体位适用于身体背面脊柱区域的针刀治疗。

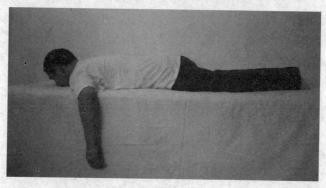

图 6-3　俯卧位

4. 坐位（图 6-4）

患者端坐于治疗床前，将患侧上肢屈曲 90° 放于治疗床上，并将前臂下置软枕。此体位适用于上肢前外侧的针刀治疗。

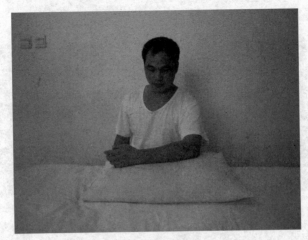

图 6-4　坐位

5. 俯卧低头位（图 6–5）

患者俯卧，胸部置软枕，头部突出于床缘，尽量收紧下颌，低头。此体位适用于颈项部位的针刀治疗。

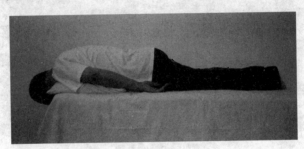

图 6-5　俯卧低头位

二、术前麻醉

1. 局部浸润麻醉

由针刀手术者完成局部麻醉。选用 1%利多卡因，一次总量不超过 100mg。适用于肘部单一的、局部的慢性软组织损伤的患者及部分骨质增生的患者。

2. 肌间沟臂丛神经阻滞麻醉

由针刀手术者或者麻醉科医生实施麻醉。适用于肩关节骨关节强直、肩关节类风湿关节炎等。

第四节　常用针刀刀法

一、持针刀方法

持针刀方法正确是针刀操作准确的重要保证。针刀不同于一般的针灸针和手术刀，针刀是一种闭合性的手术器械，在人体内可以根据治疗要求随时转动方向，而且对各种疾病的治疗刺入深度都有不同的规定。因此正确的持针刀方法要求能够掌握方向，并控制刺入的深度。

以医者的右手食指和拇指捏住针刀柄，因为针刀柄是扁平的，并且和针刀刃在同一个平面内，针刀柄的方向即是刀口线的方向，所以可用拇指和食指来控制刀口线的方向。针刀柄扁平呈葫芦状，比较宽阔，方便拇、食指的捏持，便于用力将针刀刺入相应深度。中指托住针刀体，置于针刀体的中上部位。如果把针刀总体作为一个杠杆，中指就是杠杆的支点，便于针刀体根据治疗需要改变进针刀角度。无名指和小指置于施术部位的皮肤上，作为针刀体刺入时的一个支撑点，以控制针刀刺入的深度。在针刀刺入皮肤的瞬间，无名指和小指的支撑力和拇、食指的刺入力的方向是相反的，以防止针刀在刺入皮肤的瞬间，因惯性作用而刺入过深（图6-6）。另一种持针刀方法是在刺入较深部位时使用长型号针刀，其基本持针刀方法和前者相同，只是要用左手拇、食指捏紧针刀体下部。一方面起扶持作用，另一方面起控制作用，防止在右手刺入针刀时，由于针刀体过长而发生针刀体弓形变，引起方向改变（图6-7）。

以上两种是常用的持针刀方法，适用于大部分的针刀治疗。治疗特殊部位时，根据具体情况持针刀方法也应有所变化。

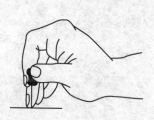

图6-6 单手持针刀法

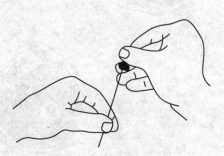

图6-7 夹持进针刀法

二、进针刀方法

1. 定点

在确定病变部位和精确掌握该处的解剖结构后，在进针部位用紫药水做一记号，局部碘酒消毒后再用酒精脱碘，覆盖上无菌小洞巾。

2. 定向

使刀口线和大血管、神经及肌肉纤维走向平行，将刀口压在进针点上。

3. 加压分离

在完成第2步后，右手拇、食指捏住针柄，其余3指托住针体，稍加压力不使刺破皮肤，使进针点处形成一个长形凹陷，刀口线和重要血管、神经以及肌肉纤维走向平行。神经和血管就会被分离在刀刃两侧。

4. 刺入

当继续加压，感到一种坚硬感时，说明刀口下皮肤已被推挤到接近骨质，稍一加压，即穿过皮肤。此时进针点处凹陷基本消失，神经和血管即膨起在针体两侧，此时可根据需要施行手术方法进行治疗。

　　所谓四步规程，就是针刀进针时，必须遵循的 4 个步骤，每一步都有丰富的内容。定点就是定进针点，定点的正确与否，直接关系到治疗效果。定点是基于对病因病理的精确诊断，对进针部位解剖结构立体的微观掌握。定向是在精确掌握进针部位的解剖结构前提下，采取各种手术入路确保手术安全进行，有效地避开神经、血管和重要脏器。加压分离，是在浅层部位有效避开神经、血管的一种方法。在前 3 步的基础上，才能开始第 4 步的刺入。刺入时，以右手拇、食指捏住针刀柄，其余 3 指作支撑，压在进针点附近的皮肤上，防止刀锋刺入过深，而损伤深部重要神经、血管和脏器，或者深度超过病灶，损伤健康组织（图 6-8）。

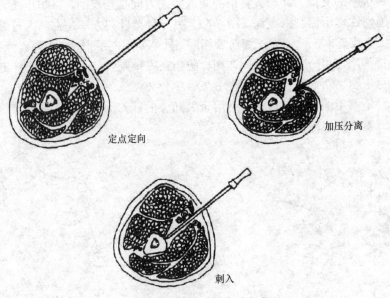

定点定向　　　　　　　加压分离

刺入

图 6-8　针刀进针四步规程

三、常用针刀手术入路

1. 针刀入皮法

　　按照针刀四步进针规程，当定好点，将刀口线放好以后（刀口线和施术部位的神经血管走行方向平行，无神经血管处和肌肉纤维的走行方向平行），给刀锋加一适当压力，不使刺破皮肤，使体表形成一长形凹陷，这时刀锋下的神经、血管都被推挤在刀刃两侧，再刺入皮肤进入体内，借肌肉皮肤的弹性，肌肉和皮肤膨隆起来，长形凹陷消失，浅层的神经血管也随之膨隆在针体两侧，这一方法可有效地避开浅层的神经、血管，将针刀刺入体内。

2. 按骨突标志的手术入路

　　骨突标志是在人体体表都可以精确触知的骨性突起，依据这些骨性突起，除了可以给部分病变组织定位外，也是手术入路的重要参考。骨突一般都是肌肉和韧带的起止点，也是慢性软组织损伤的好发部位。

四、常用针刀刀法

1. 纵行疏通法

针刀刀口线与重要神经、血管走行一致，针刀体以皮肤为圆心，刀刃端在体内做纵向的弧形运动。主要以刀刃及接近刀锋的部分刀体为作用部位。其运动距离以厘米为单位，范围根据病情而定，进刀至剥离处组织，实际上已经切开了粘连等病变组织，如果疏通阻力过大，可以沿着肌或腱等病变组织的纤维走行方向切开，则可顺利进行纵行疏通（图6-9）。

2. 横行剥离法

横行剥离法是在纵行疏通法的基础上进行的，针刀刀口线与重要神经、血管走行一致，针刀体以皮肤为圆心，刀刃端在体内做横向的弧形运动。横行剥离使粘连、瘢痕等组织在纵向松解的基础上进一步加大其松解度，其运动距离以厘米为单位，范围根据病情而定（图6-10）。

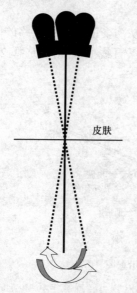

图6-9　针刀纵行疏通法示意图

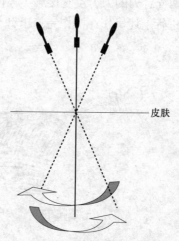

图6-10　针刀横行剥离法示意图

纵行疏通法与横行剥离法是针刀手术操作的最基本和最常用的刀法。临床上常将纵行疏通法与横行剥离法相结合使用，简称纵疏横剥法，纵疏横剥1次为1刀。

3. 提插切割法

针刀刀口线与重要神经、血管方向一致，刀刃到达病变部位以后，切开第1刀，然后当针刀提至病变组织外，再向下插入，切开第2刀，一般提插3~5刀为宜（图6-11）。适用于粘连面大、粘连重的病变。如切开挛缩的肌腱、韧带、关节囊等。

4. 骨面铲剥法

针刀到达骨面，刀刃沿骨面或者骨嵴切开与骨面连接的软组织的方法称为铲剥法。此法适用于骨质表面或者骨质边缘的软组织（肌肉起止点、韧带及筋膜的骨附着点）病变（图6-12）。

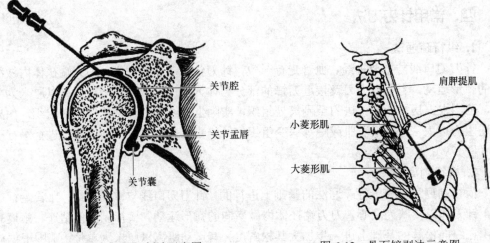

<table>
<tr><td colspan="2">关节腔</td></tr>
</table>

图 6-11　提插切割法示意图　　　　　　　图 6-12　骨面铲剥法示意图

关节腔
关节盂唇
关节囊

肩胛提肌
小菱形肌
大菱形肌

5. 电生理线路接通法

适用于因电生理线路紊乱或短路引起的各种疾病。从病变的电生理线路的两端经皮刺入，让两支针刀的刀刃反复接触（务使两针刀在同一条直线上），一般选择 2～3 条这样的直线进行上述操作，操作完毕出针（图 6-13）。

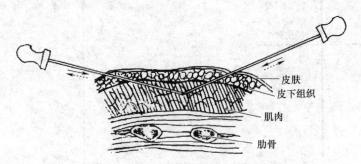

皮肤
皮下组织
肌肉
肋骨

图 6-13　针刀电生理线路接通法示意图

五、常用针刀术后手法

（一）针刀术后手法的原理

针刀手法学是以西医学的解剖学、病理学为基础，经过几十年的临床反复实践形成的精细入微、疗效可靠的一整套手法治疗学体系。针刀手法是针对针刀术后对残余的粘连和瘢痕进行松解的治疗手段。根据网眼理论，针刀松解病变的关键点（软组织的起止点和顽固性压痛点等），针刀手法则是在针刀手术破坏整个病理构架的结点的基础上，进一步撕开局部的粘连和瘢痕。脊柱疾病常引起内脏功能障碍，针刀术后手法主要是恢复内脏的生理功能。

（二）针刀手法的 3 个标准

针刀手法要达到的 3 个标准为稳、准、巧。

1. 稳

所谓稳就是针刀医学手法的每一个操作的设计，都以安全为第一，避免因手法设计的错误，而导致后遗症和并发症（由于不遵照针刀手法规定的操作规程而造成的事故，与手法设计的本身无关），增加患者痛苦。如第三腰椎横突综合征针刀术后的手法设计就体现了安全第一，稳为先的原则。针刀术后，患者立于墙边，背部靠墙，医生一手托住患侧腹部令其弯腰，另一手压住患者背部。当患者弯腰至最大限度时，突然用力压背部 1 次，然后让患者作腰部过伸，既能撕开 L_3 横突的粘连、瘢痕，又不损伤附近的组织。

2. 准

所谓准就是针刀手法的每一个操作，都能够作用到病变部位，不管是间接的还是直接的，尽量避免健康组织受到力的刺激，即使为了手法操作的科学性和精确性而通过某些健康组织来传递力的作用，也不能使健康组织受到损害性的刺激。

3. 巧

所谓巧是指针刀手法要达到操作巧妙，用力轻柔的目的。从手法学上来说，巧是贯穿始终的一个主题，没有巧无法达到无损伤、无痛苦而又立竿见影的效果。怎么才能达到巧呢？巧来源于对生理、病理、解剖学的熟悉和对力学知识、几何知识的灵活运用。

第五节　针刀术后常规处理及意外情况处理

一、针刀术后常规处理

（一）全身情况的观察

针刀手术后，尤其是强直性脊柱炎等严重病变的针刀手术后，应注意观察患者生命体征变化，如出现生命体征异常变化，随时通知医生，及时处理。

（二）预防感染

（1）针刀术后立即用创可贴覆盖针眼，防止针眼感染，72 小时后去除创可贴。

（2）术后用抗生素常规预防感染 3 天。

二、针刀术意外情况的处理

（一）晕针刀

晕针刀是指在针刀治疗过程中或治疗后半小时左右，患者出现头昏、心慌、恶心、肢冷汗出、意识淡漠等症状的现象。西医学认为晕针多为"晕厥"现象，是由于针刀的强烈刺激使迷走神经兴奋，导致周围血管扩张、心率减慢、血压下降，从而引起脑部短暂的（或一过性）供血不足而出现的缺血反应。

晕针刀本身不会给机体带来器质性损害，如果在晕针出现早期（患者反应迟钝，表情呆滞或头晕、恶心、心慌等）及时采取应对措施，一般可避免发生严重晕针现象。据统计，在接受针刀治疗患者中，晕针的发生率为 1%～3%，男女之比为 1:1.9。

1. 发生原因

（1）体质因素　有些患者属于过敏性体质，血管、神经功能不稳定，多有晕厥史或肌肉注射后的类似晕针史，采用针刀治疗时很容易出现晕针现象。

在饥饿、过度疲劳、大汗、泄泻、大出血后，患者正气明显不足，此时接受针刀治疗亦容易导致晕针。

（2）精神因素　恐惧、精神过于紧张是不可忽视的原因。特别是对针刀不了解，怕针刀的患者。对针刀治疗过程中出现的正常针感（酸、胀、痛）和发出的响声，如针刀在骨面剥离的"嚓嚓"声，切割硬结的"咯吱、咯吱"声，切割筋膜的"嘣、嘣"声往往使患者情绪紧张加剧。

（3）体位因素　正坐位、俯坐位、仰靠坐位等体位下针刀治疗时，晕针发生率较高。卧位治疗时晕针发生率较低。

（4）刺激部位在肩背部、四肢末端部位治疗时，针刀剥离刺激量大，针感强，易出现晕针。

（5）环境因素　严冬酷暑，天气变化、气压明显降低时，针刀治疗易致晕针。

2. 临床表现

（1）轻度晕针　轻微头痛、头晕、上腹及全身不适、胸闷、泛恶、精神倦怠、打呵欠、站起时有些摇晃或有短暂意识丧失。

（2）重度晕针　突然昏厥或摔倒，面色苍白，大汗淋漓，四肢厥冷，口唇乌紫，双目上视，大小便失禁，脉细微。

通过正确处理，患者精神渐渐恢复，可觉周身乏力，甚至有虚脱感，头部不适，反应迟钝，口干，轻微恶心。

3. 处理方法

（1）立即停止治疗，将未起的针刀一并迅速拔出，用创可贴保护针孔。

（2）扶患者去枕平卧，抬高双下肢，松开衣带，盖上薄被，打开门窗。

（3）症轻者静卧片刻，或给予温开水送服即可恢复。

（4）症重者，在上述处理的基础上，点按或针刺人中、合谷、内关穴。必要时，温灸关元、气海，一般 2～3 分钟即可恢复。

（5）如果上述处理仍不能使患者苏醒，应给予吸氧或做人工呼吸、静脉推注 50%葡萄糖 10ml 或采取其他急救措施。

4. 预防

（1）初次接受针刀治疗的患者要先做好解释工作，打消其顾虑。

（2）选择舒适持久的体位，一般都可采取卧位治疗。

（3）治疗前应询问病史、既往史，对有晕针史的患者及心脏病、高血压病患者，治疗时应格外注意。

（4）选择治疗点要精、少，操作手法要稳、准、轻、巧。

（5）患者在大饥、大饱、大醉、大渴、疲劳、过度紧张、大病初愈或天气恶劣时，暂不宜做针刀治疗。

（6）对个别痛觉敏感部位，如手、足部、膝关节部或操作起来较复杂、较费时间的部位，可根据情况用 0.5%～1%利多卡因局麻。必要时也可配合全麻、硬膜外麻醉等。

（7）对体质较弱、术中反应强烈、术后又感疲乏者，应让患者在候诊室休息 15～30 分钟，待恢复正常后再离开，以防患者在外面突然晕倒。

（二）断针刀

在针刀手术操作过程中，针刀突然折断没入皮下或深部组织里，是较常见的针刀意外之一。

1. 发生原因

（1）针具质量不好，韧性较差。

（2）针刀反复多次使用，在应力集中处也易发生疲劳性断裂。针刀操作中借用杠杆原理，以中指或环指做支点，手指接触针刀处是针刀体受剪力最大的部位，也是用力过猛容易造成弯针的部位，所以也是断针易发部位，而此处多露在皮肤之外。

（3）长期使用消毒液造成针身有腐蚀锈损，或因长期放置而发生氧化反应，致使针刀体生锈，或术后不及时清洁刀具，针刀体上附有血迹而发生锈蚀，操作前又疏于检查。

（4）患者精神过于紧张，肌肉强烈收缩，或针刀松解时针感过于强烈，患者不能耐受而突然大幅度改变体位。

（5）发生滞针针刀插入骨间隙，刺入较硬较大的变性软组织中，治疗部位肌肉紧张痉挛时，仍强行大幅度摆动针刀体或猛拔强抽。

2. 临床现象

针刀体折断，残端留在患者体内，或部分针刀体露在皮肤外面，或全部残端陷没在皮肤、肌肉之内。

3. 处理方法

（1）术者一定要保持冷静，切勿惊慌失措。嘱患者不要紧张，切勿乱动或暂时不要告诉患者针断体内。保持原来体位，以免使针刀体残端向肌肉深层陷入。

（2）若断端尚留在皮肤之外一部位，应迅速用手指捏紧慢慢拔出。

（3）若残端与皮肤相平或稍低，但仍能看到残端时，可用左手拇、食指下压针孔两侧皮肤，使残端突出皮外，然后用手指或镊子夹持断端拔出体外。

（4）针刀断端完全没入皮肤下面，若断端下面是坚硬的骨面，可从针孔两侧用力下压，借骨面做底将断端顶出皮肤。或断端下面是软组织，可用手指将该部捏住将断端向上托出。

（5）若针刀断在腰部，因肌肉较丰厚，深部又是肾脏，加压易造成断端移位而损伤内脏。若能确定断针位置，应迅速用左手绷紧皮肤，用 2%利多卡因在断端体表投影点注射 0.5cm 左右大小的皮丘及深部局麻。手术刀切开 0.5cm 小口，用刀尖轻拨断端，断针多可自切口露出。若断针依然不外露，可用小镊子探入皮肤内夹出。

（6）若断针部分很短，埋入人体深部，在体表无法触及和感知，必须采用外科手术探查取出。手术宜就地进行，不宜搬动移位。必要时，可借助 X 线照射定位。

4. 预防

（1）术前要认真检查针具有无锈蚀、裂纹，左手垫小纱布将一下针刀体，并捏住针刀体摆动一下试验其钢性和韧性。不合格的针刀不宜使用。

（2）术前应叮嘱患者，针刀操作时绝不可随意改变体位，尽量采取舒适耐久的姿势。

（3）针刀刺入深部或骨关节内治疗应避免用力过猛，操作时如阻力过大时，绝不可强力摆动。滞针、弯针时，也不可强行拔针。

（4）医者应熟练手法，常练指力，掌握用针技巧，做到操作手法稳、准、轻、巧。

（5）术后应立即仔细清洁针刀，洗去血污等，除去不合格针刀，一般情况下针刀使用2年应报废。

（三）出血

针刀刺入体内寻找病变部位，切割、剥离病变组织，而细小的毛细血管无处不在，出血是不可避免的。但刺破大血管或较大血管引起大出血或造成深部血肿的现象屡见不鲜，不能不引起临床工作者的高度重视。

1. 发生原因

（1）对施术部位血管分布情况了解不够，或对血管分布情况的个体差异估计不足而盲目下刀。

（2）在血管比较丰富的地方施术不按四步进针规程操作，也不问患者感受，强行操作，一味追求快。

（3）血管本身病变，如动脉硬化使血管壁弹性下降，壁内因附着粥样硬化物而致肌层受到破坏，管壁变脆，受到突然的刺激容易破裂。

（4）血液本身病变，如有些患者血小板减少，凝血时间延长，血管破裂后，出血不易停止。凝血功能障碍（如缺少凝血因子）的患者，一旦出血，常规止血方法难以遏制。

（5）某些肌肉丰厚处，深部血管刺破后不易发现，针刀术后又行手法治疗或在针孔处再行拔罐，造成血肿或较大量出血。

2. 临床表现

（1）表浅血管损伤　针刀起出，针孔迅速涌出色泽鲜红的血液，多为刺中浅部较小动脉血管。若是刺中浅部小静脉血管，针孔溢出的血多是紫红色且发黑、发暗。有的血液不流出针刀孔而淤积在皮下形成青色瘀斑，或局部肿胀，活动时疼痛。

（2）肌层血管损伤　针刀治疗刺伤四肢深层的血管后多造成血肿。损伤较严重，血管较大者，则出血量也会较大，使血肿非常明显，致局部神经、组织受压而引起症状，可表现局部疼痛、麻木，活动受限。

（3）大血管破裂出血　由于不熟悉脊柱解剖，或者不知道针刀的刀口线方向，可能切断血管，引起严重的医疗事故。

3. 处理方法

（1）表浅血管出血用消毒干棉球压迫止血。手足、头面、后枕部等小血管丰富处，针刀松解后，无论出血与否，都应常规按压针孔1分钟。若少量出血导致皮下青紫瘀斑者，不必特殊处理，一般可自行消退。

（2）较深部位血肿局部肿胀疼痛明显或仍继续加重，可先做局部冷敷止血或肌注止血敏。24小时后，局部热敷、理疗、按摩、外擦活血化瘀药物等以加速瘀血的消退和吸收。

（3）肩部大血管破裂出血，需立即进行外科手术探查。若出现休克，则先做抗休克治疗。

4. 预防

（1）熟练掌握治疗局部精细、立体的解剖知识。弄清周围血管运行的确切位置及体表投影。

（2）严格按照四步进针规程操作，施术过程中密切观察患者反应。认真体会针下感觉，若针下有弹性阻力感，患者有身体抖动、避让反应，并诉针下刺痛，应将针刀稍提起、略改变一下进针方向再刺入。

（3）术前应耐心询问病情，了解患者出凝血情况。若是女性，应询问是否在月经期，平素月经量是否较多。有无血小板减少症、血友病等，必要时，先做出凝血时间检验。

（4）术中操作切忌粗暴，应中病则止。若手术部位在骨面，松解时针刀刀刃应避免离开骨面，更不可大幅度提插。值得说明的是针刀松解部位少量的渗血有利于病变组织修复，它既可以营养被松解的病变组织，又可以调节治疗部位生理化学的平衡，同时又可改善局部血液循环状态等。

（四）周围神经损伤

临床上治疗时，针刀多在神经、血管周围进行操作，如对各种神经卡压综合征的治疗。但因在针刀技术培训时，已经特别强调针刀治疗的基础是精细、立体、动态的解剖知识，针刀临床医生对神经的分布、走向等情况一般都掌握较好，所以针刀损伤周围神经的案例并不很多。只有少数因针刀操作不规范，术后手法过于粗暴而出现神经损伤的，大多数也只引起强烈的刺激反应，遗留后遗症者极少。

1. 发生原因

（1）解剖知识不全面，立体概念差，没有充分考虑人体生理变异。

（2）手术部位采用局麻，特别是在肌肉丰厚处，如在腰、臀部治疗时针刀刺中神经干，患者没有避让反应或避让反应不明显而被忽视。

（3）盲目追求快针，强刺激，采用重手法操作而致损伤。

（4）针刀术后，用手法矫形时过于粗暴，夹板固定太紧、时间太久。尤其是在全麻或腰麻情况下，针刀、手法操作易造成损伤，如关节强直的矫形。

2. 临床表现

（1）在针刀进针、松解过程中，突然有触电感，或出现沿外周神经向末梢或逆行向上放散的一种麻木感。若有损伤，多在术后 1 日左右出现异常反应。

（2）轻者可无其他症状，较重者可同时伴有该神经支配区内的麻木、疼痛、温度觉改变或功能障碍。

①正中神经损伤　表现为手握力减弱，拇指不能对指对掌；拇、食指处于伸直位，不能屈曲，中指屈曲受限；后期大鱼际肌及前臂屈肌萎缩，呈猿手畸形；手掌桡侧半皮肤感觉缺失。

②尺神经损伤　表现为拇指处于外展位，不能内收；呈爪状畸形，环、小指最明显；手掌尺侧半皮肤感觉缺失；骨间肌，小鱼际肌萎缩；手指内收、外展受限，夹纸试验阳性；Forment 试验阳性，拇内收肌麻痹。

③桡神经损伤　表现为腕下垂，腕关节不能背伸；拇指不能外展，拇指间关节不能

伸直或过伸；掌指关节不能伸直；手背桡侧皮肤感觉减退或缺失；高位损伤时肘关节不能伸直；前臂外侧及上臂后侧的伸肌群及肱桡肌萎缩。

④腋神经损伤　表现为肩关节不能外展；肩三角肌麻痹和萎缩；肩外侧感觉缺失。

⑤肌皮神经损伤　表现为不能用二头肌屈肘，前臂不能旋后；二头肌腱反射丧失，屈肌萎缩；前臂桡侧感觉缺失。

3. 处理方法

（1）出现神经刺激损伤现象，应立即停止针刀操作。若患者疼痛、麻木明显，可局部先行以麻药、类固醇类药、维生素 B 族药等配伍封闭。

（2）24 小时后，给予热敷、理疗、口服中药，按照神经分布区行针灸治疗。

（3）局部轻揉按摩，在医生指导下加强功能锻炼。

（4）对保守治疗无效的患者，应作开放手术探查。

4. 预防

（1）严格按照四步进针规程操作。尤其要确定刀口线与重要神经血管方向一致。病变部位较深者，治疗时宜摸索进针，若刺中条索状坚韧组织，患者有触电感沿神经分布路线放射时，应迅速提起针刀，稍移动针刀位置后再进针。

（2）在神经干或其主要分支循行路线上治疗时，不宜针刀术后向手术部位注射药物，如普鲁卡因、氢化考的松、酒精等，否则可能导致周围神经损伤。

（3）术前要检查针具是否带钩、毛糙、卷刃，如发现有上述情况应立即更换。

（4）术后手法　治疗一定不要粗暴，特别是在腰麻或全麻下手法矫形，患者没有应有的避让反应等，最易造成损伤。

（5）针刀操作时忌大幅度提插。但需注意的是，刺伤神经出现的反应与刺中经络引起的循经感传现象有着明显的区别，不可混淆。刺伤神经出现的反应是沿神经分布线路放射，有触电感。其传导速度异常迅速，并伴有麻木感。刺中经络或松解神经周围变性软组织时，患者的感觉则是酸胀、沉重感，偶尔也有麻酥酥感，其传导线路是沿经络线路，其传导速度缓慢，术后有舒适感。

第一节　肩关节周围炎

【概述】

　　肩关节周围炎，简称肩周炎，俗称肩凝症、五十肩、漏肩风。本病好发于 50 岁左右的人群，女性高于男性，多见于体力劳动者。肩关节活动时疼痛、功能受限为其主要临床表现。

　　针刀是治疗肩周炎最有效的方法之一。根据网眼理论，我们明确了肩周炎的病理机制是肩关节囊及周围软组织发生广泛的粘连、瘢痕及保护性的挛缩，这是它的整体病理构架。

【病因病理】

　　关于肩周炎的病因病理，历来众说纷纭。从软组织损伤的角度来说，它确实在发病后，呈现炎性渗出、细胞坏死、软组织增生、结疤粘连等病理变化。而中医学认为，该病由经脉空虚外邪侵入引起。针刀医学认为，肩周炎是一种典型的自我代偿性疾病，由于局部的一个病变点，如肱二头肌短头起点损伤后，人体为了保护和修复受伤的软组织，必然限制肩关节的功能，使受伤的软组织得到休息和部分修复，但肩关节周围的结构如肱二头肌长头、冈上肌、冈下肌、小圆肌及肩关节周围的滑液囊就因为人体这种修复调节，长期在异常的解剖位置进行活动，从而导致肩关节周围的肌肉、韧带、滑液囊进一步损伤，在其内形成广泛的粘连、瘢痕，最终导致肩关节功能严重障碍，甚至引起关节强直。根据原始损伤的严重程度不同，人体对损伤的反应不同，人体的修复调节的程度和快慢也会有不同，有的患者症状轻，经过自我修复和锻炼一段时间后，没有经过医生治疗，肩关节功能得以恢复，临床表现自然消失，这就是有些学者提出的肩周炎是一种不需要治疗的自愈性疾病的原因。但有的患者，由于损伤重，自我修复功能差，肩关节周围的粘连、瘢痕就成了引起肩周炎的发病原因。其发病的关键部位是肱二头肌短头的附着点喙突处、肩胛下肌在小结节止点处，肱二头肌长头经过结节间沟处，小圆肌的止点，此时就需要针刀加以松解和调节，才能治愈疾病。

【临床表现】

1. 症状

　　患者主诉肩部疼痛，活动时疼痛加剧，严重者肩关节的任何活动都受限制。某些患者的疼痛在夜间会加重，影响睡眠。

2. 体征

肩关节肱二头肌短头的附着点喙突处、肩胛下肌在小结节止点处、肱二头肌长头经过结节间沟处、小圆肌的止点有明显压痛。

【诊断要点】

（1）慢性劳损、外伤筋骨、气血不足复感受风寒湿邪所致。

（2）好发年龄在 50 岁左右，女性发病率高于男性，右肩多于左肩，多见于体力劳动者，多为慢性发病。

（3）肩周疼痛，以夜间为甚，常因天气变化及劳累而诱发，肩关节活动功能障碍。

（4）肩部肌肉萎缩，肩前、后、外侧均有压痛，外展功能受限明显，出现典型的"扛肩"现象。

（5）X 线检查多为阴性，病程久者可见骨质疏松。

【针刀治疗】

1. 治疗原则

依据软组织损伤病因病理学理论和软组织损伤病理构架的网眼理论，肩周炎是由于肩关节周围广泛的粘连、瘢痕引起的肩关节功能障碍和临床表现，其病理构架的病变关键点就是临床体征中所出现的压痛点，为此，笔者根据针刀医学的肩周炎病理机制及针刀医学精细解剖学及 B 超检查的结果，设计了肩关节"C"形针刀松解术式治疗肩周炎，取得良好效果。

2. 操作方法

（1）第一次"C"形针刀松解术。

1）术式设计　从肩胛骨喙突中点横行向外经肱骨结节间沟，再向后最终到达腋窝皱折上方 5cm 的连线，恰似一个横型"C"形，从前到后，"C"形线上分布有肱二头肌短头起点——喙突点；肩胛下肌止点——小结节点；肱二头肌长头腱结节间沟的骨纤维管道部——肱骨结节间沟点；小圆肌止点——肱骨大结节下面（图 7-1）。

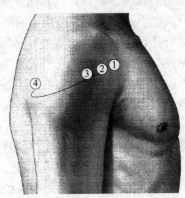

图 7-1　肩关节"C"形针刀松解术术式示意图

2）体位　端坐位。

3）体表定位　喙突点，肱骨小结节点，肱骨结节间沟点，肱骨大结节后面。将选定的治疗点用记号笔标明。

4）消毒 在施术部位，用活力碘消毒 2 遍，然后铺无菌洞巾，使治疗点正对洞巾中间。

5）麻醉 轻度患者用 1%利多卡因局部浸润麻醉，每个治疗点注药 1ml；中、重度患者由麻醉师操作，在臂丛麻醉下进行。

6）刀具 Ⅰ型 4 号直形针刀。

7）针刀操作（图 7-2）

①第 1 支针刀松解肱二头肌短头的起点——喙突顶点的外 1/3 针刀体与皮肤垂直，刀口线与肱骨长轴一致，按针刀四步进针规程进针刀，直达喙突顶点外 1/3 骨面，纵疏横剥 3 刀，范围不超过 0.5cm。

②第 2 支针刀松解肩胛下肌止点——肱骨小结节点 针刀体与皮肤垂直，刀口线与肱骨长轴一致，按针刀四步进针规程进针刀，直达肱骨小结节骨面，纵疏横剥 3 刀。范围不超过 0.5cm。

③第 3 支针刀松解肱二头肌长头 在结节间沟处的粘连 针刀体与皮肤垂直，刀口线与肱骨长轴一致，按针刀四步进针规程进针刀，直达肱骨结节间沟前面的骨面，先用提插刀法提插松解 3 刀，切开肱横韧带，然后顺结节间沟前壁，向后做弧形铲剥 3 刀。

④第 4 支针刀松解小圆肌止点——肱骨大结节后下方 针刀体与皮肤垂直，刀口线与肱骨长轴一致，按针刀四步进针规程进针刀，达肱骨大结节后下方的小圆肌止点，用提插刀法提插松解 3 刀。

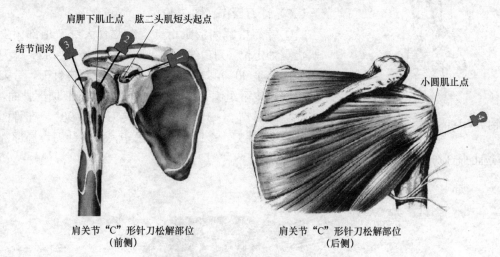

图 7-2 肩关节"C"形针刀松解示意图

术毕，拔出针刀，局部压迫止血 3 分钟后，创可贴覆盖针眼。

8）注意事项

①麻醉选择：除轻度患者（肩关节功能无明显障碍的患者）外，中、重度患者需在臂丛神经阻滞麻醉下做针刀松解，一是针刀松解较彻底，二是针刀术后手法很容易松解残余的粘连和瘢痕。如果在局部麻醉下进行松解和手法，尤其是强行手法松解粘连，容易引起骨折和肩关节脱位。

②喙突处松解喙突顶点范围只有 0.8cm 左右，但却有 5 个肌肉、韧带的起止点，针

刀对肩周炎的喙突松解部位位于喙突的外 1/3 处，以松解到肱二头肌短头的起点。如果在中 1/3 或者内 1/3 松解，则难以起效，还可能引起其他组织的损伤。

③防止头静脉损伤：头静脉起于手背静脉网的桡侧，沿前臂桡侧、上行至肘窝，在肱二头肌外侧沟内继续上行，经过三角肌胸大肌间沟，再穿锁胸筋膜汇入腋静脉或者锁骨下静脉。在做肱骨小结节处肩胛下肌止点松解及肱骨结节间沟处肱二头肌长头起点松解时，表面是头静脉的走行路线。预防头静脉损伤的方法是先摸清楚三角肌胸大肌间沟，旁开 0.5cm 进针刀，严格按照针刀四步进针规程进针刀，即可避免损伤头静脉（图 7-3）。

（2）第二次针刀松解冈上肌、冈下肌止点的粘连瘢痕。

1）体位　端坐位。

2）体表定位　肱骨大结节顶部及后部。将选定的治疗点用记号笔标明。

3）消毒　在施术部位，用活力碘消毒 2 遍，然后铺无菌洞巾，使治疗点正对洞巾中间。

4）麻醉　用 1%利多卡因局部浸润麻醉，每个治疗点注药 1ml。

5）刀具　Ⅰ型 4 号直形针刀。

6）针刀操作（图 7-4）

①针刀松解冈上肌止点　在肱骨大结节顶部冈上肌止点处定位，刀口线与冈上肌肌纤维方向一致，针刀体与皮肤呈 90°角，按针刀四步进针规程进针刀，针刀经皮肤、皮下组织、筋膜，直达肱骨大结节顶部骨面，在此纵疏横剥 2～3 刀，然后调转刀口线 90°，在骨面上铲剥 2～3 刀，范围 5mm。术毕，拔出针刀，局部部压迫止血 3 分钟后，创可贴覆盖针眼。

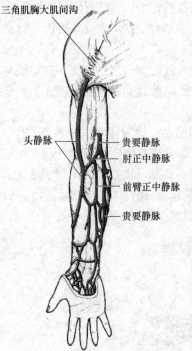

三角肌胸大肌间沟

头静脉　　贵要静脉
　　　　　肘正中静脉
　　　　　前臂正中静脉
　　　　　贵要静脉

图 7-3　头静脉走行方向示意图

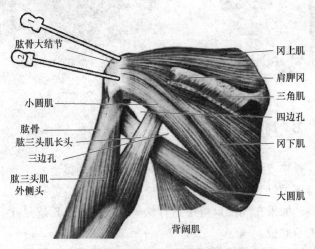

肱骨大结节　　　　　　　　冈上肌
　　　　　　　　　　　　肩胛冈
小圆肌　　　　　　　　　三角肌
肱骨　　　　　　　　　　四边孔
肱三头肌长头　　　　　　冈下肌
三边孔
肱三头肌
外侧头　　　　　　　　　大圆肌
　　　　背阔肌

图 7-4　肩周炎第二次针刀松解

②针刀松解冈下肌止点 在肱骨大结节后部冈下肌止点处定位，刀口线与冈下肌肌纤维方向一致，针刀体与皮肤呈 90°角，按针刀四步进针规程进针刀，针刀经皮肤、皮肤组织，筋膜，直达肱骨大结节后部骨面，在此纵疏横剥 2～3 刀，然后调转刀口线 90°，在骨面上铲剥 2～3 刀，范围 5mm。

术毕，拔出针刀，局部压迫止血 3 分钟后，创可贴覆盖针眼。

（3）第三次针刀松解三角肌的粘连和瘢痕，对肩关节外展功能明显受限的患者可松解三角肌的粘连和瘢痕。

1）体位 端坐位。

2）体表定位 三角肌前、中、后三束肌腹部及三角肌的止点。将选定的治疗点用记号笔标明。

3）消毒 在施术部位，用活力碘消毒 2 遍，然后铺无菌洞巾，使治疗点正对洞巾中间。

4）麻醉 用 1%利多卡因局部浸润麻醉，每个治疗点注药 1ml。

5）刀具 Ⅰ型 4 号直形针刀。

6）针刀操作（图 7-5，图 7-6）

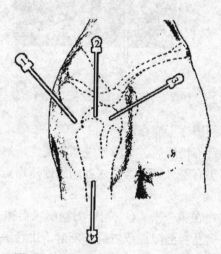

图 7-5 肩周炎第三次针刀松解示意图

①第 1 支针刀松解三角肌后束肌腹 针刀体与皮肤垂直，刀口线与肱骨长轴一致，按针刀四步进针规程进针刀，针刀经皮肤、皮下组织、筋膜达三角肌肌腹的后束，纵疏横剥 2～3 刀。范围不超过 1cm。

②第 2 支针刀松解三角肌中束肌腹 针刀体与皮肤垂直，刀口线与肱骨长轴一致，按针刀四步进针规程进针刀，针刀经皮肤、皮下组织、筋膜达三角肌肌腹的中束，纵疏横剥 2～3 刀。范围不超过 1cm。

③第 3 支针刀松解三角肌前束肌腹 针刀体与皮肤垂直，刀口线与肱骨长轴一致，按针刀四步进针规程进针刀，针刀经皮肤、皮下组织、筋膜达三角肌肌腹的前束，纵疏

横剥 2～3 刀。范围不超过 1cm。

④第 4 支针刀松解三角肌止点　针刀体与皮肤垂直，刀口线与肱骨长轴一致，按针刀四步进针规程进针刀，针刀经皮肤、皮下组织、筋膜，直达肱骨面三角肌的止点，纵疏横剥 2～3 刀。范围不超过 1cm，刀下有紧涩感的，调转刀口线 90°，铲剥 2～3 刀，范围 0.5cm。

术毕，拔出针刀，局部压迫止血 3 分钟后，创可贴覆盖针眼。

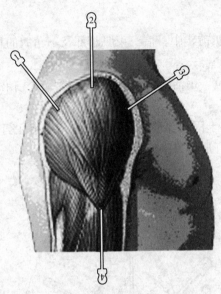

图 7-6　肩周炎第三次针刀松解

（4）第四次针刀松解顽固性压痛点。

轻中型患者经过三次针刀松解后，临床表现基本消失，肩关节活动基本恢复正常，但有些严重的患者在肩部仍有部分痛性结节或者顽固性压痛点。

【针刀术后手法治疗】

肩周炎的手法治疗只需在第一次"C"形针刀松解术后作一次即可基本恢复肩关节的功能。根据病情，选择臂丛神经阻滞或者局部麻醉下进行手法治疗。

（1）在臂丛麻醉下的手法在仰卧位进行。医者站于患侧，左手按住患肩关节上端，右手托扶患肢肘关节，做肩关节环转运动，可听到患肩关节有"喀叭"的撕裂声。

（2）在局部麻醉下的手法

①上举外展手法在仰卧位进行。医者站于患侧，患者应充分放松，左手按住患肩关节上端，右手托扶患肢肘关节，嘱患者尽量外展上举患肢，当达到最大限度，不能再上举时，右手迅速向上提拉肘关节，可听到患肩关节有"喀叭"的撕裂声，推弹速度必须要快，待患者反应过来时，手法已结束。

②后伸内收手法在坐位进行。医生站在患者背后，单膝顶在患者的脊背中央，双手握住患者的双肘关节，向后牵引到最大位置时，再向肩关节后内方弹压 1 次。

【针刀术后康复治疗】

（一）目的

针刀整体松解术后康复治疗的目的是进一步促进局部血液循环，加速局部的新陈代谢，有利于疾病的早期修复。

（二）原则

肩关节周围炎术后 48～72 小时可选用下列疗法进行康复治疗。

（三）方法

1. 针灸推拿疗法

（1）针刺疗法

处方一：肩髃、肩髎、臂臑、曲泽、合谷、后溪穴。

操作：穴位常规消毒，毫针刺。中等强度刺激，平补平泻，留针 30 分钟（留针期间也可用 TDP 局部照射），每天 1 次，10 日为 1 疗程。

处方二：肩内陵、肩髃、肩髎、阿是穴、臂臑、条口。

操作：穴位常规消毒，阿是穴是如条状区域，沿条状区域针刺 2～3 针，条口深刺，行平补平泻手法均留针 25 分钟，阿是穴和肩内陵穴针上加灸。针灸治疗每日 1 次，6 次为 1 个疗程。

处方三：患侧阿是穴、天宗、肩贞、肩髎、肩井。

操作：病人俯卧位，胸下垫枕头，头转向健侧，双上肢屈肘置于头部两侧，穴位处及术者双手常规消毒，选用 0.38mm×50mm 毫针，指切进针后行平补平泻手法，留针 30 分钟后出针，压迫针孔片刻，每天 1 次。10 天为 1 疗程。

（2）电针疗法

处方一：肩髃、肩贞、臂臑、曲池、外关、合谷、列缺、阿是穴。

操作：在肩髃、肩贞、臂臑等穴位上采用直刺的方法，以患者感觉酸胀明显为度，使用韩氏穴位神经刺激仪疏密波，两个电极分别连接肩髃和曲池，留针 30 分钟，强度以患者能够耐受为度，每周 5 次，10 次为 1 个疗程。

处方二：肩峰至腋前横纹头连线中点，肩峰至腋后横纹头连线中点。后弯重者加肩髃；上举重者加肩髎。

操作：选 28 号 2.5 寸毫针，直刺 1～2 寸，接电针机电疗 30 分钟，起针后令患者自己活动肩部。隔日治疗 1 次。

处方三：巨骨、曲垣、肩髃、曲池、外关、合谷。

操作：以上各穴均用平补平泻法，留针 30 分钟，每日一次，10 次为一疗程，疗程间隔 4 天。

（3）温针法

处方：主穴取肩井、肩贞、肩髃、天宗、肩中俞、新设，配穴取肩外俞、臂臑、曲池、条口、阿是穴。

操作：以上穴位均取患侧，每次选 4～6 穴，针刺得气后施以平补平泻法，然后将

2cm 左右长艾段套在针柄上，点燃，每穴每次灸 2～3 壮。

（4）三棱针法

处方：曲池、肩贞、肩髃、肩前、肩后局部。

操作：皮肤常规消毒后，对准穴位及周围有瘀血现象的静脉血管，用三棱针迅速刺入 0.1 寸，随即迅速退出，使出血量达 10～20ml 为佳，血止后拔罐 5 分钟，隔 10 日 1 次。

（5）头针法

处方：顶颞前线中 1/3 节段。

操作：进针约 1 寸，针尖方向根据患肩疼痛部位确定，在前者向阴面，在后者向阳面。施抽气法行针，每 15 分钟行针 1 次，留针 1 小时。留针和行针期间，嘱患者作上举、后伸、内收、外旋、内展等活动。

（6）生物全息针刺法

处方：肩穴（颈穴与上肢穴之间）。手太阴经型取患侧第一掌骨桡侧之肩穴；手阳明经型取患侧第二掌骨桡侧之肩穴；手太阳经型取第五掌骨尺侧之肩穴。

操作：选 1.5 寸毫针垂直进针 1.2 寸，行白虎摇头法，每分钟行针 1 次，每次行针 1 分钟，留针 30 分钟。

（7）皮肤针叩刺拔罐

处方：肩髃、肩髎、肩井、曲池、合谷。

操作：患者坐位，局部皮肤常规消毒后，用皮肤针在局部叩刺，每次叩 5～8 分钟，以局部皮肤明显发红湿润并有轻微出血为度。然后在叩刺部位加拔火罐，留罐 15～20 分钟，以局部呈现暗紫色并拔出 1～2ml 血水为宜，取下火罐，擦去血水，用 75% 酒精消毒即可。每隔 5 日治疗 1 次，6 次为 1 疗程。

（8）穴位注射法

处方：肩髃、肩髎、肩前、肩贞、阿是穴。

操作：用中药野木瓜注射液和丹参注射液混合，根据病人疼痛部位选用其中 2 穴。进针得气后注入药液，每穴注入 2ml，隔日注射 1 次。

（9）灸法

处方：肩髃、天宗、肩井、巨骨、肩贞、曲池、条口。

操作：每次选用 2～3 穴，将斑蝥研为细末，取 0.01mg，用大蒜汁调合成饼放置所选穴位上，盖贴胶布。数小时后，当患者觉穴位处有热辣感或微痛感时，除去胶布及药末，并在发红发泡的皮肤部位盖以消毒纱布。每周作发泡灸 1 次。

2. 现代物理疗法

（1）超短波

处方：患部。

操作：应用超短波治疗仪，电源 220V、50Hz，功率 200W，波长 7.37m，电极 20cm×15cm，间隙 1cm～2cm；并置安放于患侧，连续振动与间歇振动交替进行，温度控制在 50℃～60℃，以患者能耐受为度。每天 1 次，每次 30 分钟，10 天为 1 个疗程。

（2）超声波疗法

处方：患侧肩臂部。

操作：患者坐位或者侧卧位，暴露患肩，用 DM-200L 型超声治疗仪治疗。超声输出设定为脉冲模式，时间为 10 分钟，根据患者热感及是否有酸麻胀的感觉调节档位。剂量 $0.8\sim1.5W/cm^2$，每次 $8\sim12$ 分钟，每日 1 次。5 次为 1 个疗程。

（3）中频电疗法

处方：患侧肩臂部。

操作：采用高级电脑中频治疗系统，根据患者实际情况选用适宜的电极板，对置或者并置于患部，避开局部有破损的地方。波形为方波、指数波和三角波交替进行，工作幅度为连续运行、间歇加载，载波频率 $4000\sim5000Hz$，扫频 $2000Hz$，调制频率 $50\sim80Hz$，剂量以患者耐受为度。每天 1 次，每次 20 分钟，10 天 1 个疗程。

（4）红外线

处方：患肩局部。

操作：暴露患侧肩背部，在冈上窝处用 TDP 灯照射。照射时注意照射距离，以患者耐受为准，不宜过近，以防烫伤。

第二节　肩袖损伤

【概述】

肩袖亦称旋转袖，是覆盖于肩关节前、上、后方的由冈上肌、冈下肌、肩胛下肌及小圆肌所形成的一个袖套样结构。这些肌腱的损伤及无菌性炎症或冈上肌腱的断裂即为肩袖损伤。

【病因病理】

导致肩袖撕裂的病因大致有：①急性创伤：肩关节突然外展上举或在极度内收位时过度牵拉均可引起肩袖撕裂。多发于青壮年或运动员。锐器直接刺伤肩袖为一种少见的类型；②慢性撞击性损伤：冈上肌腱在距大结节止点 1cm 处有一个乏血管区，是肩袖撕裂的危险区。该处肌腱易于发生退行性变，尤其在中老年患者。肩袖组织在肩峰下长期反复撞击，使肌腱遭受磨损，在退变的基础上易于发生断裂。此外，肩关节处的解剖学撞击因素如钩状肩峰、肩峰下骨赘形成、肩锁关节肥大及肱骨大结节过大或位置过高均可导致肩峰下结构、冈上肌、冈下肌、肩峰下滑囊及肱二头肌长头腱的撞击性损伤。

根据损伤时间的长短，一般认为 3 周以内的损伤属于新鲜损伤，3 周以上属于陈旧性损伤。新鲜撕裂肩袖的局部肌肉水肿、组织脆弱，可有出血。陈旧破裂者的断端已瘢痕化，表面光滑。

肩袖撕裂按损伤的程度可分为挫伤、不完全撕裂和完全撕裂。①挫伤：损伤部位的局部出现水肿、充血、出血、渗出，此种损伤一般是可复性的；②不完全撕裂：是肩袖组织发生部分断裂，没有累及肩袖的全层；③完全性撕裂：是肩袖组织的全层断裂，以发生于冈上肌处最为多见。

肩袖撕裂的裂口大部分与肌纤维的方向垂直，为横行撕裂。裂口方向也可与肌纤维方向平行，为纵行撕裂。

【临床表现】

肩前方疼痛，急性期疼痛剧烈，肩部活动时明显加重，慢性期多为钝痛。肩关节内外旋时疼痛加重。肱骨大结节与肩峰间有明显的压痛。肩袖完全撕裂者，肩关节外展及上举功能明显受限，而部分撕裂者，肩关节仍能外展，但范围较小。

【诊断要点】

（1）有急性损伤史或重复的损伤及累积性劳损史。

（2）疼痛与压痛：肩前方痛且累及三角肌前方及外侧，急性期疼痛剧烈，呈持续性；慢性期为自发性钝痛。疼痛在肩部活动后或增加负荷后加重。

（3）上举功能障碍：有肩袖大型断裂的患者，上举及外展功能均明显受限。外展及前举范围小于45°。

（4）撞击试验阳性：患肩被动外展 30°，前屈 15°～20°，向肩峰方向叩击尺骨鹰嘴，使大结节与肩峰弓之间发生撞击，肩峰下间隙出现明显疼痛为阳性。

（5）臂坠落试验阳性。

（6）疼痛弧试验阳性：患臂上举60°～120°范围内出现疼痛为阳性。但仅对肩袖挫伤及部分撕裂的患者有一定诊断意义。

（7）盂肱关节内摩擦音：盂肱关节在被动或主动运动中出现摩擦或砾轧音，常由肩袖断端瘢痕引起。

（8）肌肉萎缩病史超过 3 周，肩周肌肉出现不同程度萎缩，以冈上肌、冈下肌及三角肌最为常见。

（9）X 线检查对诊断本病无特异性，但通过观察肩峰、肱骨大结节的形态，肩峰下间隙的宽窄对诊断有参考价值，并对鉴别诊断有帮助。肩关节造影对诊断肩袖完全撕裂是一种可靠的方法，可见造影剂外溢于肩峰下滑囊或三角肌下滑囊。

（10）超声诊断肩袖撕裂者可显示断端及缺损的范围。

【针刀治疗】

1. 治疗原则

依据软组织损伤病因病理学理论和软组织损伤病理构架的网眼理论，肩袖损伤是由于外伤后引起肩袖周围广泛的粘连、瘢痕，造成以肩关节疼痛和功能障碍为主要临床表现的病症，针刀整体松解破坏其病理构架，从而治愈疾病。

2. 操作方法

（1）第一次针刀松解肩袖止点的粘连瘢痕。

1）体位　端坐位。

2）体表定位　肱骨头前、上、后肩袖止点。

3）消毒　在施术部位，用活力碘消毒 2 遍，然后铺无菌洞巾，使治疗点正对洞巾中间。

4）麻醉　用 1%利多卡因局部浸润麻醉，每个治疗点注药 1ml。

5）刀具　Ⅰ型 4 号直形针刀。

6）针刀操作（图 7-7～图 7-9）

①第 1 支针刀松解肩胛下肌止点——小结节点　针刀体与皮肤垂直，刀口线与肱骨长轴一致，按针刀四步进针规程进针刀，直达肱骨小结节骨面，纵疏横剥 2 刀。范围不超过 0.5cm。

②第 2 支针刀松解冈上肌止点　在冈上肌止点寻找压痛点定位，刀口线与冈上肌纤维走行一致，按针刀四步进针规程进针刀，针刀体与皮肤呈 90°角，刺入皮肤，经皮下组织，直达肱骨大结节上面骨面，纵疏横剥 2～3 刀，范围不超过 0.5cm。

③第 3 支针刀松解冈下肌止点　刀口线与冈下肌肌纤维方向一致，针刀体与皮肤呈 90°角，按针刀四步进针规程进针刀，直达肱骨大结节后面骨面，纵疏横剥 2～3 刀，范围不超过 0.5cm。

④第 4 支针刀松解小圆肌止点——肱骨大结节后下方　针刀体与皮肤垂直，刀口线与肱骨长轴一致，按针刀四步进针规程进针刀，直达肱骨大结节后下方的小圆肌止点，用提插刀法提插松解 2 刀，范围不超过 0.5cm。

术毕，拔出针刀，局部压迫止血 3 分钟后，创可贴覆盖针眼。

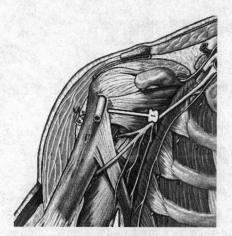

图 7-7　肩袖损伤针刀松解（前面观）松解肩胛下肌止点

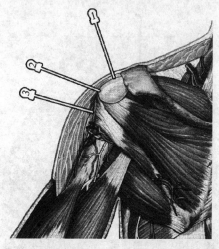

图 7-8　肩袖损伤针刀松解（后面观）松解冈上肌、冈下肌及小圆肌止点

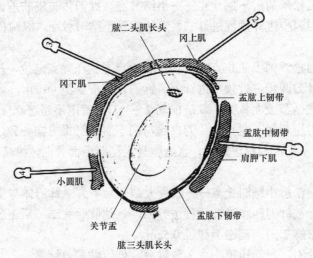

图 7-9　肩袖损伤第一次针刀松解（外侧观）

（2）第二次针刀松解肩部外侧顽固性疼痛点。

1）体位　端坐位。

2）体表定位　肩关节外侧压痛点。

3）消毒　在施术部位，用活力碘消毒 2 遍，然后铺无菌洞巾，使治疗点正对洞巾中间。

4）麻醉　用 1%利多卡因局部浸润麻醉，每个治疗点注药 1ml。

5）刀具　Ⅰ型 4 号直形针刀。

6）针刀操作（图 7-10）

①第 1 支针刀松解肩峰部的压痛点　在肩峰压痛点定位，刀口线与上肢纵轴方向一致，针刀体与皮肤呈 90°角，按针刀四步进针规程进针刀，经皮肤、皮下组织，达硬结或者条索状物，纵疏横剥 2～3 刀。范围 1cm。

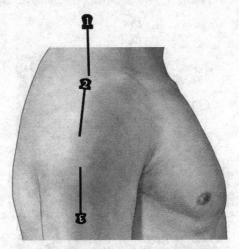

图 7-10　肩袖损伤第二次针刀松解示意图

②第 2 支针刀松解肩关节外侧的压痛点　在肩关节外侧压痛点定位，刀口线与上肢纵轴方向一致，针刀体与皮肤呈 90°角，按针刀四步进针规程进针刀，经皮肤、皮下组织，达硬结或者条索状物，纵疏横剥 2～3 刀。范围 1cm。

③第 4 支针刀松解三角肌止点压痛点　在三角肌止点压痛点定位，刀口线与上肢纵轴方向一致，针刀体与皮肤呈 90°角，按针刀四步进针规程进针刀，经皮肤、皮下组织，达硬结或者条索状物，纵疏横剥 2～3 刀。范围 1cm。

术毕，拔出针刀，局部压迫止血 3 分钟后，创可贴覆盖针眼。

7）注意事项　防止头静脉损伤。头静脉起于手背静脉网的桡侧，沿前臂桡侧、上行至肘窝，在肱二头肌外侧沟内继续上行，经过三角肌胸大肌间沟，再穿锁胸筋膜汇入腋静脉或者锁骨下静脉。在做肱骨小结节处肩胛下肌止点松解时，表面是头静脉的走行路线。预防头静脉损伤的方法是先摸清楚三角肌胸大肌间沟，旁开 0.5cm 进针刀，严格按照针刀四步进针规程进针刀，即可避免损伤头静脉。

【针刀术后手法治疗】

本病采用上举外展手法，在端坐位进行。医者站于患侧，患者应充分放松，左手按住患肩关节上端，右手托扶患肢肘关节，嘱患者尽量外展上举患肢，当达到最大限度时，右手迅速向上提拉肘关节，可听到患肩关节有"喀叭"的撕裂声，推弹速度必须要快，待患者反应过来时，手法已结束。

【针刀术后康复治疗】

（一）目的

肩袖损伤针刀整体松解术后康复治疗的目的是进一步调节肩部弓弦力学系统的力平衡，促进局部血液循环，加速局部的新陈代谢，有利于损伤组织的早期修复。

（二）原则

肩袖损伤行针刀手术后 48～72 小时可选用下列疗法进行康复治疗。

（三）方法

1. 针灸推拿疗法

（1）针刺疗法

处方：太渊、神门、大陵、三间、后溪、中渚。

操作：患者坐位，局部皮肤消毒后，用 1.5 寸毫针，针尖斜向肩部进针，行强刺激手法 2～3 分钟，留针 5 分钟后，嘱患者进行各方位的肩部活动。共留针 30～40 分钟，其间每 10 分钟行针 1 次。

（2）指针法

处方：肩髃、肩井、天宗、阿是穴、循行经络。

操作：对病程长已发生粘连（冻结肩）以至肩关节功能重度障碍者，在疼痛的部位施以手指点按穴位，依次点压肩髃、肩井、天宗、各穴 3～5 分钟，然后四指并拢由肩部循经点叩至手腕，往返 3 次。在阿是穴行弹拨术 2～3 分钟，同时医者用一臂托起患肢做肩关节被动运动，其各方位的动幅以患者能耐受为度，最后施以理顺、搽法 3～5 分钟结束手法。

（3）电针疗法

处方：肩髃、肩内陵、曲池、阿是穴。

操作：使用 1.5 寸、3 寸毫针向下斜刺肩髃 0.8～1.5 寸，直刺肩髃 0.5～0.8 寸，直刺曲池 1.0～1.5 寸，阿是穴直刺 1～1.5 寸。提插捻转得气后接上电针盒分别使用连续波、断续波、疏密波治疗 10 分钟，治疗结束后断开电针盒再次进行提插捻转并退针，每天治疗 1 次，1 周为 1 疗程。

（4）推拿治疗

处方：滚法、推法、点按法、弹拨法、摇法、拿法等方法作用于患肩。

操作：①取坐位，术者在肩关节周围及三角肌部位施以滚法、推法、点按法、弹拨法、摇法、拿法、搓法和抖法等，每次治疗 10 分钟左右。②点按阿是穴、肩井、肩髃、肩髎、肩贞和曲池等穴。③弹拨冈上肌、冈下肌、小圆肌和肩胛下肌等肌腱，时间 1～2 分钟。④施摇法于肩关节，每次顺时针摇 15 次逆时针摇 15 次。⑤施拿法于肩井、肩关节周围及患肢肌肉。

2. 现代物理疗法

（1）离子导入

处方：患侧肩部。

操作：阳极导入碘离子，阴极接肩后电极。电流强度 15～20mA，每次 20～25 分钟，每日 1 次，共 20～25 次。

（2）超短波治疗

处方：患侧肩部。

操作：先将两个电极板放在患肩前后为前后对置位置，时间 15～20 分钟，输量：微热量，以患者耐受为度，每日 1 次，6 次为 1 疗程，休息 4 天后再进行下 1 个疗程。

（3）超声波疗法

处方：患侧肩部。

操作：患者坐位或者侧卧位，暴露患肩，用 DM-200L 型超声治疗仪治疗。先用治疗头按压阿是穴、相关的经络穴位，超声输出设定为脉冲模式，时间为 10 分钟，根据患者热感及是否有酸麻胀的感觉调节档位。剂量 0.8～1.5W/cm^2，每次 8～12 分钟，每日 1 次。5 次为 1 个疗程。

（4）TDP 治疗

处方：患侧肩部。

操作：患者坐位或俯卧位，暴露患肩，TDP 直接照射患处，TDP 治疗仪的功率 250W，治疗时间为 30 分钟，距离 20～40cm，TDP 用温热剂量，以患者耐受为度，每日 1 次，10 次为 1 个疗程。

（5）微波疗法

处方：患侧肩部。

操作：患者取舒适体位，暴露患部，采用微波综合治疗机，在病变局部做辐射治疗，微波工作频率 2450MHz，输出功率 20～30W，治疗时间为 20 分钟，距离 10～15cm，以患者耐受为度，每天 1 次，10 天 1 个疗程。

（6）低频电疗法

处方：患侧肩部。

操作：选用好玛低频电治疗器，针对痛点及痛区治疗，使用该仪器原装电极，其频率为3～100Hz，电量输出强度为耐受量（60～70mA），未加温，治疗30分钟。

第三节　肩部软组织扭挫伤

【概述】

肩部软组织扭挫伤是指旋转扭曲、牵拉、打击或碰跌等因素使人体肩部软组织遭受的损伤，以局部瘀肿疼痛、功能活动障碍为主要临床表现的病变，严重影响日常生活。

【病因病理】

肩关节过度扭转，可引起关节囊、筋膜的损伤或撕裂。重物打击肩部，可引起肌肉或血管的损伤或撕裂，致使肩部瘀肿疼痛，功能障碍。当上肢突然外展或已外展的上肢受外力使之突然下降，都可使冈上肌腱部分或全部断裂。如伤筋严重，筋膜大片受伤，肿痛剧烈，往往导致瘀肿难以消除，疼痛不易完全消失，从而形成慢性过程，继发为肩关节周围炎等。

【临床表现】

伤后可出现局部肿胀、疼痛、活动功能障碍。冈上肌腱断裂时，会出现典型的肌力消失，无力外展上臂，如果帮助患肢外展至60°以上后，就能自动抬举上臂。损伤轻者开始时一般无明显症状，休息后症状开始出现并渐重，受伤重者则当即出现症状。

【诊断要点】

（1）有扭转、牵拉、打击或碰跌等外伤史。

（2）损伤轻者初时不出现症状，重者当时即疼痛较剧，或伴有青紫、淤肿及明显的肩关节活动功能障碍。扭伤的压痛点多在肌腱、韧带的起止点，而挫伤则多在损伤部位。

（3）肩部肿痛范围较大者，要查出肿痛的中心点，根据压痛最敏感的部位，判定受伤的准确位置。

（4）必须根据临床症状和体征，判断是否有肌腱、韧带的断裂和骨折的发生，仔细触摸肩前部有无骨性隆突或骨擦音，有无间接压痛，问清患肩受伤前有无疼痛等症状。必要时拍摄X线片进一步明确诊断。

【针刀治疗】

1. 治疗原则

依据针刀医学关于慢性软组织损伤的理论和网眼理论，肩部外伤后，引起肩部的筋膜、肌肉、韧带损伤，产生局部的粘连、瘢痕，造成肩背部软组织的动态平衡失调。由于肩部是一个整体，一块肌肉或者韧带损伤，常激惹周围的软组织，引起周围软组织的粘连、瘢痕、挛缩，产生肩痛、背痛等临床表现。临床上，肩部软组织扭挫伤最常见的软组织损伤部位在三角肌及其周围，针刀整体松解，可提高疗效，缩短疗程。

2. 操作方法

（1）体位　端坐位。

（2）体表定位　肩关节压痛点（图7-11）。

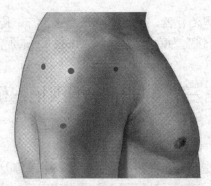

图 7-11　肩关节压痛点体表定位示意图

（3）消毒　在施术部位，用活力碘消毒 2 遍，然后铺无菌洞巾，使治疗点正对洞巾中间。

（4）麻醉　用 1%利多卡因局部浸润麻醉，每个治疗点注药 1ml。

（5）刀具　Ⅰ型 4 号直形针刀。

（6）针刀操作（图 7-12）

①第 1 支针刀松解肩关节前侧的压痛点　在肩关节前侧压痛点定位，刀口线与上肢纵轴方向一致，针刀体与皮肤呈 90°角，按针刀四步进针规程进针刀，经皮肤、皮下组织，达硬结或者条索状物，纵疏横剥 2～3 刀。范围 1cm。

②第 2 支针刀松解肩关节外侧的压痛点　在肩关节外侧压痛点定位，刀口线与上肢纵轴方向一致，针刀体与皮肤呈 90°角，按针刀四步进针规程进针刀，经皮肤、皮下组织，达硬结或者条索状物，纵疏横剥 2～3 刀。范围 1cm。

③第 3 支针刀松解肩关节后侧的压痛点　在肩关节后侧压痛点定位，刀口线与上肢纵轴方向一致，针刀体与皮肤呈 90°角，按针刀四步进针规程进针刀，经皮肤、皮下组织，达硬结或者条索状物，纵疏横剥 2～3 刀。范围 1cm。

④第 4 支针刀松解三角肌止点压痛点　在三角肌止点压痛点定位，刀口线与上肢纵轴方向一致，针刀体与皮肤呈 90°角，按针刀四步进针规程进针刀，经皮肤、皮下组织，达硬结或者条索状物，纵疏横剥 2～3 刀。范围 1cm。

术毕，拔出针刀，局部压迫止血 3 分钟后，创可贴覆盖针眼。

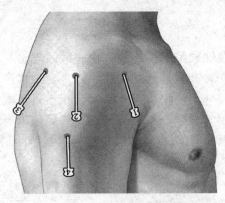

图 7-12　肩部软组织扭挫伤针刀松解示意图

【针刀术后手法治疗】

患者取端正坐位，医生立于患者患侧与患者并排，面向前。医生以左前臂自后侧插于患者腋下，右手持患者手腕，两手做对抗牵引。牵引时，将前臂向前旋转，徐徐下落至医生两膝分开屈曲，将患侧腕部夹于两膝之间。同时，医生用插于腋下的左前臂将患者上臂向外侧牵拉，使肱骨大结节突出。医生用右手拇指掌面压于肱骨大结节前下方，用力向后上部按揉、弹拨冈上肌肌腱。与此同时，两腿松开夹住的手腕，医生两手握住患者手腕向上拔伸，分别向前、后方向活动其肩关节2～3次。

【针刀术后康复治疗】

（一）目的

肩部软组织扭挫伤针刀整体松解术后康复治疗的目的是进一步调节肩部弓弦力学系统的力平衡，促进局部血液循环，加速局部的新陈代谢，有利于损伤组织的早期修复。

（二）原则

肩部软组织扭挫伤行针刀手术后48～72小时可选用下列疗法进行康复治疗。

（三）方法

1. 针灸推拿疗法

（1）针刺疗法

外方一：天柱。

操作：选准患侧天柱穴后，点按片刻，常规消毒，用28号1寸毫针，迅速刺入，得气后留针20分钟，留针期间嘱患者活动患肩，逐渐增大活动量。每日针刺1次。

处方二：中渚。

操作：上穴取患侧，用28号1.5寸毫针局部常规消毒后，斜刺进针，深度约1寸。得气后施强刺激泻法，留针5分钟。留针期间嘱患者活动肩部，幅度由小到大。取针后，点拿、推揉局部及周围穴位2～3分钟。

处方三：阿是穴。

操作：选26号1.5寸长毫针，令患者维持其产生或加重疼痛时的姿势，局部消毒后进针。得气后采用高频震颤手法，行针1～2分钟或更长，至疼痛消失或减轻后出针。每日治疗1次，5次为1疗程。

（2）拔罐疗法

处方：肩髃、肩贞、肩前、天宗、肩井、肩中俞、臂臑、阿是穴。

操作：每日1次，每次选主穴3～4个，阿是穴1～2个，根据部位取大小适中的火罐，每次留罐10～15分钟，5次为1个疗程，疗程时间隔3天；2个疗程为限。

（3）推拿治疗

处方：局部手法治疗，滚法、推法、按法、弹拨法、点按法、摇法。

操作：先用手滚、推、拿捏法施于肩部及上臂、肩胛等处3～5遍。再用弹拨法施于三角肌、大圆肌、小圆肌、冈上肌、冈下肌等处3～5遍，同时点按患侧肩髃、肩髎、天宗各100次。最后作肩部各方向的被动活动，使粘连处得到松解。

（4）刺络拔罐法

处方：阿是穴。

操作：局部常规消毒后，用三棱针散状点刺放血或用皮肤针重叩刺至局部皮肤赤血珠后，在针处拔罐。留罐 10 分钟，使瘀血尽出。

（5）锋钩针法

处方：压痛点。

操作：局部常规消毒，再以左手食指和中指绷紧皮肤，右手迅速将锋钩针刺入压痛点处。放血时宜速进速出，钩割则先直刺入皮下，再斜刺，用腕力弹入皮肤 0.1～0.2 寸，然后向下深入到肌层，出现针感后，停止进针，顺神经、肌肉纵行方向剥离纤维组织，可听到纤维分离的声音，针头主向勿转动，迅速出针，并在针孔上拔火罐，留罐 5～15 分钟，吸出瘀血不超过 50ml，起罐后用消毒干棉球擦去瘀血。隔日治疗 1 次。

（6）穴位注射法

处方：阿是穴。

操作：用当归注射液 3～5ml，1%利多卡因 5ml，醋酸曲安奈德 25mg，混合后，刺入所选穴位，稍作提插，待有针感后，回抽无血，再将药液注入。每周注射 1 次，5 次为 1 疗程。

（7）皮肤针

处方：天柱、肩井、天宗。

操作：患者取坐位，上肢、肩部肌肉放松，在患者肩部选取相应的腧穴。局部消毒后，用消毒的皮肤针在选取的腧穴处周围均匀叩刺，力量适中，以皮肤出血为度，然后在叩刺部位拔罐 15 分钟，拔罐时动作要快，要求用大口玻璃罐，每次拔出的皮肤渗出液、血液以 2～3ml 为宜。每周 2 次，5 次为 1 个疗程。

2. 现代物理疗法

（1）中频电疗法

处方：患侧肩部。

操作：采用 2008-IV 型高级电脑中频治疗系统，根据患者实际情况选用适宜的电极板，对置或者并置于患部，避开局部有破损的地方。处方波形为方波、指数波和三角波交替进行，工作幅度为连续运行、间歇加载，载波频率 4000～5000Hz，扫频 2000Hz，调制频率 50～80Hz，剂量以患者耐受为度。每天 1 次，每次 20 分钟，10 天为 1 个疗程。

（2）微波疗法

处方：患侧肩部。

操作：取患者舒适体位，暴露患部，采用 CR2001 微波综合治疗机，在病变局部做辐射治疗，微波工作频率 2450MHz，输出功率 20～30W，治疗时间为 20 分钟，距离 10～15cm，以患者耐受为度，每天 1 次，10 天 1 个疗程。

（3）超声治疗仪治疗

处方：阿是穴及相关经络穴位。

操作：用 DM-200L 型超声治疗仪治疗。先用治疗头按压阿是穴、相关的经络穴位，超声输出设定为脉冲模式，时间为 10 分钟，根据患者热感及是否有酸麻胀的感觉调节档位。每天 1 次，10 次为 1 个疗程。

（4）TDP 治疗

处方：患侧肩部。

操作：患者坐位或俯卧位，暴露患肩，TDP 直接照射患处，TDP 治疗仪的功率 250W，治疗时间为 30 分钟，距离 20～40cm，TDP 用温热剂量，以患者耐受为度，每日 1 次，10 次为 1 个疗程。

（5）传统黑膏药热熨疗法

处方：患侧肩部。

操作：将熬制备用的膏药加热软化，根据病灶范围大小取适量敷于桐油布上，在石板上进行降温并塑形到厚 2～3cm，待温度降至 45° 左右加压固定于患处，询问病人耐受情况以免烫伤，每次更换 2～3 张，时间 30 分钟 1 次，1 天 1 次，7 天 1 个疗程。

第四节　冈上肌损伤

【概述】

冈上肌位于肩关节囊中，是肩部应力集中的交叉点，故此肌常发生损伤。摔跤、抬重物，或其他体力劳动均可成为病因。损伤的部位大多在此肌起点，也有肌腹部损伤。若损伤位于该肌在肱骨大结节的止点处，三角肌深面，常被误诊为肩周炎；若损伤在肌腹，常被笼统诊断为肩痛，中医药也常用祛风散寒药来治疗；若损伤在冈上窝起点时，常被诊为背痛。

以上种种原因，导致冈上肌损伤这一疾病诊断上的混乱，当然也就谈不上正确的治疗。即使有明确的诊断，由于结疤粘连较重，一般的治疗方法也很难奏效。

【病因病理】

冈上肌损伤大多由上肢突然猛力外展造成。严重者造成冈上肌断裂。损伤之后，日久会造成损伤处结疤粘连。上肢外展时，使结疤处受到牵拉，而引起急性发作。

【临床表现】

外伤后，冈上肌发生肌腱断裂，有剧烈疼痛，肩关节外展受限（仅能达到 70°）。急慢性均有此临床表现。慢性期，有持续性疼痛，受凉加重，甚至影响睡眠。

【诊断要点】

（1）患者有明确的冈上肌外伤史或间接造成冈上肌受损的病史。

（2）在冈上肌肌腱或肌腹处有明显的压痛点。

（3）患者自主外展患侧上肢，引起压痛点处的疼痛加剧。

【针刀治疗】

1. 治疗原则

依据针刀医学关于慢性软组织损伤的理论和网眼理论，冈上肌损伤后，引起粘连、瘢痕和挛缩，造成肩背部软组织的动态平衡失调，产生肩痛、背痛等临床表现。慢性期急性发作时，病变组织有水肿渗出刺激神经末梢使症状加剧。冈上肌损伤的部位主要是肌肉的起止点，即冈上窝内 2/3 和肱骨大结节。针刀治疗适应于损伤在 3 周以上的陈旧性冈上肌损伤，时间越久，治疗效果越明显。用针刀将其附着点处的粘连松解、瘢痕刮除，使冈上肌的动态平衡得到恢复。

2. 操作方法

（1）体位　端坐位。

（2）体表定位　冈上肌起止点。

（3）消毒　在施术部位，用活力碘消毒 2 遍，然后铺无菌洞巾，使治疗点正对洞巾中间。

（4）麻醉　用 1%利多卡因局部浸润麻醉，每个治疗点注药 1ml。

（5）刀具　使用 I 型针刀。

（6）针刀操作（图 7-13）

①第 1 支针刀松解冈上肌起点　在冈上肌起点寻找压痛点定位，刀口线与冈上肌纤维走行一致，针刀体与皮肤呈 90°角，按针刀四步进针规程进针刀，经皮肤、皮下组织，达冈上窝骨面，纵疏横剥 2～3 刀。

②第 2 支针刀松解冈上肌止点　在肱骨大结节冈上肌止点处定位，刀口线与冈上肌肌纤维方向一致，针刀体与皮肤呈 90°角，按针刀四步进针规程进针刀，直达骨面，纵疏横剥 2～3 刀。

术毕，拔出针刀，局部压迫止血 3 分钟后，创可贴覆盖针眼。

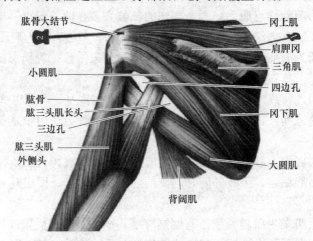

图 7-13　冈上肌损伤针刀松解示意图

（7）注意事项　若冈上肌损伤经针刀治疗疗效不佳时，有以下 2 种原因。

①神经根型颈椎病　因为冈上肌受肩胛上神经支配，而肩胛上神经来自于 $C_{5\sim6}$ 脊神经根，所以 $C_{5\sim6}$ 脊神经受压迫引起的神经根型颈椎病也可以引起冈上肌部位的疼痛和酸胀。冈上肌和神经根型颈椎病的鉴别要点如下：

a. 神经根型颈椎病痛且多有麻木，并向上肢放射，达手指。冈上肌损伤仅痛至肩部，很少有麻木。

b. 冈上肌损伤在冈上肌走行区都有明显痛点，神经根型颈椎病在冈上肌走行区，痛点不明确，患者主诉从颈至肩，从肩至臂都有疼痛，呈块状或线状分布。

c. 冈上肌有明显的外伤史。神经根型颈椎病多无明显的外伤史。

d. 神经根型颈椎病颈椎棘突旁多有明显压痛点。冈上肌损伤，在颈椎棘突旁多无压痛点。

②肩胛上神经卡压综合征　详见肩胛上神经卡压综合征章节的针刀松解。

【针刀术后手法治疗】

（1）针刀术后，患者正坐位，在肩关节下垂并稍内收的姿势下，稍外展肩关节，医生一手托肘上部，一手在冈上肌处用大拇指按压 1～2 次，并过度内收患侧上肢 1 次，以牵拉冈上肌。

（2）患者正坐位，医生立于患者患侧与患者并排，面向前。医生以左手前臂自后侧插于患者腋下，右手持患者手腕，两手做对抗牵引。牵引时，将前臂向前旋转，徐徐下落。医生两膝分开屈曲，将患侧腕部夹于两膝之间。同时，医生用插于腋下的左前臂将患者上臂向外侧牵拉，使肱骨大结节突出。用右手拇指掌面压于肱骨大结节前下方，用力向后上部按揉、弹拨冈上肌肌腱。与此同时，两腿松开夹住的手腕，医生两手握住患者手腕向上拔伸，分别向前、后活动其肩关节 2～3 次。

【针刀术后康复治疗】

（一）目的

冈上肌损伤针刀整体松解术后康复治疗的目的是进一步调节肩部弓弦力学系统的力平衡，促进局部血液循环，加速局部的新陈代谢，有利于损伤组织的早期修复。

（二）原则

冈上肌损伤行针刀手术后 48～72 小时可选用下列疗法进行康复治疗。

（三）方法

1. 针灸推拿疗法

（1）毫针法

处方一：巨骨、曲垣、肩髃、曲池、外关、合谷。

操作：以上各穴均用平补平泻手法，留针 30 分钟，每日 1 次，10 次为 1 疗程，疗程间隔 4 日。

处方二：肩髃、极泉、肩贞、条口、承山、曲池、手三里。

操作：令病人坐位，肩平举，深刺肩髃穴，然后刺极泉透肩贞、曲池、手三里穴，再针刺条口透承山。以上各穴得气后留针 20 分钟，隔日 1 次，5 次为 1 疗程。

（2）三棱针法

处方：曲池、肩贞、肩髃、肩前、肩后局部。

操作：皮肤常规消毒后，对准穴位及周围有瘀血现象的静脉血管，用三棱针迅速刺入 0.1 寸，随即迅速退出，使出血量达 10～20ml 为佳，血止后拔罐 5 分钟，隔 10 日 1 次。

（3）皮肤针法

处方：病变局部，尤其是压痛点处。

操作：局部皮肤常规消毒后，用梅花针叩打局部皮肤，着重叩打压痛点处，使皮肤发红并有少量出血点。隔日 1 次，6 次为 1 疗程。

（4）耳针法

处方：肩、肩关节、肾上腺、神门、皮质下。

操作：常规消毒后，用 25 号 0.5 寸毫针，对准敏感点，快速刺入 0.1 寸多深至软组织，以不穿透对侧皮肤为度，捻针数秒钟后留针 30 分钟。每日 1 次，10 次为 1 疗程。

（5）穴位注射法

处方一：肩峰下部位。

操作：常规消毒后，用 2%普鲁卡因 5～8ml 加 25mg 强的松龙，在肩峰下进针，封闭袖状肌腱，6 日 1 次，连续 4 次。

处方二：肩胛切迹。

操作：患者坐位，术者摸清整个肩胛骨的内缘到肩峰的顶端，在冈上缘作一平线，通过该线中点作脊柱的平行线，经过其外上角的平分线约 2cm 处为穿刺点。用 22 号针垂直于皮肤刺入以进入肩胛切迹。先注入 2%利多卡因 2～3ml，再注入灭菌 95%乙醇 0.5～1ml，观察 20 分钟，无不良反应方可离去。

（6）灸法

处方：病变局部，尤其是压痛点处。

操作：用艾炷在病变局部连续施灸 10～20 分钟，至局部皮肤发红为止。每日灸治 2 次，10 次为 1 疗程。

（7）电针疗法

处方：巨骨、曲垣、肩髃、曲池、外关、合谷。

操作：以上各穴均用平补平泻法，留针 30 分钟，每日 1 次，10 次为 1 疗程，疗程间隔 4 天。

（8）推拿治疗

处方一：患侧局部放松、弹拨。

操作：患者坐位，医者立于患侧，施术前先在患处局部擦润滑剂。大鱼际推擦法：从肩部向颈部方向，由外向内用大鱼际部着力于局部皮肤做直线往返推擦，用力均匀，动作由慢到快，每分钟 100～120 次，使皮肤温热、潮红为适。指揉法：用拇指面对冈上肌轻柔缓和揉动，每分钟 120～160 次，往返数十遍。弹拨法：用双拇指并拢，指端在冈上肌出现索条状或硬结处，与组织纤维垂直的方向做横向上、下从外到内往返轻轻弹拨数十遍。滚拨：用手背着力于肩部，压力均匀而有节律，往返滚动 5 分钟，每分钟 120～160 次。活动肩关节：先进行被动活动肩关节前伸、后伸、上举、外展、旋转活动，各做 10 次，最后抖上肢 5 下结束治疗，整个治疗过程 30 分钟。急性期禁止肩关节活动，后期进行肩关节功能训练。

处方二：患侧局部按揉分筋法。

操作：患者正坐，术者先用拿法，拿捏冈上部、肩部、上臂部，自上而下；然后术者用拇指在冈上肌部位做局部弹拨、按揉、分筋法；最后术者一手按肩部，一手拿腕部，相对用力拔伸肩关节，拿腕之手做肩摇法，以两手扣住患侧手大、小鱼际部，在向下牵引的同时做上肢的牵抖法，以松解冈上肌腱与周围组织粘连，改善关节活动度。每次 30 分钟，每天 1 次，5 天为 1 疗程。

（9）药物外敷

处方：病变局部，尤其是压痛点处。

操作：先清洗皮肤，将肌腱膏加温软化，然后快速揭去膏药表面的膜，将其直接贴于患处。1 付可以贴 3 天，10 付为 1 个疗程。

2. 现代物理疗法

（1）超短波

处方：患部。

操作：应用超短波治疗仪，电源 220V、50Hz，功率 200W，波长 7.37m，电极 20cm×15cm，间隙 1～2cm；并置安放于患侧，连续振动与间歇振动交替进行，温度控制在 50℃～60℃，以患者能耐受为度。每天 1 次，每次 30 分钟，10 天为 1 个疗程。

（2）红外线

处方：患部。

操作：暴露患侧肩背部，在冈上窝处用 TDP 灯照射。照射时注意照射距离，以患者耐受为准，不宜过近，以防烫伤。

3. 现代康复疗法

操作：急性期肿痛难忍者可作短期三角巾悬吊制动，肿痛缓解后进行功能锻炼，前后左右甩手，每天 1 次，每次 30 分钟，10 天为 1 个疗程。

第五节　冈下肌损伤

【概述】

冈下肌损伤在临床较为常见，且损伤多位于该肌起点。慢性期疼痛非常剧烈，患者常诉在肩胛冈下有钻心样疼痛。此种剧痛采用一般治疗方法，无明显疗效，严重者给予吗啡、哌替啶也只能缓解片刻。针刀对该病有明显的疗效。

【病因病理】

冈下肌人多由于上肢突然过度外展或内旋而遭受损伤。起始部的损伤多于止端的损伤。起始部损伤初期，在冈下窝处多有电击样疼痛，常累及肩峰的前方。止点损伤，在肱骨大结节后面有明显的疼痛。腱下滑液囊，大多数也是损伤引起，可以一并治疗。

冈下肌起始部损伤，慢性期疼痛较剧烈，其原因：第一，肩胛上神经止于冈下窝，冈下肌起始部神经末梢较多，且敏感；第二，冈下肌在起始部损伤多较重。随着时间的延长，结疤粘连较重，挤压神经末梢也较严重。

【临床表现】

损伤初期，在冈下窝及肱骨大结节处多有明显胀痛，若在冈下肌起始部损伤，冈下窝处常发作钻心样疼痛。上肢活动受限，若被动活动患侧上肢，有时会引起冈下肌痉挛性疼痛。

【诊断要点】

（1）患者有明确的冈下肌外伤史或间接引起冈下肌损伤的病史。

（2）在冈下窝和肱骨大结节处疼痛且有压痛。

（3）让患者上肢自主内收外旋，引起疼痛加剧，或根本不能完成此动作。

【针刀治疗】

1. 治疗原则

依据针刀医学关于慢性软组织损伤的理论，冈下肌损伤后，可引起粘连、瘢痕和挛缩，造成肩背部软组织的动态平衡失调，产生冈下窝钻心样疼痛和肩痛等临床症状。慢性期急性发作时，有水肿渗出刺激神经末梢，可使上述临床表现加剧。依据上述理论，冈下肌损伤的部位主要是冈下窝、该肌在肱骨大结节上的起止点。用针刀将其附着处的粘连松解、瘢痕刮除，使冈下肌的动态平衡得到恢复。

2. 操作方法

（1）体位　端坐位。

（2）体表定位　冈下肌起止点。

（3）消毒　在施术部位，用活力碘消毒2遍，然后铺无菌洞巾，使治疗点正对洞巾中间。

（4）麻醉　1%利多卡因局部麻醉。

（5）刀具　使用Ⅰ型针刀。

（6）针刀操作（图7-14）

①第1支针刀松解冈下肌起点　刀口线和冈下肌肌纤维平行，针刀体和肩胛骨平面成90°角，按针刀四步进针规程进针刀，达骨面后，纵疏横剥2～3刀，范围不超过1cm。

②第2支针刀松解冈下肌止点　刀口线与冈下肌肌纤维方向一致，针刀体与皮肤呈90°角，按针刀四步进针规程进针刀，直达肱骨大结节后面骨面，纵疏横剥2～3刀，范围不超过0.5cm。

术毕，拔出针刀，局部压迫止血3分钟后，创可贴覆盖针眼。

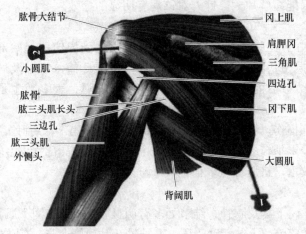

图7-14　冈下肌损伤针刀松解示意图

【针刀术后手法治疗】

应用阻抗抬肩手法。患者端坐位，医生用手掌压住患侧肘关节，嘱患者用力抬肩，当抬到最大位置时，医生突然放开按压的手掌，使冈下肌最大限度地收缩，1次即可。

【针刀术后康复治疗】

（一）目的

冈下肌损伤针刀整体松解术后康复治疗的目的是进一步调节肩部弓弦力学系统的力平衡，促进局部血液循环，加速局部的新陈代谢，有利于损伤组织的早期修复。

（二）原则

冈下肌损伤行针刀手术后 48～72 小时可选用下列疗法进行康复治疗。

（三）方法

1. 针灸推拿疗法

（1）毫针疗法

处方一：冈下窝冈下肌痛点处。

操作：短刺法，患者取俯卧位，胸下垫枕头，头转向健侧，双上肢屈肘置于头部两侧，冈下窝处及术者双手常规消毒。选用 0.38mm×50mm 毫针，找准压痛点后，用押手指切固定，使毫针针尖朝向肩胛骨骨面，垂直刺入皮下至冈下肌中，可感到进针阻力增加，继续进针，使针尖直达肩胛骨骨面后略微提起，在靠近骨面的病变肌层行提插手法数次，然后使针体停留在该肌层并留针。沿触及到条索感并压痛的冈下肌纤维走行方向，在可触及到的条索束上，视其范围大小间隔 25mm 依次刺入 3～5 针，手法同前。留针 30 分钟后出针，压迫针孔片刻，每天 1 次。10 天为 1 疗程。

处方二：患侧阿是穴、天宗、肩贞、肩髎、肩井。

操作：病人俯卧位，胸下垫枕头，头转向健侧，双上肢屈肘置于头部两侧，穴位处及术者双手常规消毒，选用 0.38mm×50mm 毫针，指切进针后行平补平泻手法，留针 30 分钟后出针，压迫针孔片刻，每天 1 次。10 天为 1 疗程。

处方三：患侧冈下窝最明显压痛点。

操作：患者俯卧位，在患侧的冈下肌起点肌腹及止点处按压，找出压痛最明显的点，大多在痛性筋束上，用 75% 酒精棉消毒后，再用 2 寸毫针沿肌纤维走行方向，斜刺或直刺 0.5～1.5 寸，采用中强刺激手法，大幅度捻转提插，留针 20 分钟，留针期间行针 2～3 次。

处方四：大杼、天宗、臑俞、后溪穴。

操作：常规消毒患侧大杼、天宗、臑俞、后溪穴后，常规毫针刺法，得气后留针 20 分钟，起针后再艾灸大杼、天宗、臑俞 3 穴，共 10 分钟，每日 1 次，6 次为 1 个疗程。

处方五：天宗、合谷、手三里、曲池等。

操作：在天宗穴直刺 1 针，于穴两旁 1～2cm 处各斜 45° 刺 1 针，三针针尖同指一点。再依疼痛牵涉部位选取配穴针刺。得气后，行提插捻转泻法，留针 20～30 分钟，留针期间每隔 5 分钟行针 1 次。每日 1 次，10 次为 1 个疗程。

（2）火针法

处方：火针点刺大杼、天宗和臑俞，每周 1 次。

操作：络合碘消毒穴位局部后，中型火针快速点刺患侧大杼（0.5～1 寸）、天宗和臑俞（均以深达肩胛骨面为度，约 1～2 寸），每穴 1～2 针，针后一般会有较强温热胀感经肩关节向上肢传导，部分病人会出现上肢无力现象（1天内缓解），出针后创可贴贴盖针眼（如有出血先以无菌棉球重压针口至血止），3天内保持针眼干燥。每周1次，2次为1疗程，每穴针刺次数不得超过3次。

（3）皮肤针

处方：冈下窝最痛处或肱骨大结节的冈下窝止点处周围用梅花针扣刺。

操作：治疗处常规消毒后，以梅花针叩刺，再以投火法拔罐15分钟。起罐后用消毒棉球擦干血迹，创可贴贴敷。每7天1次。

（4）注射疗法

处方：2%利多卡因2～3ml，灭菌95%乙醇0.5～1ml。

操作：患者坐位，术者摸清整个肩胛骨的内缘到肩峰的顶端，在冈上缘作一平线，通过改线中点作脊柱的平行线，经过其外上角的平分线约2cm处为穿刺点。用22号针垂直于皮肤刺入以进入肩胛切迹。先注入2%利多卡因2～3ml，再注入灭菌95%乙醇0.5～1ml，观察20分钟，无不良反应方可离去。

（5）拔罐疗法

处方：冈下窝最痛处点刺拔罐。

操作：常规消毒后，在冈下窝最痛处用三棱针刺5～7下后，迅速拔罐10分钟，起罐后用消毒棉签擦干血迹，创可贴贴敷。每周治疗2次，3～4天1次。

2. 现代物理疗法

（1）红外线照射

处方：冈下窝疼痛处。

操作：患者坐位或俯卧位，暴露冈下窝处，远红外线直接照射患处30分钟。照射时注意照射距离，以患者耐受为准，不宜过近，以防烫伤。

（2）中频电疗法

处方：冈下窝疼痛处。

操作：采用高级电脑中频治疗系统，根据患者实际情况选用适宜的电极板，并置于患部，避开局部破损的地方。处方波形为方波、指数波和三角波交替进行，工作幅度为连续运行、间歇加载，载波频率4000～5000Hz，扫频2000Hz，调制频率50～80Hz，剂量以患者耐受为度。每天1次，每次20分钟，10天为1个疗程。

（3）超短波

处方：冈下窝疼痛处。

操作：应用超短波治疗仪，电源220V、50Hz，功率200W，波长7.37m，电极20cm×15cm，间隙1～2cm。并置安放于患侧，连续振动与间歇振动交替进行，温度控制在50℃～60℃，以患者能耐受为度。每天1次，每次30分钟，10天为1个疗程。

（4）冷疗

处方：冈下窝疼痛处。

操作：急性疼痛时，将毛巾用冷水浸透盖在伤部，约2分钟换1次，或将冰块装入袋内进行外敷，每次20分钟左右。有条件可用烷类冷冻喷射剂喷涂伤部，使用时应距离皮肤30～40cm垂直喷射，时间约为5～10秒。有时为了加强麻醉作用，可在停止喷射20秒后再喷射一次，但喷射次数不能过多，一般不超过3次，以免发生冻伤。

（5）温热疗法

处方：冈下窝疼痛处。

操作：平时注意保暖。可将毛巾用热水浸透置于冈下窝处，无热感时更换，每次约半小时，每天 1~2 次。也可用布袋装沙、热盐，或用热水袋进行热敷。

第六节　小圆肌损伤

【概述】

小圆肌的损伤多在运动员进行训练或比赛时发生，容易误诊，理疗、按摩有效，但不能治愈。针刀精确松解，1~2 次即可治愈。

【病因病理】

小圆肌损伤多见于投掷运动时引起局部急性损伤，人体在修复过程中形成粘连、瘢痕、挛缩和堵塞，影响肩关节功能。

【临床表现】

肩背部疼痛或酸痛，严重者伤侧不能卧位，在肩胛骨外缘该肌肌腹部会发生隆起、变硬，且压痛明显，以肱骨大结节后方小圆肌止点处的压痛为主。

【诊断要点】

（1）患者有明确的小圆肌损伤病史。

（2）肩胛骨外缘该肌肌腹变硬，压痛明显。

（3）将肩关节过度外展时，可于该肌触及条索状异物，按之可有疼痛。

【针刀治疗】

1. 治疗原则

依据针刀医学关于慢性软组织损伤的理论，小圆肌损伤后，可引起粘连、瘢痕和挛缩，造成肩背部软组织的动态平衡失调，依据上述理论，用针刀将其附着处及肌腹部的粘连松解、瘢痕刮除，使小圆肌的动态平衡得到恢复。

2. 操作方法

（1）体位　端坐位。

（2）体表定位　肩胛骨外缘，肱骨大结节。

（3）消毒　在施术部位，用活力碘消毒 2 遍，然后铺无菌洞巾，使治疗点正对洞巾中间。

（4）麻醉　1%利多卡因局部麻醉。

（5）刀具　使用 I 型针刀。

（6）针刀操作（图 7-15）

①第 1 支针刀松解小圆肌止点　刀口线和小圆肌肌纤维平行，针刀体与皮肤垂直，按针刀四步进针规程进针刀，经皮肤、皮下组织、筋膜、肌肉、达肱骨面后，铲剥 2~3 刀，范围不超过 0.5cm。

②第 2 支针刀松解小圆肌肌腹部　刀口线与小圆肌肌纤维方向一致，针刀体与皮肤垂直，按针刀四步进针规程进针刀，经皮肤、皮下组织、筋膜、达小圆肌腹部，纵疏横

剥 2～3 刀，范围不超过 1cm。

术毕，拔出针刀，局部压迫止血 3 分钟后，创可贴覆盖针眼。

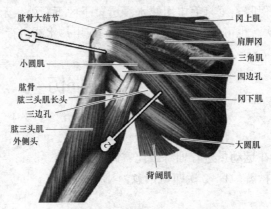

图 7-15　小圆肌损伤针刀松解示意图

【针刀术后手法治疗】

应用阻抗抬肩手法。患者端坐位，医生用手掌压住患侧肘关节，嘱患者用力抬肩，当抬到最大位置时，医生突然放开按压的手掌，使小圆肌最大限度地收缩。1 次即可。

【针刀术后康复治疗】

（一）目的

小圆肌损伤针刀整体松解术后康复治疗的目的是进一步调节肩部弓弦力学系统的力平衡，促进局部血液循环，加速局部的新陈代谢，有利于损伤组织的早期修复。

（二）原则

小圆肌损伤行针刀手术后 48～72 小时可选用下列疗法进行康复治疗。

（三）方法

1. 针灸推拿疗法

（1）针刺治疗

处方：肩贞、臑俞、天宗、肩髎、阿是穴。

操作：病人俯卧位，胸下垫枕头，头转向健侧，双上肢屈肘置于头部两侧，穴位处及术者双手常规消毒，选用 0.30mm×40mm 毫针，指切进针后行平补平泻手法，留针 30 分钟后出针，压迫针孔片刻。每天 1 次，10 天为 1 疗程。

（2）刺络拔罐

处方：于小圆肌走行上取最痛点点刺出血并拔罐。

操作：取小圆肌上压痛最明显处，常规皮肤消毒，用三棱针快速点刺 5 下，加用火罐吸拔，留罐 5 分钟，起罐后用消毒棉球擦净皮肤上的血迹，再次常规消毒以防感染。

（3）推拿治疗

处方一：手法作用于风池、肩贞、天宗等穴和手太阳小肠经。

操作：取患侧腋后、风池、肩贞、天宗等穴位强刺激以镇痛；循患侧手太阳小肠经筋弹拨理筋 3～5 遍；令患者患肢外展 160°，医者立于患者患侧，以大拇指垂直于小圆肌，根据肌束走向弹拨、按压、理顺；肩臂部叩击、牵抖等放松手法。手法轻重以患者可耐受为宜。治疗每次 15～20 分钟，每天 1 次。

处方二：点按小圆肌起止点、天宗、肩贞等穴，按摩小圆肌体表走行处。

操作：

①外展抚摩擦揉法：病人取坐位，术者立于患侧，一手托其肘部将上臂外展，另一手在大鱼际部推或抚摩肩关节后方及肩胛骨的腋窝缘 2 分钟；继之，用一手掌指关节或小鱼际在上述部位施擦揉手法数分钟，同时活动肩关节，以达到舒筋通络之目的。

②弹拨理筋顿拉法：病人取坐位，术者一手握伤肢肘部将上臂外展、内收，同时另手拇指弹拨该肌数十次，并顺该肌纤维方向施理筋手法数遍；而后（一助手双拇指重叠按压该肌肩附着处）术者立于健侧，一手固定健侧肩部，另手握伤肢腕部，先活动肩关节数次，趁其不备，迅速向健侧前方顿拉一次。

③按摩俞穴痛点法：病人取坐位，术者用一手拇指按压缺盆，揉压天宗、肩贞、肩髎等穴与肩部痛点各 5 分钟左右。

2. 现代物理疗法

（1）冷疗法

处方：患处局部。

操作：将毛巾用冷水浸透放在伤部，约 2 分钟换 1 次，或将冰块装入袋内进行外敷，每次 20 分钟左右。也可直接用自来水冲淋或将伤部泡入冷水，或用冰块擦摩伤部，但时间应缩短。有条件可用冷镇痛气雾剂喷涂伤部。常用的为烷类冷冻喷射剂。使用时应距离皮肤 30～40cm 垂直喷射，时间约为 5～10 秒。有时为了加强麻醉作用，可在停止喷射 20 秒后再喷射一次，但喷射次数不能过多，一般不超过 3 次，以免发生冻伤。喷射冷镇痛气雾剂后，伤部疼痛减轻或消失，温度下降并有麻感。但面部损伤不宜用此法。

（2）红外灯

处方：患处局部。

操作：患者坐位或俯卧位，暴露小圆肌处，远红外线直接照射患处 30 分钟。照射时注意照射距离，以患者耐受为准，不宜过近，以防烫伤。1 天 1 次，10 次为 1 个疗程。

（3）微波疗法

处方：患区局部。

操作：用频率 2450MHz，直径 8cm 圆形辐射器，置于小圆肌局部，功率 10～20W，时间 10～20 分钟，以患者耐受为度。每日 1 次，10 次为 1 疗程。

（4）超声治疗仪治疗

处方：阿是穴及相关经络穴位。

操作：取患者舒适体位，暴露患部，用 DM-200L 型超声治疗仪治疗。先用治疗头按压阿是穴、相关的经络穴位，超声输出设定为脉冲模式，时间为 10 分钟，根据患者热感及是否有酸麻胀的感觉调节档位。每天 1 次，10 次为 1 个疗程。

（5）石蜡疗法

处方：患处局部。

操作：将适量的石蜡装入耐高温的塑料袋内（约占塑料袋容量的三分之一），排出空气，密封袋口，然后放在不超过 80℃的热水中待石蜡成半融化状态，将蜡袋取出，擦净表面水分，垫一双层纱布即可敷于患处，一般热敷 30～60 分钟。

3. 现代康复疗法

操作：功能锻炼。如爬墙活动，即双脚并拢，面对墙壁，用双手或单手沿墙壁缓缓向上爬动，使上臂尽量高举，然后缓缓下回原处，反复数次；体后拉手，即双手向后，用健侧手拉住患侧腕部，渐渐向上拉动，反复进行。每天早晚各 1 次，每次 10～20 分钟。要持之以恒，循序渐进，幅度要由小渐大。

第七节　肩胛上神经卡压综合征

【概述】

肩胛上神经卡压综合征是由于肩胛上神经在肩胛切迹处受到压迫而产生的一系列临床症状。

肩胛上神经卡压是肩部疼痛病因中最常见的原因之一。国外有学者认为，该征占所有肩痛患者的 1%～2%。1909 年，Ewald 描述了一种创伤后肩胛上"神经炎"。1926 年，Foster 报道了 16 例有肩胛上神经病变的病例。1948 年，Parsonage 和 Turner 报道的 136 例肩痛病例中有 4 例患肩胛上神经炎。这些就是最早的有关肩胛上神经卡压综合征的报道。1959 年，Kopell 和 Thornpson 对肩胛上神经在肩胛上切迹部的卡压做了详尽的描述，并称之为肩胛上神经卡压综合征（SNE）。以后有关肩胛上神经卡压的病例报道逐渐增多。1975 年，Clein 报道了肩胛上神经卡压综合征，他认为间接和直接暴力都可以造成肩胛上神经不同程度的损伤，而牵拉伤可能作用最大，损伤单独累及肩胛上神经也是可能的。发生 Colles 骨折时，致伤的外力传递到前臂、上臂和肩关节，由于肩胛上神经比较固定，可直接造成神经损伤，也可同时损伤神经周围组织，在愈合过程中可能减少切迹间的容积，而压迫神经或其发向肩关节的分支，成为 Colles 骨折的后遗症，而造成骨科医师误认的"冻结肩"。

肩胛上神经卡压可因肩胛骨骨折或盂肱关节损伤等急性损伤所致。肩关节脱位也可损伤肩胛上神经。肩部前屈特别是肩胛骨固定时的前屈使肩胛上神经活动度下降，易于形成损伤。肿瘤、肱盂关节结节样囊肿及肩胛上切迹纤维化等均是肩胛上神经卡压的主要原因。有报道认为，肩袖损伤时的牵拉也可致肩胛上神经损伤。各种局部脂肪瘤和结节均可压迫肩胛上神经的主干或肩胛下神经分支引起卡压。

肩胛上神经在通过肩胛上切迹时神经相对固定，使其易于在重复运动时受损。肩胛骨和肱盂关节的重复运动使神经在切迹处摩擦出现神经的炎性反应、水肿，这样就可导致卡压性损害。肩胛骨远端的运动可致肩胛上神经拉紧，引起"悬吊效应"，使神经在切迹处绞索，引起神经病变。Mizuno 等报道，当副神经麻痹后，肩胛骨向下外侧下垂可使肩胛上神经受到肩胛上横韧带的牵拉。肩胛上神经肩关节支可引起肱盂关节疼痛，这是临床最常见的症状。

【临床表现】

1. 病史

通常患者有创伤或劳损史，以优势手多见，男性多于女性。

2. 症状

患者多有颈肩部不适，呈酸胀钝痛，患者常不能明确指出疼痛部位，有夜间痛醒史，疼痛可沿肩胛后放射至手部，亦可向肩胛下部放射，疼痛和肩部主动活动有关，被动活动多不产生疼痛，颈部活动对疼痛无明显影响，逐渐出现肩外展无力、上举受限。

3. 体征

（1）冈上、下肌萎缩。

（2）肩外展无力，特别是开始 30°左右的肩外展肌力明显较健侧减弱。

（3）肩外旋肌力明显下降，甚至不能。

（4）肩部相当肩胛切迹处压痛明显。

【诊断要点】

肩胛上神经卡压综合征的诊断需通过仔细地询问病史，完整的物理检查及肌电检查来确诊。以下辅助检查有助于该征的诊断：

（1）上臂交叉试验　即双臂前屈 90°，在胸前交叉，肩部疼痛加重。

（2）肩胛骨牵拉试验　令患者将患侧手放置于对侧肩部，并使肘部处于水平位，使患侧肘部向健侧牵拉，可刺激卡压的肩胛上神经，诱发肩部疼痛。

（3）利多卡因注射试验　对临床表现不典型的病例，可于肩胛上切迹压痛点注射 1%的利多卡因。如果症状迅速缓解，可倾向于肩胛上神经卡压综合征的诊断。

（4）肌电检查　肩胛上神经运动传导速度明显减慢，冈上、下肌均有纤颤电位，腋神经及三角肌正常。

（5）X 线检查　肩胛骨前后位 X 线片向骶尾部倾斜 15°～30°投照，以检查肩胛上切迹的形态，有助于诊断。

肩胛上神经卡压综合征需要与以下疾病相鉴别。

（1）C_5 神经根卡压　疼痛性质与肩胛上神经卡压很相似，但常常有腋神经同时受累，压痛点主要在颈部、胸锁乳突肌后缘中点。

（2）颈椎病　表现为周围神经损伤，以臂桡侧麻痛、无力为主，颈部活动与上臂疼痛有关，叩顶试验阳性，颈肩牵拉试验阳性，颈部 X 线片、颈部 MRI 有利于鉴别诊断。

（3）肩周炎　多见于 50 岁左右的中年人，主要表现为肩关节酸痛、活动受限，被动活动亦受限，肩前即肱二头肌长头肌腱腱鞘处压痛明显。

（4）肩关节冲击征　肩关节疼痛有 60°～120°的疼痛弧，压痛主要在肩峰下。

【针刀治疗】

1. 治疗原则

针刀治疗依据针刀医学慢性软组织损伤病因病理学理论和针刀闭合性手术理论，通过对神经卡压点进行精确闭合性针刀松解，完全可以取代开放性手术松解，治愈该病。

2. 操作方法

（1）体位　俯卧位。

（2）体表定位　肩胛冈中点上方 1cm，肩胛冈中、外 1/3 下方。

（3）消毒　在施术部位，用活力碘消毒 2 遍，然后铺无菌洞巾，使治疗点正对洞巾中间。

（4）麻醉　1%利多卡因局部麻醉。

（5）刀具　使用 I 型针刀。

（6）针刀操作（图 7-16）

①第 1 支针刀松解肩胛上横韧带　在肩胛冈中点上方 1cm，针刀体与皮肤垂直，刀口线与冈上肌肌纤维方向一致，按针刀四步进针规程进针刀，直达肩胛骨冈上窝骨面，然后针刀向上探寻，当有落空感时到肩胛骨的肩胛上切迹，退针刀 0.5cm，到骨面上，提插刀法沿肩胛上切迹向前切割 2～3 刀，范围不超过 0.5cm。

②第 2 支针刀松解肩胛下横韧带　在肩胛冈中、外 1/3 下方酸、麻、胀痛明显处定位，针刀体与皮肤垂直，刀口线与冈下肌肌纤维方向一致，按针刀四步进针规程进针刀，直达肩胛骨冈下窝骨面，在骨面上纵疏横剥 2～3 刀，范围不超过 0.5cm。

术毕，拔出针刀，局部压迫止血 3 分钟后，创可贴覆盖针眼。

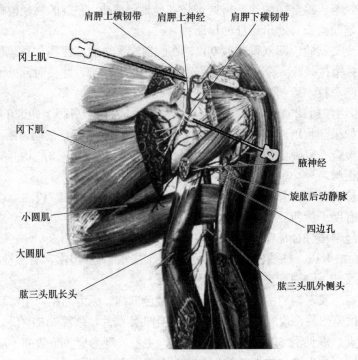

图 7-16　肩胛上神经针刀松解示意图

（7）注意事项　在作肩胛上横韧带针刀松解时，针刀沿肩胛骨冈上窝的骨面向上去寻找肩胛上切迹，此法安全，无危险性。

【针刀术后手法治疗】

（1）针刀松解术毕，患者坐位，主动耸肩 1～2 次。

（2）应用阻抗抬肩手法。患者端坐位，医生用手掌压住患肘关节，嘱患者用力抬肩，当抬到最大位置时，医生突然放开按压的手掌，使冈下肌最大限度地收缩。1 次即可。

【针刀术后康复治疗】

（一）目的

肩胛上神经卡压综合征针刀整体松解术后康复治疗的目的是进一步调节肩部弓弦力学系统的力平衡，促进局部血液循环，加速局部的新陈代谢，有利于损伤组织的早期修复。

（二）原则

肩胛上神经卡压综合征行针刀手术后 48～72 小时可选用下列疗法进行康复治疗。

（三）方法

1. 针灸推拿疗法

（1）针刺疗法

处方一：肩井、肩贞、秉风、天宗、肩髃、臂臑、合谷、养老、外关、阿是穴。

操作：常规消毒后用 1 寸或 1.5 寸毫针快速进针，得气后施以泻法，每 5 分钟行针 1 次，留针 30 分钟。每日 1 次，10 次为 1 个疗程，疗程间休息 3 天。

处方二：颈部夹脊、曲垣、秉风、天宗、曲池、臂臑。

操作：选取 1.5 或 2 寸毫针选刺颈部夹脊、曲垣、秉风、天宗、曲池等穴。注意秉风、臂臑两穴不可深刺。进针后均作捻转提插，得气后留针 30 分钟。隔日 1 次，10 次为 1 疗程。

处方三：秉风、臂臑。

操作：取 1.5～2.5 寸毫针，针秉风穴，刺入皮下后，沿肩胛冈上缘贴近骨面进针，遇骨面阻力时可稍退针提起，摸索进针，感觉针尖滑过肩胛上切迹时停止进针。此时病人针感强烈。出现与其发病时类似的酸、麻胀及放射感时退针少许，适当捻转提插，刺激量以病人能耐受为度。同时可取 2～3 寸毫针刺臂臑穴，约于肩峰后下方 1cm 处进针，斜向内上方，针尖达骨面后退针少许，当针尖滑过冈盂切迹时停止进针。出现类似针刺秉风的感觉，作适当提插捻转。须注意的是，针刺两穴过程中当针尖滑过切迹边缘时切不可再往前进针深刺，以免发生意外。两穴均留针 30 分钟。

（2）电针疗法

处方：肩井、肩贞、秉风、天宗、肩髃、臂臑、合谷、养老、外关、阿是穴。

操作：常规消毒，用 25～50mm 长一次性针灸针，快速进针，提插捻转得气后，分两组（肩贞和秉风，肩髃与臂臑）分别连 G6805-Ⅱ型电针仪，采用连续波低频刺激 20 分钟，强度以患者能耐受为度，每日 1 次。

（3）温针疗法

处方：肩贞、秉风、天宗、肩髃、臂臑、阿是穴。

操作：常规消毒后，用规格为 0.35mm×50mm 一次性针灸针快速进针，提插捻转得气后留针，留针时将纯净细软的艾绒捏在针尾上，或用一段长约 20mm 艾条，插在针柄上点燃施灸，待艾绒或艾条燃尽后除去灰烬，将针取出，然后用消毒干棉球按压针孔。每日治疗 1 次，10 次为 1 疗程。

（4）推拿疗法

处方一：患侧肩部。

操作：患者坐位，术者用㨰、揉、一指禅推法施于肩周 5 分钟，再用拿法、捏法施于患侧冈上肌、冈下肌、斜方肌、肱三头肌处 3 分钟。然后术者托患肩外展，用拇指在肩胛上切迹处弹拨分理，由轻到重治疗 5 分钟。而后将患手搭于健肩，用力向健侧牵拉，用弹拨法施于压痛部位 3 分钟，再用㨰、揉法在肩后侧、臂后侧操作 5 分钟。最后向各个方向活动肩关节数次。以上手法隔日 1 次，12 次为 1 个疗程。

处方二：患侧肩部。

操作：患者取坐位，医者立其后，以左侧为例，医者用右手拇指指端沿着痛点处从上而下顺肌纤维方向分筋理筋按揉弹拨，也可用右手握空拳掌心向下，第五掌指关节对准施术部位，左手压在右手上，从上至下由轻到重按揉滚动，以患者能耐受为宜，每次 15～20 分钟，每天 1 次，7～10 次为 1 疗程。

处方三：患处。

操作：采用按摩手法和经穴按摩手法。操作前在疼痛及肌肉萎缩部位擦风湿酒，先摩擦，后揉捏，力量以到达深部组织为宜。待深部组织感觉恢复时，再增加揉捏力度，用掌根作揉、搓等强度较大的手法，每日 1 次，每次 20～40 分钟，7 次为 1 个疗程。休息 5 天再进行下 1 个疗程，在应用按摩手法的同时可配合应用经穴按摩手法，取穴肩贞、臑俞、天宗、秉风以及经验穴中的肩三对、冈下 1、冈下 2 和肩背，宜用按、揉、掐、捻的手法，力量由轻到重，以病人感到酸胀舒适，微热而不疼痛为度。

处方四：京骨、束骨及足太阳膀胱经明显压痛点。

操作：选取膀胱经上压痛点及京骨、束骨等穴进行点按，以胀痛为度，每处点按 3～5 分钟，1 天 1 次，直到症状缓解。

（5）铍针疗法

处方：肩胛上皮神经的支配区的压痛点。

操作：选用直径 0.5～0.75mm，全长 5～8cm，针头长 1cm，末端扁平带刃，刀口线为 0.5～0.75mm 的斜口铍针。治疗时使刀口线和手柄的平面标记在同一平面。压痛点处用甲紫标记，局部常规消毒后医者左手拇指按压在压痛点的旁边，右手持针，用腕力将铍针垂直刺入压痛点，使针尖通过皮肤、皮下组织、斜方肌，到达冈上肌，或针尖通过深筋膜到达肩锁韧带，寻找沉紧涩滞的针感，并在针感层进行松解疏通，待针下无沉紧涩滞感时出针，疾刺速拔。进针深度视病人的肌肉丰厚程度及病变部位而异，一般为 1～2cm。治疗 1～3 次。

（6）热敷疗法

处方一：患处。

操作：乳香、没药、白芷、红花、木瓜、生地、川芎、苏木、马钱子、麻黄、防风、海桐皮、五加皮各 30g。将上药用纱布袋包好，水煎煮 30 分钟，拧干，趁热敷于患处，每次 30 分钟，每日 2～3 次，1 袋药连用 2 天。治疗期间坚持每天用药。

处方二：患处。

操作：把炙黄芪 30g，鸡血藤 20g，海桐皮 20g，伸筋草 15g，三棱 15g，莪术 15g，栀子 15g，泽兰 15g，威灵仙 15g，透骨草 15g，补骨脂 10g，泽泻 10g，汉防己 10g，木瓜 10g，防风 10g 一起包在一小布袋内放入锅中，加适量清水，煮沸后，把折成长方形的毛巾浸透后拧干，敷在压痛点明显的部位上，每次 30 分钟，每天 2 次，7 天为 1 个疗程。

（7）穴位注射

处方：肩井、肩贞、秉风、天宗、肩髃、臂臑、阿是穴。

操作：每次选取 2～3 穴位以及痛点明显处，用 5ml 一次性注射器吸取维生素 B_1 注射液 2ml 与维生素 B_{12} 注射液 1ml 混合液，快速进针后提插得气，轻抽无回血后，再缓慢注射 1～1.5ml 混合液，以患者产生酸胀感或向下放射的麻痛感为最佳，隔日注射 1 次。15 次为一疗程。

2. 现代物理疗法

（1）TDP 音频电疗法

处方：病变局部。

操作：①采用特定电磁波治疗器（统称 TDP），功率 350W，频谱范围 2～25μm，辐射板直径 166mm，灯距 30～50cm，垂直照射于病变局部，温度适中，治疗时间 30～40 分钟，每天 1 次。②采用音频电疗机，频率 2～5kHz，电流 15～30mA，对置法，治疗时间 25～30 分钟，每天 1 次。

（2）红外线疗法

处方：病变部位。

操作：暴露患侧肩背部，在病变部应用 TDP 照射。照射时注意照射距离，以患者耐受为度，不宜过近，以防烫伤。治疗时间 30～40 分钟。

（3）石蜡疗法

处方：患处。

操作：将适量的石蜡装入耐高温的塑料袋内（约占塑料袋容量的三分之一），排出空气，密封袋口，然后放在小于 80℃ 的热水中待石蜡成半融化状态，将蜡袋取出，擦净表面水分，垫一双层纱布敷于患处 30～60 分钟。

（4）超声波疗法

处方：患部。

操作：患者坐位，暴露患肩背，用 DM-200L 型超声治疗仪治疗。先用治疗头按压阿是穴、相关的经络穴位，超声输出设定为脉冲模式，时间为 10 分钟，根据患者热感及是否有酸麻胀的感觉调节档位。剂量 0.8～1.5W/cm²，每次 8～12 分钟，每日 1 次，5 次为 1 个疗程。

（5）中频电疗法

处方：患侧肩部。

操作：采用电脑中频治疗系统，根据患者实际情况选用适宜的电极板，并置于患部，避开局部有破损的地方。处方波形为方波、指数波和三角波交替进行，工作幅度为连续运行、间歇加载，载波频率 4000～5000Hz，扫频 2000Hz，调制频率 50～80Hz，剂量以患者耐受为度。每天 1 次，每次 20 分钟，10 天为 1 个疗程。

（6）微波疗法

处方：局部痛点。

操作：选用 PM-800S 脉冲连续式交替控制微波治疗仪，进行局部痛点及痛区照射，微波频率（2450±50）MHz、脉冲波宽 100～500ms、脉冲频率 0.5Hz/s、脉冲占空比 50%、平均功率 100W、辐射器直径 170mm、照射距离 15～20cm、照射时间 10 分钟。

（7）低频电疗法

处方：痛点、痛区。

操作：选用低频电治疗器，针对痛点及痛区治疗，使用该仪器原装电极，其频率为

3～100Hz，电量输出强度为 60～70mA，未加温，治疗 30 分钟。

（8）振动疗法

处方：患侧局部。

操作：选用牵拉机械振动器，牵拉并振动病变肩背部，进行局部治疗，横向振动，治疗时间每次 5 分钟，振动幅度 1cm，振动频率每分钟 180 次。每日 1 次，7 天为 1 个疗程。

第八节　肩胛背神经卡压综合征

【概述】

肩胛背神经卡压表现为颈、肩、背、腋及侧胸壁的酸痛和不适，肩胛背神经是一来自 C_5 神经根与胸长神经合干的神经。

有关肩胛背神经卡压的文献报道较少。1993 年，Kevin 报道用肩胛背神经封闭治疗颈肩痛，取得一定的疗效，其封闭点为肩胛背神经易受压的中斜角肌及肩胛骨内上角内侧缘处，此处也正是临床压痛最为明显处，同时也符合解剖学观察，陈德松等在颈肩痛的研究中，对肩胛背神经损伤和卡压提出了许多新的观点和见解，对该征的诊治具有一定的指导意义。

【病因病理】

肩胛背神经被头夹肌、肩胛提肌和大小菱形肌包绕，单纯性肩胛背神经卡压极少见，常常伴发于臂丛神经的损伤或卡压。肩胛背神经卡压产生的原因可能有：一是颈神经根（特别是 C_5 神经根）受压而累及作为其分支的肩胛背神经；二是肩胛背神经在其行经中因解剖因素而受压，如穿过中斜角肌的腱性起始纤维；三是局部肿瘤（如脂肪瘤）、放射性组织损伤或慢性组织损伤引起卡压。

【临床表现】

1. 病史及症状

本病常见于中青年女性。全部患者均以颈肩背部不适、酸痛为主要症状。颈部不适与天气有关，于阴雨天、冬天可加重，劳累后也可加重。上臂上举受限，颈肩背部酸痛，常不能入睡。肩部无力，偶有手麻，主要为前臂及手桡侧半发麻。

2. 体征和检查

部分患者可有前臂感觉减退，少数患者上肢肌力，特别是肩外展肌力下降。局部压痛点明显，多数位于患侧背部第 3、4 胸椎棘突旁 3cm 及胸锁乳突肌后缘中点。

【诊断要点】

可根据临床特点进行诊断，如颈肩部疼痛、不适，沿肩胛背神经行经有压痛，特别是按压第 3、4 胸椎棘突旁，可诱发同侧上肢麻痛，则可明确诊断为该病。

肩胛背神经卡压综合征需要与以下疾病相鉴别。

（1）神经根型颈椎病好发于 C_4～C_5 和 C_5～C_6 组成的椎间孔，上肢的不适常表现在桡侧，叩顶试验与颈肩牵拉试验常为阳性。颈椎 X 线摄片、CT、MRI 等，均可作为鉴别诊断依据。值得注意的是，即使临床上确诊为颈椎病，也可能同时存在肩胛背神经卡压。

（2）斜方肌劳损患者多有劳损史，其压痛点不固定，并无背部、腋部及侧胸壁的不适。

（3）神经官能症颈肩部压痛点常广泛而不固定。

【针刀治疗】

1. 治疗原则

针刀治疗依据针刀医学慢性软组织损伤病因病理学理论和针刀闭合性手术理论，通过对神经卡压点进行精确闭合性针刀松解，可治愈该病。

2. 操作方法

（1）体位　坐位。

（2）体表定位　肩胛骨内上角与 C_6 棘突连线的中点。

（3）消毒　在施术部位，用活力碘消毒 2 遍，然后铺无菌洞巾，使治疗点正对洞巾中间。

（4）麻醉　1% 利多卡因局部麻醉。

（5）刀具　使用 I 型针刀。

（6）针刀操作

针刀松解肩胛背神经在菱形肌上缘的粘连和瘢痕。在肩胛骨内上角与 C_6 连线的中点可找到明显压痛点处进针刀，针刀体与皮肤垂直，刀口线与足底纵轴一致，按针刀四步进针规程进针刀，经皮肤、皮下组织，刀下有坚韧感，患者有局部酸麻痛感时，即到达肩胛背神经在菱形肌上缘的粘连和瘢痕，以提插刀法切割 2～3 刀，范围不超过 0.5cm，然后再纵疏横剥 2～3 刀，范围不超过 1cm（图 7-17）。术毕，拔出针刀，局部压迫止血 3 分钟后，创可贴覆盖针眼。

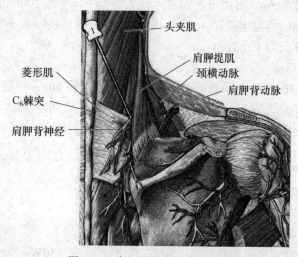

图 7-17　肩胛背神经松解示意图

【针刀术后手法治疗】

针刀术后，患者坐位，嘱患者做拥抱动作 2～4 次，以进一步拉开局部的粘连。

【针刀术后康复治疗】

（一）目的

肩胛背神经卡压综合征针刀整体松解术后康复治疗的目的是进一步调节肩部弓弦力学系统的力平衡，促进局部血液循环，加速局部的新陈代谢，有利于损伤组织的早期修复。

（二）原则

肩胛背神经卡压综合征行针刀手术后48～72小时可选用下列疗法进行康复治疗。

（三）方法

1. 针灸推拿疗法

（1）针刺疗法

处方：阿是穴、天宗、天柱、臑俞等。

操作：患者俯伏位，局部皮肤消毒后，用1.5寸毫针，迅速刺入，针尖斜向肩部进针，行强刺激手法2～3分钟。共留针30～40分钟，其间每10分钟行针1次。留针期间嘱患者活动患肩，逐渐增大活动量。每日针刺1次。

（2）推拿疗法

处方：患侧肩部。

操作：起针刀后用创可帖贴敷，拇指按压3～5分钟后，行弹拨理筋手法，并活动肩胛骨10余次。

（3）中药熏蒸疗法

处方一：患侧肩部。

操作：川乌、秦艽、防风、独活、花椒各10g，汉防己15g，伸筋草、竹黄、青盐各20g，芥子、细辛各6g。将以上药物置入较大容器中，加水2000ml浸泡30分钟，煎沸后加入食醋100ml，待温度降至40℃～45℃时备用。用两块纱布交替浸泡、外敷患处。1剂药连用2天，6天为1个疗程。

处方二：患侧肩部。

操作：炙黄芪30g，鸡血藤20g，海桐皮20g，补骨脂10g，伸筋草15g，三棱15g，莪术15g，栀子15g，泽兰15g，威灵仙15g，泽泻10g，汉防己10g，木瓜10g，透骨草15g，防风10g。把中药包在1小布袋内放入锅中，加适量清水，煮沸后，把折成长方形的毛巾浸透后拧干，敷在局部压痛点明显的部位上，每次30分钟，每天2次，7天为1个疗程。

2. 现代物理疗法

（1）TDP音频电疗法

处方：患侧肩部。

操作：①采用特定电磁波治疗器（俗称TDP），功率350W，频谱范围2～25μm，辐射板直径166mm，垂直照射于病变局部，灯距30～50cm，温度适中，治疗时间30～40分钟，每天1次。②采用音频电疗机，频率2～5kHz，电流15～30mA，对置法，治疗时间25～30分钟，每天1次。

（2）红外线疗法

处方：患侧肩部。

操作：患者坐位或俯卧位，暴露患肩，TDP 直接照射患处，TDP 治疗仪的功率 250W，治疗时间为 30 分钟，距离 20～40cm，TDP 用温热剂量，以患者耐受为度，不宜过近，以防烫伤。每日 1 次，10 次为 1 个疗程。

（3）石蜡疗法

处方：患侧肩部。

操作：将适量的石蜡装入耐高温的塑料袋内（约占塑料袋容量的三分之一），排出空气，密封袋口，然后放在不超过 80℃的热水中待石蜡成半融化状态，将蜡袋取出，擦净表面水分，垫一双层纱布即可敷于患处，一般热敷 30～60 分钟。

（4）中频电疗法

处方：患侧肩部。

操作：采用高级电脑中频治疗系统，根据患者实际情况选用适宜的电极板，对置或者并置于患部，避开局部有破损的地方。处方波形为方波、指数波和三角波交替进行，工作幅度为连续运行、间歇加载，载波频率 4000～5000Hz，扫频 2000Hz，调制频率 50～80Hz，剂量以患者耐受为度。每天 1 次，每次 20 分钟，10 天为 1 个疗程。

（5）低频电疗法

处方：患侧肩部。

操作：选用好低频电治疗器，针对痛点及痛区治疗，使用该仪器原装电极，其频率为 3～100Hz，电量输出强度为耐受量（60～70mA），未加温，治疗 30 分钟。

第九节　四边孔综合征

【概述】

四边孔综合征即旋肱后动脉和神经或腋神经的一个主要分支在四边孔处受压后所引起的一系列临床症候群。其主要表现是腋神经支配的肩臂外侧的感觉障碍和三角肌功能及肩外展受限。可继发于肩部外伤或上肢过分运动后。胸廓出口综合征也可合并四边孔综合征。

四边孔综合征是一种较少见的神经卡压综合征，和其他周围神经卡压综合征一样，诊断常常有困难。从 1983 年 Cahill 报道的 18 例该综合征开始，至今英文文献上仅查到 6 篇文献，共 27 个病例，可能不少患者被误诊为胸廓出口综合征或并存于该病之中。

【病因病理】

四边孔综合征可能是一种获得性疾病，因在尸体解剖的研究中未能发现在术中所见到的纤维束状结构，故不支持该病是以先天性解剖异常为基础的疾病。Francel 认为该病与创伤有关，也可能是肩关节过度的活动，使腋神经在肩袖周围的肌腹中反复磨擦创伤致纤维化，造成在该部位产生可能压迫神经血管的粘连所致。陈德松在解剖学研究中发现肱三头肌长头是造成腋神经卡压的常见部位。

【临床表现】

1. 病史

本病以青壮年多见，以优势手为主，可发生于双侧肢体，可能有肩部外伤史。

2. 症状

患肢呈间歇性疼痛或麻痛，可播散到上臂、前臂和手部，部分患者可有肩沉加重、肩部无力的感觉，一些病例有夜间疼痛史，症状在不知不觉中加重，在就诊时已有肩外展障碍。

3. 体征

（1）肩关节前屈、外展、外旋时症状加重。

（2）肩外展肌力下降，或肩外展受限，被动活动正常，被动活动无疼痛。

（3）可有三角肌萎缩的现象。

（4）从后方按压四边孔有明显的局限性压痛。

（5）将肩关节置外旋位1分钟可诱发疼痛。

【诊断要点】

诊断主要依靠体检结果，即肩部疼痛，肩外展肌力下降，三角肌萎缩，四边孔处的局限性压痛，肩和上臂外侧的麻木及肩外展无力或受限。以下辅助检查有助于诊断：

（1）肌电图三角肌可有纤颤电位，腋神经传导速度减慢。

（2）血管造影旋肱后动脉闭塞，常可提示腋神经受压。

四边孔综合征需要与以下疾病相鉴别。

（1）C_7神经根卡压 常有肩胛上神经同时累及，压痛点主要在颈部。

（2）肩周炎 肩部被动活动亦受限，压痛以肩前二头肌长头处最为显著。

（3）肩关节冲击症 肩部疼痛存在60°～120°的疼痛弧，压痛主要在肩峰下。

【针刀治疗】

1. 治疗原则

针刀治疗依据针刀医学慢性软组织损伤病因病理学理论和针刀闭合性手术理论，通过对神经卡压点进行精确闭合性针刀松解，可治愈该病。

2. 操作方法

（1）第一次针刀松解神经卡压处。

1）体位 坐位。

2）体表定位 四边孔。

3）消毒 在施术部位，用活力碘消毒2遍，然后铺无菌洞巾，使治疗点正对洞巾中间。

4）麻醉 1%利多卡因局部麻醉。

5）刀具 使用Ⅰ型针刀。

6）针刀操作 针刀切开部分四边孔粘连筋膜和瘢痕，在四边孔Tinel征阳性点定位，针刀体与皮肤垂直，刀口线与足底纵轴一致，按针刀四步进针规程进针刀，经皮肤、皮下组织，刀下有坚韧感时即到达四边孔，以提插刀法切割2～3刀，范围不超过0.5cm，然后再纵疏横剥2～3刀，范围不超过1cm（图7-18）。术毕，拔出针刀，局部压迫止血3分钟后，创可贴覆盖针眼。

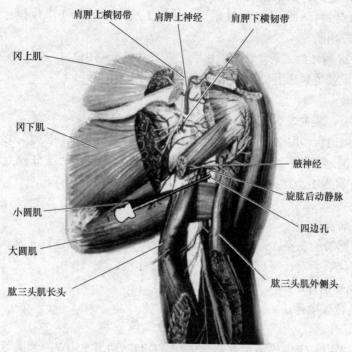

肩胛上横韧带　　肩胛上神经　　肩胛下横韧带

冈上肌

冈下肌

腋神经

旋肱后动静脉

四边孔

小圆肌

大圆肌

肱三头肌外侧头

肱三头肌长头

图 7-18　四边孔松解示意图

（2）第二次针刀调节局部穴位的电生理线路。

对有三角肌萎缩的患者，需要针刀调节局部穴位的电生理线路。

注意事项　针刀进行要缓慢，如果在进针刀过程中患者有剧痛或肩关节有电麻感，可能为针刀刺伤了旋肱后动脉或者腋神经，应退针刀于皮下，稍调整针刀体角度，再进针刀，即可避开血管神经。

【针刀术后手法治疗】

针刀术后，患者坐位，嘱患者做拥抱动作 2～4 次，以进一步拉开四边孔的粘连。

【针刀术后康复治疗】

（一）目的

四边孔综合征针刀整体松解术后康复治疗的目的是进一步调节肩部弓弦力学系统的力平衡，促进局部血液循环，加速局部的新陈代谢，有利于损伤组织的早期修复。

（二）原则

肱二头肌长头肌腱炎行针刀手术后 48～72 小时可选用下列疗法进行康复治疗。

（三）方法

1. 针灸推拿疗法

（1）电针疗法

处方一：极泉、天宗、阳陵泉、阿是穴。

操作：患侧极泉点刺，出现放射性的针感起针。再取四边孔周围阿是穴、患侧天宗、双侧阳陵泉。阿是穴、天宗使用电针，疏密波，以患者能耐受为度。留针 30 分钟，其中阳陵泉每 10 分钟行针 1 次，平补平泻。每日 1 次，10 次为 1 个疗程。

处方二：三角肌。

操作：选 28 号 1.5 寸毫针，在三角肌上选取两处直刺 1.2 寸左右，接 G6805 电针治疗仪，疏密波，强度以患者能忍受为度，留针 30 分钟，每日 1 次。

（2）温针灸

处方：肩贞、膈俞、天宗。

操作：常规消毒，用 28 号 2.5 寸毫针，快速进针，行苍龟探穴法，以局部酸麻胀感向上臂传导为佳，然后将 2cm 长的艾条插在针柄顶端，于艾条近皮肤侧点燃，燃尽为度。每日 1 次，10 次为 1 个疗程，共治疗 2～4 个疗程。

（3）灸法

处方：压痛点处。

操作：将燃着的艾条，对准压痛点处，距离为 2～5cm，进行雀啄灸，以病人能耐受、局部皮肤红晕为度，每日 1 次，7 次为 1 个疗程。

2. 现代物理治疗

（1）TDP 音频电疗法

处方：患部。

操作：①采用特定电磁波治疗器（俗称 TDP），功率 350W，频谱范围 2～25μm，辐射板直径 166mm，垂直照射于病变局部，灯距 30～50cm，温度适中，治疗时间 30～40 分钟，每天 1 次。②采用音频电疗机，频率 2～5kHz，电流 15～30mA，对置法，治疗时间 25～30 分钟，每天 1 次。

（2）红外线疗法

处方：患部。

操作：暴露患侧肩背部，在病变部应用 TDP 照射。照射时注意照射距离，以患者耐受为准，不宜过近，以防烫伤。治疗时间 30～40 分钟。

（3）石蜡疗法

处方：患部。

操作：将适量的石蜡装入耐高温的塑料袋内（约占塑料袋容量的三分之一），排出空气，密封袋口，然后放在不超过 80℃的热水中待石蜡成半融化状态，将蜡袋取出，擦净表面水分，垫一双层纱布即可敷于患处，一般热敷 30～60 分钟。

（4）超声波疗法

处方：患部。

操作：患者坐位，暴露患肩背，用 DM-200L 型超声治疗仪治疗。先用治疗头按压阿是穴、相关的经络穴位，超声输出设定为脉冲模式，时间为 10 分钟，根据患者热感及是否有酸麻胀的感觉调节档位。剂量 0.8～1.5W/cm^2，每次 8～12 分钟，每日 1 次。5 次为 1 个疗程。

（5）中频电疗法

处方：患侧肩部。

操作：采用高级电脑中频治疗系统，根据患者实际情况选用适宜的电极板，对置或者并置于患部，避开局部有破损的地方。处方波形为方波、指数波和三角波交替进行，工作幅度为连续运行、间歇加载，载波频率 4000～5000Hz，扫频 2000Hz，调制频率 50～80Hz，剂量以患者耐受为度。每天 1 次，每次 20 分钟，10 天 1 个疗程。

（6）微波疗法

处方：患侧肩部。

操作：选用微波治疗仪，进行局部痛点及痛区照射，微波频率（2450±50）MHz、脉冲波宽 100～500ms、脉冲频率 0.5Hz/s 和 1Hz/s、脉冲占空比 50%、平均功率 100W、辐射器直径 170mm、照射距离 15～20cm、照射时间 10 分钟。

（7）低频电疗法

处方：患侧肩部。

操作：选用低频电治疗器，针对痛点及痛区治疗，使用该仪器原装电极，其频率为 3～100Hz，电量输出强度为耐受量（60～70mA），未加温，治疗 30 分钟。

（8）振动疗法

处方：患侧肩部。

操作：选用牵拉机械振动器，牵拉并振动病变肩背部，进行局部治疗，横向振动，治疗时间每次 5 分钟，振动幅度 1cm，振动频率 180 次/分钟。

（9）直线偏振光近红外线局部照射疗法

处方：患侧肩部。

操作：直线偏振光近红外线对痛点进行局部照射治疗。选用 SG 型透镜，输出功率 1500mW，波长 0.6～1.6μm，焦点径 4cm，照射局部，照射时间 10 分钟，照射时镜头紧贴皮肤。每日 1 次，7 天为 1 个疗程。

第十节 肩峰下撞击综合征

【概述】

肩峰下撞击综合征又称肩疼痛弧综合征，是肩关节外展活动至一定范围时，肩部和上臂出现疼痛的综合征。

【病因病理】

肩峰的上方为喙肩穹，包括肩峰、喙突及连接两者的喙肩韧带，下方为肩袖和肱骨结节，肩峰下滑囊起到润滑和缓冲撞击的作用。肩峰下间隙前窄后宽，撞击时病变主要发生在前、中部。在肩峰下关节内，任何引起肱骨头与喙肩穹反复摩擦、撞击的疾病均可引起肩峰下综合征，如肩峰下滑囊炎、冈上肌腱炎、冈上肌腱钙化、肩袖撕裂、肱二头肌长头腱鞘炎、肱骨大结节骨折等。肩关节过度频繁外展，使肩峰下关节的各种组织反复摩擦和碰撞，尤其是肩峰下滑囊及肩袖组织发生充血、水肿、炎性渗出，此时往往伴有急性肩痛症状。反复的撞击性损害使肩峰下组织发生退行性变，滑囊肥厚，肩袖纤维变性，增生肥厚。病变进一步发展，肩袖可发生撕裂，肱二头肌长头腱病理性断裂。肩袖损伤后肩袖对肱骨头的稳定作用减弱，不能有效地控制肱骨头上移，使肩峰下间隙变小。肱骨头与肩峰的反复撞击可致骨性结构的改变，肩峰及肱骨大结节骨赘形成。

【临床表现】

（1）症状　以肩部和上臂外侧疼痛为主，可累及整个三角肌区。疼痛为持续性、夜间尤其明显。主动外展上臂 60°～120° 时疼痛明显，但被动活动时疼痛较轻或不痛，患者常喜欢下垂上肢以减轻疼痛。患肢无力，活动受限。个别患者肩关节外展时有阻挡的感觉。

（2）体征

①体检时在肩峰下端及肱骨大结节处有明显的压痛，肩关节活动时可听到捻发音和触及捻发感。

②疼痛弧征阳性：肩关节主动外展活动时出现 60°～120° 范围内的疼痛弧征，检查者用手固定肩胛骨，嘱患者外展肩关节，当外展至 60° 时出现明显的肩峰部疼痛，继续外展超过 120° 时疼痛又明显减轻或消失。当上臂从上举位放下至 120°～60° 时又出现疼痛。

③肩部撞击征阳性：患者取坐位，检查者一手稳定肩关节，另一手托住肘关节并向上方用力使肱骨大结节与肩峰间产生撞击，如出现疼痛即为阳性。病程长者，肩关节周围的肌肉萎缩，肩关节活动受限，尤以外展、外旋、后伸为著，严重者可呈冻结肩。

【诊断要点】

根据病史和临床表现、特殊检查及肌电检查，对典型病例不难做出诊断。X 线检查有辅助诊断作用。肩峰下表面可见骨赘形成及骨质硬化，密度增高，冈上肌钙化阴影，肱骨大结节骨折或骨赘形成，肩峰下间隙变小。

【针刀治疗】

（1）第一次针刀松解部分肩袖的止点。

1）体位　端坐位。

2）体表定位　肩关节。

3）消毒　在施术部位，用活力碘消毒 2 遍，然后铺无菌洞巾，使治疗点正对洞巾中间。

4）麻醉　1% 利多卡因局部麻醉。

5）刀具　使用 Ⅰ 型针刀。

6）针刀操作（图 7-19）

①第 1 支针刀松解冈上肌行径路线的粘连瘢痕点　沿冈上肌肌纤维方向在肩峰下寻找其压痛点定位，刀口线与冈上肌肌纤维走行一致，针刀体与皮肤呈 90° 角，按针刀四步进针规程进针刀，经皮肤、皮下组织，刀下有硬节或者条索状物时，纵疏横剥 2～3 刀，范围不超过 0.5cm，然后调转刀口线 90°，用提插刀法切割 2～3 刀，当刀下有落空感时停止切割。

②第 2 支针刀松解冈下肌行径路线及其止点　在第 1 支针刀后下方 2～3cm 压痛点定点，刀口线与冈下肌肌纤维方向一致，针刀体与皮肤呈 90° 角，按针刀四步进针规程进针刀，经皮肤、皮下组织，当刀下有硬节或者条索状物时，纵疏横剥 2～3 刀，范围不超过 0.5cm，然后达肱骨大结节后面骨面，调转刀口线 90°，在骨面上铲剥 2～3 刀，范围不超过 0.5cm。

③第 3 支针刀松解肩关节前侧关节囊的粘连和瘢痕　在第 1 支针刀前下方 2～3cm

压痛点定点，针刀体与皮肤垂直，刀口线与肱骨长轴一致，按针刀四步进针规程进针刀，经皮肤、经皮下组织，当刀下有硬节或者条索状物时，纵疏横剥 2～3 刀，范围不超过 0.5cm，然后进一步深入针刀，当刀下有落空感时，即到达肩关节前侧关节囊，纵疏横剥 2～3 刀，范围不超过 0.5cm。

④第 4 支针刀松解冈上肌止点的粘连瘢痕　在肱骨大结节顶点的压痛点定位，刀口线与冈上肌纤维走行一致，针刀体与皮肤呈 90°角，按针刀四步进针规程进针刀，刺入皮肤，经皮下组织，当刀下有硬节或者条索状物时，纵疏横剥 2～3 刀，范围不超过 0.5cm，然后直达骨面，调转刀口线 90°，在骨面上铲剥 2～3 刀，范围不超过 0.5cm。

术毕，拔出针刀，局部压迫止血 3 分钟后，创可贴覆盖针眼。

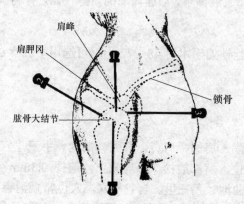

图 7-19　肩袖的止点针刀松解示意图

（2）第二次针刀松解肩部外侧顽固性疼痛点。

1）体位　端坐位。

2）体表定位　用甲紫分别在肩关节外侧压痛点定位，作为针刀闭合性手术进针点。

3）消毒　在施术部位，用活力碘消毒 2 遍，然后铺无菌洞巾，使治疗点正对洞巾中间。

4）麻醉　1%利多卡因局部麻醉。

5）刀具　使用 I 型针刀。

6）针刀操作

①第 1 支针刀松解肩峰部的压痛点　在肩峰压痛点定位，刀口线与上肢纵轴方向一致，针刀体与皮肤呈 90°角，按针刀四步进针规程进针刀，刺入皮肤，经皮下组织，达硬结或者条索状物，纵疏横剥 2～3 刀，范围 1cm。

②第 2 支针刀松解肩关节外侧的压痛点　在肩关节外侧压痛点定位，刀口线与上肢纵轴方向一致，针刀体与皮肤呈 90°角，按针刀四步进针规程进针刀，刺入皮肤，经皮下组织，达硬结或者条索状物，纵疏横剥 2～3 刀，范围 1cm。

③第 3 支针刀松解三角肌止点压痛点　在三角肌止点压痛点定位，刀口线与上肢纵轴方向一致，针刀体与皮肤呈 90°角，按针刀四步进针规程进针刀，刺入皮肤，经皮下组织，达硬结或者条索状物，纵疏横剥 2～3 刀，范围 1cm。

术毕，拔出针刀，局部压迫止血 3 分钟后，创可贴覆盖针眼。

7）注意事项　防止头静脉损伤（详见肩周炎第一次针刀松解注意事项）。

【针刀术后手法治疗】

本病采用上举外展手法，在端坐位进行。医者站于患侧，患者应充分放松，左手按住患肩关节上端，右手托扶患肢肘关节，嘱患者尽量外展上举患肢，当达到最大限度，不能再上举时，右手迅速向上提拉肘关节，可听到患肩关节有"喀叭"的撕裂声。推弹速度必须要快，待患者反应过来时，手法应已结束。

【针刀术后康复治疗】

（一）目的

肩峰下撞击综合征针刀整体松解术后康复治疗的目的是进一步调节肩部弓弦力学系统的力平衡，促进局部血液循环，加速局部的新陈代谢，有利于损伤组织的早期修复。

（二）原则

肩峰下撞击综合征行针刀手术后 48～72 小时可选用下列疗法进行康复治疗。

（三）方法

1. 针灸推拿疗法

（1）针刺疗法

处方一：肩井、肩髃、肩髎、肩贞、臂臑、曲池、手三里穴、阿是穴。

操作：患者取侧卧位，肩部放松，患肩朝上，选择 0.3mm×50mm 毫针，在患肢选取肩井、肩髃、肩贞、曲池、手三里、合谷等穴，穴位常规消毒，行平补平泻手法，均留针 15 分钟，阿是穴针上加灸。针灸治疗每日 1 次，6 次为 1 个疗程。

（2）推拿疗法

处方一：患侧上肢。

操作：第一步按、揉、擦法，患者取坐位，施按、揉、擦法放松肩周及上臂肌肉，包括冈上肌、冈下肌、斜方肌、三角肌、肱二头肌及肱三头肌。从上至下，依次进行，施术 3～4 遍后抱揉肩关节。第二步穴位按压法，放松完肩及上臂肌肉后，取肩井、肩髃、肩髎、肩贞、臂臑、曲池、手三里穴，用拇指重力按揉，以达到酸胀为度。第三步捏拿、弹拨法，捏拿患肩冈上部、肩部、上臂部，自上而下，疏松痉挛。然后以冈上肌为重点，用拇指在局部弹拨，将患肢前臂屈曲，上臂尽量外展，顺肱二头肌长头肌腱走行方向，取与肌腱纵轴相垂直的方向，左右弹拨，分离肱二头肌腱抵止端，施术后轻柔按摩，以舒筋活络。第四步摇肩、牵抖法，术者立于患侧后方，一手扶患肩，一手托患肢肘关节，将患肩由前一上一后一下反正划圈，范围由小到大，外展尽量达 90°～120°。反复 3～4 遍。后双手握患侧腕关节抖动患肢 3～4 遍。手法治疗隔日 1 次，10 次为 1 个疗程。

处方二：患侧上肢。

操作：①先用拿法拿捏冈上部、肩部、上臂部，自上而下，舒松筋结，然后以冈上及肩部为重点，自上而下揉摩以舒筋活络。②患者坐位，术者立于患侧，握住腕由前→上→后→下反正划大圈，范围均由小渐大，摇摆过程中，外展尽量在 90°～120° 之间，轻度上举。③令患者坐位，双手握腕、松臂，在向下动作的同时，以臂用力均匀颤动 3～5 下。所有患者均按以上方法治疗 3～5 个疗程，1 个疗程 10 天。

处方三：患肩。

操作：手法点按肩井、肩髎、肩贞、臂臑等穴位，并轻柔提拿、按揉肩峰周围、斜方肌、肱二头肌长头腱、三角肌、肱三头肌。在肩外展 90°位，以手法搓、揉肩周围的肌肉及韧带。每次治疗 25 分钟，每日 1 次。

（3）中药熏蒸疗法

处方：伸筋草、透骨草、防风各 30g，红花、桂枝各 9g，威灵仙、桑枝各 20g，赤芍、川芎、牛膝、海桐皮各 12g，细辛 3g，制川草乌 5g。

操作：将上药制成药囊，采用智能熏蒸治疗床，将药囊放至熏蒸罐内，加清水 3000ml 浸泡 2 小时后加热，用蒸汽熏蒸患肩，每次治疗 30 分钟，每日 1 次，10 天为 1 个疗程，休息 3～5 天，根据情况再做下一疗程。

（4）穴位注射

处方：肩峰端向外下 2cm。

操作：常规消毒，无菌操作，首先在肩峰下定点，在肩峰端向外下 2cm 左右入点。由外下向内上进入，约 5cm 左右进入到肩峰下滑囊区。选择 5 号针头，首先用 2%利多卡因注射液 0.5ml 皮下注射麻醉。然后注入参麦注射液 1～2ml，每周 1 次，连续 4 周。

2. 现代物理治疗

（1）电磁波疗法

处方：肩关节病变部位。

操作：暴露患侧肩部，采用特定电磁波治疗器（俗称 TDP），功率 350W，频谱范围 2～25μm，辐射板直径 166mm，垂直照射于肩峰部，灯距 30～50cm，温度适中，治疗时间 30～40 分钟。

（2）红外线疗法

处方：肩关节病变部位。

操作：暴露患侧肩部，在肩峰部应用 TDP 照射患肩。照射时注意照射距离，以患者耐受为准，不宜过近，以防烫伤。治疗时间 30～40 分钟。

（3）磁热振疗法

处方：肩关节病变部位。

操作：使用磁热振治疗机，频率 50～60Hz，振动频率 50～120 次/秒，长方形磁能块 20cm×40cm，温度 40℃，覆盖于肩峰处，持续 20 分钟。

（4）脉冲超短波疗法

处方：患侧肩部。

操作：对置电极，无热量，每天 10 分钟，10 天为 1 个疗程。

（5）离子导入疗法

处方：患肩局部。

操作：阳极导入离子，阴极接肩后电极。电流强度 15～20mA，每次 20～25 分钟，每日 1 次，共 20～25 次。

（6）石蜡疗法

处方：患侧肩部。

操作：将适量的石蜡装入耐高温的塑料袋内（约占塑料袋容量的三分之一）排出空

气，密封袋口，然后放在不超过 80℃的热水中待石蜡成半融化状态，将蜡袋取出，擦净表面水分，垫一双层纱布即可敷于患处，一般热敷 30～60 分钟。

（7）中频电疗法

处方：患侧肩部。

操作：采用 2008-Ⅳ型高级电脑中频治疗系统，根据患者实际情况选用适宜的电极板，对置或者并置于患部，避开局部有破损的地方。处方波形为方波、指数波和三角波交替进行，工作幅度为连续运行、间歇加载，载波频率 4000～5000Hz，扫频 2000Hz，调制频率 50～80Hz，剂量以患者耐受为度。每天 1 次，每次 20 分钟，10 天 1 个疗程。

（8）超声波疗法

处方：患侧肩部。

操作：患者坐位或者侧卧位，暴露患肩，用 DM-200L 型超声治疗仪治疗。先用治疗头按压阿是穴、相关的经络穴位，超声输出设定为脉冲模式，时间为 10 分钟，根据患者热感及是否有酸麻胀的感觉调节档位。剂量 0.8～1.5W/cm^2，每次 8～12 分钟，每日 1 次。5 次为 1 个疗程。

（9）超短波治疗

处方：患肩。

操作：先将两个电极板放在患肩前后为前后对置位置，时间 15～20 分钟，输量：微热量，以患者耐受为度，每日 1 次，6 次为 1 疗程，休息 4 天后再进行下 1 个疗程。

3. 现代康复疗法

（1）康复锻炼疗法

操作：肩关节功能锻炼，先行肩关节前后、左右方向的摆动运动，3 周后开始抬上臂锻炼，3 个月后行上臂的上举外展运动。嘱患者注意患肩的防寒保暖及防止行反复损伤动作。

（2）运动训练疗法

操作：①关节松动术：斜方肌上部纤维、斜方肌中部纤维、三角肌肌肉牵伸。②肩胛骨周围肌群主动训练：每组 20 个，间歇 30 秒，每天 3 组。菱形肌：站立位，上臂水平前伸，使肩胛骨内缘靠近。前锯肌：仰卧位，45°位，体侧外展 60°，内收肩胛骨，后伸肩关节。肩胛提肌：耸肩。胸小肌：仰卧位，上举哑铃，1kg。③肩关节稳定肌群（肩袖）肌力增强训练：50%最大等长肌力（1MR），每组 10 个，间歇 30 秒，每天 3 组。冈上肌：肩胛骨平面内外展 0°～30°，0°～60°，短弧运动。冈下肌和小圆肌：肩胛骨平面内外展 30°位，屈肘 90°位，外旋。肩胛下肌：肩胛骨平面内外展 30°位，屈肘 90°位，内旋。

第十一节　肩峰下滑囊炎

【概述】

肩峰下滑囊炎，又名三角肌下滑囊炎，系因肩部的急、慢性损伤，炎症刺激肩峰下滑囊，从而引起肩部疼痛和活动受限为主要临床表现的一种病症，称为肩峰下滑囊炎。

【病因病理】

肩峰下滑囊炎可分为原发病变和继发病变两种。原发病变发生极少，大多为继发病变。临床常继发于肩峰下滑囊周围邻近组织的外伤、劳损或退变。而冈上肌肌腱炎与本病的关系更为密切。这是因为冈上肌肌腱在肩峰下滑囊的底部，当冈上肌肌腱发生急、慢性损伤时，滑囊也同时受损，从而继发肩峰下滑囊的非特异性炎症。

【临床表现】

肩峰下滑囊炎，虽然可影响其附近的很多组织，但临床上以冈上肌受累为主，尤以冈上肌的下端肌腹和位于肩袖内的冈上肌腱影响最为严重，常表现为肌肉萎缩与周边组织粘连等。

（1）初期　肩部外侧不适，运动轻微受限，逐渐转变为疼痛、肿胀，并从肩峰下放散至三角肌的止端。在三角肌前缘可出现囊性肿块，肩部轮廓扩大。当上臂外展、外旋、内收时，三角肌疼痛明显加剧。肩峰下压痛，为本病的特征。合并有冈上肌肌腱炎时，可出现外展"中间疼痛弧征"。

（2）后期　因滑囊壁逐渐增厚，且与肩袖粘连，使肩关节的运动功能逐渐，使冈上肌、冈下肌出现不同程度的萎缩，导致三角肌逐渐萎缩。

【诊断要点】

（1）常有肩部急、慢性损伤和劳损史。或继发于冈上肌肌腱炎等。

（2）肩部疼痛：肩外侧深部疼痛，并向三角肌止点放射。疼痛一般为昼轻夜重，可因疼痛而致夜寐不安。

（3）压痛：肩关节外侧肩峰下和大结节处有明显的局限性压痛。

（4）肿胀：急性期由于滑囊的充血、水肿，在肩关节前方可触及肿胀的滑囊。

（5）功能障碍：急性期的功能障碍多因疼痛所致；慢性期的功能障碍则因滑囊壁逐渐炎变、增厚，且与肩袖粘连所致。肩关节功能活动明显受限，尤以外展、外旋为甚。

（6）肌肉萎缩：早期出现冈上肌、冈下肌萎缩；晚期则三角肌也出现萎缩。

（7）X线检查：早期肩关节多无明显异常改变，晚期可见冈上肌腱内有钙盐沉着。

【针刀治疗】

1. 治疗原则

依据针刀医学关于慢性软组织损伤的理论，肩峰下滑囊损伤后瘢痕堵塞滑囊，造成关节囊代谢障碍而产生上述临床表现。在慢性期急性发作时，有水肿渗出刺激神经末梢，使上述临床表现加剧。依据上述理论，肩峰下滑囊损伤是由囊壁的膜性通道受瘢痕组织堵塞所致。用针刀将滑囊切开，排出囊内液体，即可疏通堵塞，治愈该病。

2. 操作方法

（1）体位　端坐位。

（2）体表定位　肩关节外侧肿胀压痛点。

（3）消毒　在施术部位，用活力碘消毒2遍，然后铺无菌洞巾，使治疗点正对洞巾中间。

（4）麻醉　1%利多卡因局部麻醉。

（5）刀具　使用Ⅰ型针刀。

（6）针刀操作（图7-20）　肩关节外侧肿胀压痛点定位。刀口线与上肢纵轴方向一致，按针刀四步进针规程进针刀，经皮肤、皮下组织、三角肌，当刀下有阻力感时，即到达囊肿壁，穿破囊壁，阻力感消失，缓慢进针刀，当刀下有粗糙感时，即到达囊肿的基底部生发层，在此处，纵疏横剥 2～3 刀，范围 2～3cm，以破坏囊肿部生发层的分泌细胞，然后稍提针刀分别向囊肿的前后左右刺破囊壁后出针刀。术毕，拔出针刀，局部压迫止血 3 分钟后，创可贴覆盖针眼。

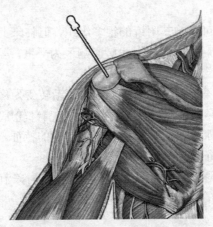

图 7-20　肩峰下滑囊炎针刀松解示意图

（7）注意事项　针刀在滑囊处剥离，不能到达骨面，否则影响疗效。

【针刀术后手法治疗】

用手指垂直下压滑囊，使囊内的滑液向四周扩散。

【针刀术后康复治疗】

（一）目的

肩峰下滑囊炎针刀整体松解术后康复治疗的目的是进一步调节肩部弓弦力学系统的力平衡，促进局部血液循环，加速局部的新陈代谢，有利于损伤组织的早期修复。

（二）原则

肩峰下滑囊炎行针刀手术后 48～72 小时可选用下列疗法进行康复治疗。

（三）方法

1. 针灸推拿疗法

（1）针刺疗法

处方一：肩髃、肩髎、臑俞、曲池、巨骨、手三里、阿是穴。

操作：用 40～65mm 毫针，肩髃可沿肩峰水平进针，可向前、向后、向下透刺 1～2 寸。巨骨向外下方进针约 0.5 寸，其他穴位常规刺法，均行泻法。留针 30 分钟。每天治疗 1 次，1 周为 1 个疗程。

处方二：巨骨透肩髃、肩峰下（约肩峰下 0.3 寸处的痛点）透巨骨；配穴：臂臑、肩井、曲池、外关。

操作：患者取坐位，将患肢置于桌面，尽可能呈外展位。局部常规消毒后，以 30

号 2.5 寸毫针沿皮透刺，进针约 2 寸，接 G91-a 电针仪，采用疏密波，留针 30 分钟。肩痛向三角肌止点放射者，向上斜刺臂臑，继发于冈上肌腱炎者斜刺肩井至冈上肌。每日/次，10 次为 1 个疗程。

（2）推拿疗法

处方一：肩峰下及三角肌部、肩井、肩髃、臑俞、臂臑、曲池等穴。

操作：①拇指点法或按法：点按肩井、肩髃、臑俞、臂臑、曲池等穴，各约 1 分钟，由轻而重进行。②拇指或掌根按揉三角肌部 3～5 分钟。③摇法：摇动肩关节，术者一手拇指按压患者臑俞，其余四指按压在肱骨大结节处，另手托握住肘关节，做肩关节向前和向后摇动，各 8～10 圈。④抖法：抖患侧上肢，约 1 分钟。⑤搓法：施于患侧肩部周围，约 2 分钟，同时配合肩关节的被动活动。⑥拿法：拿肩井及三角肌，约 2 分钟。⑦大鱼际擦法：擦肩前方，以透热为度。

处方二：患肩。

操作：患者取端坐位，医者立于患侧斜后方，左手扶其肩（以作为固定），右手以大拇指和食、中、无名指的指腹沿患侧三角肌、斜方肌、冈上肌等处作对称性的拿揉（力度适中），反复操作 5 分钟左右，以放松周围肌肉。医者以拇指指端着力运用一指禅推法对以上肌肉进行操作，以患者自觉酸胀为度，反复操作 3 分钟左右，以放松深层组织。医者以拇指指端着力，重力点按痛点及其周围组织并作深层次小幅度的理筋手法，以患者自觉疼痛为度，放松深层组织。医者右侧虎口背托于患者患肢手腕，屈肘内收带动患者手臂向前上举牵拉，然后外旋外展后伸放下，重复 3～5 次。幅度由小到大，以滑利关节，促进炎性组织的吸收及损伤组织的修复。

（3）刺络拔罐法

处方：阿是穴。

操作：选准穴位，常规消毒，以皮肤针叩刺皮部，继则加拔适当型号的火罐，出血 2～5ml，每 3 日治疗 1 次。

2. 现代物理疗法

（1）超短波疗法

处方：患肩局部。

操作：先将两个电极板放在患肩前后为前后对置位置，时间 15～20 分钟，输量：微热量，以患者耐受为度，每日 1 次，6 次为 1 疗程，休息 4 天后再进行下 1 个疗程。

（2）超声波疗法

处方：患肩局部。

操作：患者坐位或者侧卧位，暴露患肩，用 DM-200L 型超声治疗仪治疗。先用治疗头按压阿是穴、相关的经络穴位，超声输出设定为脉冲模式，时间为 10 分钟，根据患者热感及是否有酸麻胀的感觉调节档位。剂量 0.8～1.5W/cm^2，，每次 8～12 分钟，每日 1 次。5 次为 1 个疗程。

（3）微波疗法

处方：患肩局部。

操作：患者取舒适体位，暴露患部，采用 CR2001 微波综合治疗机，在病变局部做辐射治疗，微波工作频率 2450MHz，输出功率 20～30W，治疗时间为 20 分钟，距离 10～15cm，以患者耐受为度，每天 1 次，10 天 1 个疗程。

（4）TDP 治疗

处方：患肩局部。

操作：患者坐位或俯卧位，暴露患肩，TDP 直接照射患处，TDP 治疗仪的功率 250W，治疗时间为 30 分钟，距离 20～40cm，TDP 用温热剂量，以患者耐受为度，每日 1 次，10 次为 1 个疗程。

（5）石蜡疗法

处方：患肩局部。

操作：将适量的石蜡装入耐高温的塑料袋内（约占塑料袋容量的 1/3），排出空气，密封袋口，然后放在不超过 80℃的热水中待石蜡成半融化状态，将蜡袋取出，擦净表面水分，垫一双层纱布即可敷于患处，一般热敷 30～60 分钟。

3. 现代康复疗法

操作：功能锻炼。如爬墙活动，即双脚并拢，面对墙壁，用双手或单手沿墙壁缓缓向上爬动，使上臂尽量高举，然后缓缓下回原处，反复数次；体后拉手，即双手向后，用健侧手拉住患侧腕部，渐渐向上拉动，反复进行。每天早晚各 1 次，每次 10～20 分钟。要持之以恒，循序渐进，幅度要由小渐大。

第十二节 三角肌滑囊炎

【概述】

外伤和劳损均可导致三角肌滑囊炎，肩周炎也可累及三角肌滑液囊。临床也常将三角肌滑囊炎误诊为肩周炎。因该滑液囊位于三角肌深面，痛点较深，患者主诉含糊，触诊不清楚，所以，有时也被误诊为肩峰下滑囊炎。三角肌滑液囊分泌的滑液主要是供给位于三角肌下面、冈上肌表面的冈上肌筋膜、及冈下肌和小圆肌表面的冈下肌筋膜和小圆肌筋膜，使三角肌与上述这些肌肉的肌腱不会因摩擦而受损。一旦三角肌滑囊因外伤或劳损而发生病变，这些肌肉和筋膜都将失去润滑，肩部就会出现严重不适感。三角肌滑囊炎，过去多数由于误诊而被忽视，即使诊断明确，也缺乏有效的治疗措施。用强的松龙封闭，仅能取得暂时的疗效。针刀医学对本病有着全新的认识，并取得了良好的疗效。

【病因病理】

三角肌滑囊因受损（外伤和劳损），囊壁的膜性通道被自我修复的瘢痕组织堵塞，囊内的滑液不能排除，使滑囊膨胀，造成酸、胀、痛等感觉。由于滑液失去供应，冈上肌、冈下肌、小圆肌筋膜得不到润滑，使肩部肌肉欠灵活，而有不适感。

【临床表现】

三角肌滑囊炎的患者均主诉肩部酸痛不适，上肢上举、外展困难。慢性期，患者活动上肢时，肩部有摩擦音和弹响声。

【诊断要点】

（1）有外伤史和劳损史。

（2）在肩峰下滑囊下缘、肩关节下缘有摩擦音或弹响声。

（3）肩关节下缘三角肌中上部有轻度高起，皮肤发亮。

（4）让患侧上肢主动外展上举，可使患者肩部疼痛加重而拒绝做此动作。

（5）X线检查可协助诊断该病，并排除其他肩部病变。

【针刀治疗】

1. 治疗原则

依据针刀医学关于慢性软组织损伤的理论，三角肌滑囊损伤后瘢痕堵塞滑囊，造成关节囊代谢障碍而产生上述临床表现。在慢性期急性发作时，有水肿渗出刺激神经末梢，使上述临床表现加剧。依据上述理论，三角肌滑囊损伤是由囊壁的膜性通道受瘢痕组织堵塞所致。用针刀将滑囊切开，排出囊内液体，即可疏通堵塞，治愈该病。

2. 操作方法

（1）体位　端坐位。

（2）体表定位　肩关节外侧明显隆起处、三角肌腹部的压痛点。

（3）消毒　在施术部位，用活力碘消毒2遍，然后铺无菌洞巾，使治疗点正对洞巾中间。

（4）麻醉　1%利多卡因局部麻醉。

（5）刀具　使用Ⅰ型针刀。

（6）针刀操作（图7-21）

在定位处进针刀。针刀体与皮肤呈90°角，刀口线和三角肌纤维走向平行，按针刀四步进针规程进针刀，当穿过三角肌时，有较明显的落空感，即到达三角肌滑囊，在此纵疏横剥2～3刀，范围2～3cm。术毕，拔出针刀，局部压迫止血3分钟后，创可贴覆盖针眼。

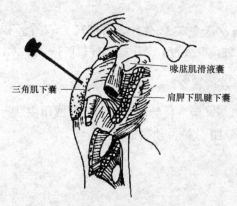

图7-21　三角肌滑囊炎针刀松解示意图

（7）注意事项　针刀在滑囊处剥离，不能到达骨面，否则影响疗效。

【针刀术后手法治疗】

用手指垂直下压滑囊，使囊内的滑液向四周扩散。

【针刀术后康复治疗】

（一）目的

三角肌滑囊炎针刀整体松解术后康复治疗的目的是进一步调节肩部弓弦力学系统的力平衡，促进局部血液循环，加速局部的新陈代谢，有利于损伤组织的早期修复。

（二）原则

肩部软组织扭挫伤行针刀手术后 48～72 小时可选用下列疗法进行康复治疗。

（三）方法

1. 针灸推拿疗法

（1）针刺疗法

处方一：阿是穴。

操作：选 26 号 1.5 寸长毫针，令患者维持其产生或加重疼痛时的姿势，局部消毒后进针。得气后采用高频震颤手法，行针 1～2 分钟或更长，至疼痛消失或减轻后出针。每日治疗 1 次，5 次为 1 疗程。

处方二：肩痛穴、颈痛穴。

操作：肩痛穴位于腓骨小头下方与外踝连线的上 1/3 处。颈痛穴位于手背部，半握拳第四掌骨与第五掌骨之间，即指掌关节前凹陷中。患者仰卧位，穴位及术者双手常规消毒后，采用 30 号 1.5 寸毫针，快速刺入，使局部产生酸、麻、胀等针感，不留针，每日 1 次，1 周为 1 个疗程。

处方三：压痛点所属经络对侧的络穴（缪刺法）。

操作：选准络穴后，局部常规消毒，用 28 号 1 寸毫针，快速进针，深度为 0.5 寸左右，得气后留针 20 分钟。留针期间，患侧肩部持续活动。

（2）拔罐疗法

处方：以肩髃、肩贞、肩前、天宗、肩井、肩中俞、臂臑等穴位为主，配合阿是穴治疗。

操作：每日 1 次，每次选主穴 3～4 个，阿是穴 1～2 个，根据部位取大小适中的火罐，每次留罐 10～15 分钟，5 次为 1 个疗程，疗程时间隔 3 天；2 个疗程为限。

（3）刺络拔罐法

处方：阿是穴。

操作：局部常规消毒后，用三棱针散状点刺放血或用皮肤针重叩刺至局部皮肤出赤血后，在针处拔罐。留罐 10 分钟，使瘀血尽出。

2. 现代物理疗法

（1）微波疗法

处方：患部。

操作：取患者舒适体位，暴露患部，采用 CR2001 微波综合治疗机，在病变局部做辐射治疗，微波工作频率 2450MHz，输出功率 20～30W，治疗时间为 20 分钟，距离 10～

15cm，以患者耐受为度，每天 1 次，10 天 1 个疗程。

（2）TDP 治疗

处方：患部。

操作：患者坐位或俯卧位，暴露患肩，TDP 直接照射患处，TDP 治疗仪的功率 250W，治疗时间为 30 分钟，距离 20～40cm，TDP 用温热剂量，以患者耐受为度，每日 1 次，10 次为 1 个疗程。

第十三节　肱二头肌长头腱鞘炎

【概述】

肱二头肌长头肌腱炎是一种常见病，可影响患侧上肢提物和外展。此病发病缓慢，多为磨擦劳损所致，且迁延难愈。过去常因非手术疗法难以奏效，而行手术治疗，将肱二头肌长头肌腱于结节间沟里切断，其远端与肱二头肌短头缝合，以此来解除肱二头肌长头在结节间沟内的磨擦，使症状消失。但手术后患肢的运动功能较手术前明显降低。

【病因病理】

在上肢活动时，肱二头肌长头除了在腱鞘内做上下滑动外，还做外展、内收的横向运动。但由于腱鞘被固定在肱骨结节间沟内，两侧有肱骨结节的骨性突起阻止，使肱二头肌长头保持在结节间沟内活动，但也因此常受到横向应力的损伤和磨擦力的损伤。

肱二头肌长头腱鞘炎的实质是一种慢性损伤性疾病。只有在上肢做频繁活动引起急性发作时，才引起炎性反应。

由于慢性损伤，腱鞘壁增厚结疤及肌腱本身的劳损变性，使腱鞘相对变窄，致使肌腱在结节间沟骨纤维管道内活动受限而发病。有急性损伤时，也可引起本病，急性期过后形成慢性疾病。

【临床表现】

患病初期患肢活动时，在肩前内下方，约肩峰下 3cm 处，相当于肱骨结节间沟处可有隐痛不适。随病程的延长，症状逐渐加剧，疼痛明显，上肢活动受限，患肢携物、外展、内旋时，症状加剧，有时局部尚有轻度肿胀。

【诊断要点】

（1）有劳损史或外伤史。

（2）在肩前偏内下方约 3cm 处有疼痛或压痛。

（3）自主屈曲肘关节后，外旋、内旋上臂引起疼痛加剧。

（4）X 线检查排除肩部其他疾病。

【针刀治疗】

1. 治疗原则

肱二头肌长头腱鞘损伤的部位位于肱骨结节间沟的骨纤维管道内，鞘内有肱二头肌长头狭长的腱，在上肢活动时，长头腱在骨纤维管道内上下滑动。用针刀将肱横韧带处的粘连瘢痕松解，使肱二头肌长头的动态平衡得到恢复，此病即可得到治愈。

2. 操作方法

（1）第一次针刀松解肱横韧带处的粘连和瘢痕。

1）体位　端坐位。

2）体表定位　肩关节肱骨结节间沟处的压痛点。

3）消毒　在施术部位，用活力碘消毒 2 遍，然后铺无菌洞巾，使治疗点正对洞巾中间。

4）麻醉　1%利多卡因局部麻醉。

5）刀具　使用Ⅰ型针刀。

6）针刀操作（图 7-22）　以结节间沟的压痛点为进针刀点，刀口线方向和肱二头肌长头方向平行，针体与皮肤呈 90°垂直，按针刀四步进针规程进针刀，达结节间沟骨面，沿结节间沟前、后壁向后、向前分别铲剥 2～3 刀，以切开部分肱横韧带的粘连和挛缩。术毕，拔出针刀，局部压迫止血 3 分钟后，创可贴覆盖针眼。

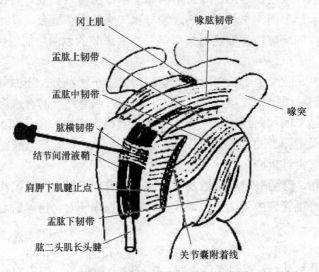

冈上肌　喙肱韧带
盂肱上韧带
盂肱中韧带
喙突
肱横韧带
结节间滑液鞘
肩胛下肌腱止点
盂肱下韧带
肱二头肌长头腱　关节囊附着线

图 7-22　肱横韧带针刀松解示意图

（2）第二次针刀松解喙突的粘连和瘢痕。松解方法与肱二头肌短头肌腱炎喙突处的针刀松解方法相同。

【针刀术后手法治疗】

针刀术后，用推、按、擦法作用于肩前部肱二头肌长头肌腱处，或于局部轻轻弹拨。令患者屈曲肘关节，医生握住患肢腕上部做对抗牵拉，将患肢拉至伸直位。

【针刀术后康复治疗】

（一）目的

肱二头肌长头肌腱炎针刀整体松解术后康复治疗的目的是进一步调节肩部弓弦力学系统的力平衡，促进局部血液循环，加速局部的新陈代谢，有利于损伤组织的早期修复。

（二）原则

肱二头肌长头肌腱炎行针刀手术后 48～72 小时可选用下列疗法进行康复治疗。

（三）方法

1. 针灸推拿疗法

（1）针刺疗法

处方一：肩髃、肩髎、臂臑、曲泽、合谷。

操作：穴位常规消毒，毫针刺。中等强度刺激，平补平泻，留针 30 分钟（留针期间也可用 TDP 局部照射），每天 1 次，10 日为 1 疗程。

处方二：肩内陵、肩髃、肩髎、阿是穴、臂臑、条口。

操作：穴位常规消毒，阿是穴是如条状区域，沿条状区域针刺 2～3 针，条口深刺，行平补平泻手法留针 25 分钟，阿是穴和肩内陵穴针上加灸。针灸治疗每日 1 次，6次为 1 个疗程。

处方三：患肩结节间沟压痛点处。

操作：在患肩结节间沟压痛点处，局部常规消毒后，取 5 枚 0.3mm×40mm 的毫针先在压痛点中心刺 1 针，然后在其上下左右各刺 1 针（中心旁开 3mm），5 针深度相等，行针得气并使针感自肩关节内缘向肘部方向传导，此时术者用拇、食指腹将 5 枚毫针针柄捏合并齐，用中指指腹抵住针身，中指指端紧依针旁的肌肤上，微微摆动针体，致酸胀感最强时，稳住针身，直至针处出现热感，并向肘部方向传导后留针 20 分钟。每天 1次，5 次为 1 疗程。

（2）电针疗法

处方一：肩髃、肩贞、臂臑、曲池、外关、合谷、列缺、阿是穴。

操作：在肩髃、肩贞、臂臑等穴位上采用直刺的方法，以患者感觉酸胀明显为度，使用韩氏穴位神经刺激仪疏密波，两个电极分别连接肩髃和曲池，留针 30 分钟，强度以患者能够耐受为度，每周 5 次，10 次为 1 个疗程。

处方二：肱二头肌长头肌腱行经的肱骨大小结节间沟处主要致痛点、粘连点，臂臑、曲池。

操作：患者取侧卧位，肩部放松，患肩朝上，选择直径 0.3mm、长 50mm 毫针，在患肩的结节间沟压痛最明显处，采用齐刺的方法治疗。先斜刺 1 针，针尖方向指向肘部，针尖要求刺达结节间沟内部，达到骨膜的深度，再在该针两旁各斜向下加刺 1 针，两针尖皆要求深达骨面，针体刺达结节间沟内部。配穴直刺，行针至得气。使用韩氏穴位神经刺激仪疏密波，一个电极将齐刺的 3 根针捆缚在一起，另外一极连接臂臑穴，留针 30分钟，强度以患者能够耐受为度，每周 5 次，10 次为 1 个疗程。

（3）针刺鱼际穴结合局部温针灸疗法

处方：肩内陵、肩髃、肩髎、阿是穴、臂臑、鱼际。

操作：患者取健侧卧位，局部皮肤常规消毒后用 2 寸毫针直刺，针刺得气后行平补平泻手法留针 30 分钟，留针期间行温针灸。局部温针灸治疗结束后针刺鱼际穴，选取1.5 寸毫针 45°斜刺，针尖朝向患处，针刺时嘱患者活动患肩。留针 10 分钟，每 5 分钟行针 1 次，每日治疗 1 次，每周治疗 5 次。

（4）生物全息疗法

处方：患肢生物全息第二掌骨侧全息穴位群的上肢穴位。

操作：患者仰卧于硬板床上，嘱患者患肢手如松握鸡卵状，肌肉自然放松，虎口朝上，食指尖与拇指尖相距约 3mm 放于床面上，在上肢穴位处常规消毒后，取 28 号 1 寸针灸针，沿第二掌骨拇指侧的边缘垂直于拇食二指所在的平面刺入，针入后如无强针感，则需将针尖稍微变换一下方向（不必拔针），以探求针感最强点。留针 40 分钟，其间每隔 5～10 分钟，略转动或提插运针，以重新探到针感最强点。同时嘱患者活动患肩，多做受限方向的活动，每日 1 次，3 次为 1 个疗程。

（5）浮针配合针刺阳陵泉

处方：压痛点、阳陵泉。

操作：患者取坐位，常规消毒后，选用中号一次性浮针，针尖对准压痛点，快速平刺进针，确定针体位置在皮下疏松结缔组织，以皮肤入针点为支点作扇形扫散 3～5 分钟，完毕后以胶布固定留针 24 小时。同时，针刺患侧阳陵泉穴，并活动患肩，运针 5 分钟后出针。隔日治疗 1 次，4 次为 1 个疗程。

（6）皮肤针叩刺拔罐

处方八：肩髃、肩髎、肩井、曲池、合谷。

操作：患者坐位，局部皮肤常规消毒后，用皮肤针在局部叩刺，每次叩 5～8 分钟，以局部皮肤明显发红湿润并有轻微出血为度。然后在叩刺部位加拔火罐，留罐 15～20 分钟，以局部呈现暗紫色并拔出 1～2ml 血水为宜，取下火罐，擦去血水，用 75%酒精消毒即可。每隔 5 日治疗 1 次，6 次为 1 疗程。

（7）推拿疗法

处方一：患侧上肢。

操作：让患者坐位，患肢自然下垂，医者站在患侧。①用㨰法和掌揉法在肩前缘治疗，另一手握住该侧上肢原腕头节，配合做肩关节的外展和外旋活动，治疗约 8 分钟。②医者一手托住患肢的肘部，并使其肩关节处于外展位，另一手用拇指指腹在压痛点做揉法和拨法约 8 分钟。③用拇指按法按压压痛点处约 2 分钟。④用掌摩法摩压痛点处 3 分钟左右。⑤做患肩的搓法约 2 分钟。⑥医者双手握住患侧的腕关节做上肢的抖法 1 分钟左右，使抖动感一直传到患肩部。推拿手法每日 1 次，6 次为 1 个疗程。

处方二：患侧上肢。

操作：患者取坐位，双手自然下垂，术者站于患侧。以右侧为例，术者首先用手法放松患侧肩部及上臂部肌肉，左手扶肩，左拇指尖在结节间沟内寻找病灶，拇指尖稍加力将其推向内侧，同时，右手食指紧扣患者的合谷穴，使其产生酸胀痛感，屈肘，同时用膝将患者肘部向内推动，使其产生内收外旋的动作，至最大幅度时，停留 3～5 秒钟，然后顺势将患肢向上提拉，此时术者左拇指向下按压，重复 2～3 次后，即嘱患者做治疗前感觉疼痛和受限的动作，以检查疗效，及时调整手法再做 1 次治疗，一般重复不超过 5 次，再以轻柔的局部按摩做收法，1 天 1 次，10 天 1 疗程。

处方三：整个肩部及上肢。

操作：①在整个肩部及上肢分别施以揉法、㨰法、拿法、抖法，重点是阿是穴，约 40 分钟。②沿肱二头肌长头肌腱自上而下用一指禅推法，弹拨肱二头肌长头肌腱 3～5

次，并配合患肢做各方向运动活动。③医者握患肢作旋转、拔伸手法，并将患肢上抬至最大限度，然后医者双手猛向上扳拿，力度视患者能耐受为度，反复 2～3 次。

（8）中药热敷疗法

处方一：当归、桑枝、桂枝、乳香、没药各 9g，络石藤、海风藤、鸡血藤各 15g，伸筋草 20g，香樟木 30g。

操作：将上述中草药置于布袋内，扎紧袋口，放入锅内，加适量清水，煮沸数分钟。趁热将毛巾浸透后绞干，敷于患部。待毛巾不太热时，即用另一块毛巾换上，一般换 2～3 次即可。每次热敷 30 分钟左右，每日 1 次，6 次为 1 个疗程。

处方二：刘寄奴、秦艽、独活、川断各 15g，川乌、草乌、大黄、花椒、干姜、红花、白附子、樟脑各 10g，冰片 3g，黄丹、伸筋草各 30g，艾叶、当归、桑寄生、牛膝各 20g。

操作：加入葱白 30g，用食用醋 400ml 拌匀，用纱布袋包好，蒸热 20 分钟，于患处表面热敷，每次 30～50 分钟，早晚各 1 次，每剂药可用 3 天，5 次为 1 疗程。

2. 现代物理治疗

（1）激光照射疗法

处方：患侧肩髃、巨骨、曲池。

操作：采用半导体激光治疗机。穴取肩髃、巨骨、曲池，直接照射，功率 350～450mW，光束直径 3～5mm，每个穴位照 5 分钟，每日 1 次，5 次为 1 疗程。

（2）体外冲击波疗法

处方：肱二头肌长头肌腱。

操作：采用冲击波骨科治疗机，调节反射体第二焦点至治疗部位，以超声定位点或压痛点为中心，工作电压 8～12kV，治疗次数 2～3 次，每次冲击 800～1000 次，两次治疗间隔 3 天。

（3）TDP 音频电疗法

处方：肱二头肌长头肌病变局部。

操作：①采用特定电磁波治疗器（俗称 TDP），功率 350W，频谱范围 2～25μm，辐射板直径 166mm，垂直照射于病变局部，灯距 30～50cm，温度适中，治疗时间 30～40 分钟，每天 1 次。②采用音频电疗机，频率 2～2.5kHz，电流 15～30mA，对置法，治疗时间 25～30 分钟，每天 1 次。

（4）石蜡疗法

处方：患侧肩臂部。

操作：将适量的石蜡装入耐高温的塑料袋内（约占塑料袋容量的三分之一）排出空气，密封袋口，然后放在不超过 80℃的热水中待石蜡成半融化状态，将蜡袋取出，擦净表面水分，垫一双层纱布即可敷于患处，一般热敷 30～60 分钟。

（5）中频电疗法

处方：患侧肩臂部。

操作：采用高级电脑中频治疗系统，根据患者实际情况选用适宜的电极板，对置或者并置于患部，避开局部有破损的地方。波形为方波、指数波和三角波交替进行，工作幅度为连续运行、间歇加载，载波频率 4000～5000Hz，扫频 2000Hz，调制频率 50～80Hz，剂量以患者耐受为度。每天 1 次，每次 20 分钟，10 天 1 个疗程。

（6）超声波疗法

处方：患侧肩臂部。

操作：患者坐位或者侧卧位，暴露患肩，用 DM-200L 型超声治疗仪治疗。先用治疗头按压阿是穴、相关的经络穴位，超声输出设定为脉冲模式，时间为 10 分钟，根据患者热感及是否有酸麻胀的感觉调节档位。每次 8～12 分钟，每日 1 次。10 次为 1 个疗程。

（7）超短波治疗

处方：患侧肩臂部。

操作：先将两个电极板放在患肩前后为前后对置位置，时间 15～20 分钟，输量：微热量，以患者耐受为度，每日 1 次，6 次为 1 疗程，休息 4 天后再进行下 1 个疗程。

3. 现代康复疗法

处方一：棍棒操。

操作：立位，双手体前握棒，双手距离视肩活动障碍程度决定，轻者与肩同宽，重者相对宽些。做前平举、左右摆动作。然后在体后做左右摆及上提动作。还可将棒斜置于背后，患肢手握棒下端，健手握上端并斜向外上做推拉动作。

处方二：徒手操。

操作：立位，腰向前弯 90°，上肢伸直自然下垂，做摆动和画圆活动；再双上肢体前交叉，侧平举过顶，屈肘双手触枕部。再立位，背靠墙，屈肘 90°，上臂及肘部紧贴墙并靠拢躯干，以拇指触墙，然后反向以拇指触胸。然后立位，双手在背后相握，伸肘，以健肢带动患肢内收。双拇指沿腰椎棘突上移，至最高处。最后，立位面向墙，足尖距墙 20～30cm，以患肢指尖触墙，上移至最高处。上述动作各重复 10～20 次。

处方三：吊环。

操作：双手分别握住吊环两端，通过滑轮，健肢拉患肢做外展、前屈动作。

处方四：等长收缩练习。

操作：在医者的指导下让病人作上臂向前、向后、内收、外展及旋前、旋后动作，但不让肩部有运动动作出现，而达到肩部各肌肉的等长收缩练习的目的。

第十四节 肱二头肌短头肌腱炎

【概述】

肱二头肌短头肌腱炎是一种常见病。肱二头肌是上肢屈肌，由于上肢频繁的屈伸、后旋、易发生劳损。因上肢做伸屈和前臂前后旋转活动最多，故此病发病率很高。本病易误诊为肩周炎。用强的松龙封闭亦可见效，但多不巩固。针刀医学对本病有着全新的认识，并取得了良好的疗效。

【病因病理】

肱二头肌短头和喙肱肌起始腱相邻并列，而肱二头肌短头和喙肱肌的作用和活动方向是不同的。喙肱肌可内收前臂，屈臂向前，而肱二头肌可屈肘，使前臂旋后。

所以两块肌肉的肌腱经常交错磨擦而损伤。如遇突然的屈肘、后旋前臂的动作，也容易损伤肱二头肌短头肌腱。另外，如喙突滑液囊和喙肱肌滑液囊有病变而闭锁，使喙肱肌和肱二头肌短头失去润滑，肱二头肌短头就会严重磨损而发病。肱二头肌短头损伤或劳损后，局部瘢痕粘连，使局部血运和体液新陈代谢产生障碍，而引起肌腱部位的变性。

【临床表现】

患者多表现为肩部喙突处疼痛，也可蔓延到全肩部疼痛，肩关节外展后伸活动时疼痛加剧，内收、内旋位时疼痛可以缓解。随着疼痛的发展，肩关节逐渐僵硬，活动功能障碍，肩臂上举、外展、后伸及旋后摸背功能受限。

【诊断要点】

（1）肩部有急慢性损伤史。

（2）在喙突处有明显疼痛和压痛。

（3）上肢后伸，摸背和上举受限。

（4）注意和肩周炎及肩部其他软组织损伤疾患相鉴别。

（5）X线检查排除肩部其他病变。

【针刀治疗】

1. 治疗原则

依据针刀医学关于慢性软组织损伤的理论和网眼理论，肱二头肌短头肌腱起点损伤后导致起点处发生粘连、瘢痕和挛缩，同时造成喙突部位相邻组织如喙肱肌、胸小肌的粘连瘢痕，引起局部的动态平衡失调，产生上述临床表现。在慢性期急性发作时，有水肿渗出刺激神经末梢，使上述临床表现加剧。依据上述理论，肱二头肌短头肌腱损伤的主要部位是该肌腱在喙突外附着点处、喙肱肌外上方、胸小肌外侧的附着处。用针刀将其附着点处的粘连松解、瘢痕刮除，使局部的动态平衡得到恢复，该病即可得到治愈。

2. 操作方法

（1）第一次针刀松解喙突部的粘连和瘢痕。

1）体位　端坐位。

2）体表定位　肱二头肌短头起点的压痛点——喙突点。

3）消毒　在施术部位，用活力碘消毒 2 遍，然后铺无菌洞巾，使治疗点正对洞巾中间。

4）麻醉　1%利多卡因局部麻醉。

5）刀具　使用Ⅰ型针刀。

6）针刀操作（图 7-23）　针刀松解肱二头肌短头的起点即喙突顶点的外 1/3：指压喙突压痛点，针刀体与皮肤垂直，刀口线与肱骨长轴一致，按针刀四步进针规程进针刀，直达喙突顶点外 1/3 骨面，纵疏横剥二刀，范围不超过 0.5cm，然后针刀再向内下方向提插 2～3 刀，以松解肱二头肌短头与喙肱肌的粘连瘢痕。术毕，拔出针刀，局部压迫止血 3 分钟后，创可贴覆盖针眼。

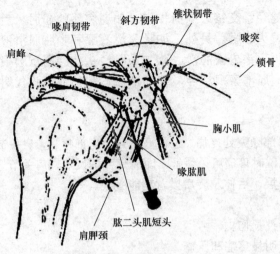

图 7-23　针刀松解示意图

（2）第二次针刀松解在肱骨结节间沟处的压痛点定位。松解方法与肱二头肌长头肌腱炎针刀松解方法相同。

【针刀术后手法治疗】

针刀术后，将肘关节屈曲，肩关节外展、后伸、略外旋，在肱二头肌短头肌腱拉紧的情况下，用另一手拇指在喙突部用弹拨理筋法。接着在局部按压 5 分钟，再摇动肩关节。治疗后，应鼓励患者做肩关节功能锻炼。

【针刀术后康复治疗】

（一）目的

肱二头肌短头肌腱炎针刀整体松解术后康复治疗的目的是进一步调节肩部弓弦力学系统的力平衡，促进局部血液循环，加速局部的新陈代谢，有利于损伤组织的早期修复。

（二）原则

肱二头肌短头肌腱炎行针刀手术后 48～72 小时可选用下列疗法进行康复治疗。

（三）方法

1. 针灸推拿疗法

（1）针刺疗法

处方：肩井、肩髃、肩贞、曲池、合谷等穴。

操作：患者取侧卧位，肩部放松，患肩朝上，选择直径 0.3mm、长 50mm 毫针，在患肢选取肩井、肩髃、肩贞、曲池、合谷等穴，穴位常规消毒，行平补平泻手法，均留针 15 分钟，阿是穴针上加灸。针灸治疗每日 1 次，6 次为 1 个疗程。

（2）推拿疗法

处方：患侧上肢。

操作：患者取坐位，术者立于伤侧。分推揉按肩部法：术者以双手的大鱼际或掌根着力，在患肩前、后由上而下地分推一遍，继之擦、揉肩关节周围一遍，拇指依次按压肩内俞、肩髃、肩贞片刻，重点在肩前部。弹拨摇肩理筋法：术者弹拨患者的肱二头肌短头肌腱 5～6 次，令病人伤肢做由小到大范围的前屈后伸和外展活动，然后在保持上肢外展位的同时顺该肌纤维方向使用理筋法 7～8 遍。再用一手固定肩部，另一手托住肘关节做顺时针或逆时针摇法 5～6 次，配合做前屈上举、反手摸棘、外展高举、手摸健肩的被动运动。以上手法反复 3～4 遍。最后，揉肩前部，按曲池、列缺、合谷片刻，拍打肩背和搓揉上肢 3 遍。每日 1 次。

2. 现代物理治疗

（1）TDP 音频电疗法

处方：病变肩臂部。

操作：①采用特定电磁波治疗器，功率 350W，频谱范围 2～25μm，辐射板直径 166mm，垂直照射于病变局部，灯距 30～50cm，温度适中，治疗时间 30～40 分钟，每天 1 次。②采用音频电疗机，频率 2～2.5kHz，电流 15～30mA，对置法，治疗时间 25～30 分钟，每天 1 次。

（2）激光照射疗法

处方：天府、侠白、天泉、曲泽。

操作：采用半导体激光治疗机。穴取天府、侠白、天泉、曲泽，直接照射，功率 350～450mW，光束直径 3～5mm，每个穴位照 5 分钟，每日 1 次，5 次为 1 疗程。

（3）体外冲击波疗法

处方：肱二头肌短头肌腱。

操作：采用冲击波骨科治疗机，调节反射体第二焦点至治疗部位，以超声定位点或压痛点为中心，工作电压 8～12kV，治疗次数 2～3 次，每次冲击 800～1000 次，两次治疗间隔 3 天。

（4）石蜡疗法

处方：患侧肩臂部。

操作：将适量的石蜡装入耐高温的塑料袋内（约占塑料袋容量的三分之一）排出空气，密封袋口，然后放在不超过 80℃的热水中待石蜡成半融化状态，将蜡袋取出，擦净表面水分，垫一双层纱布即可敷于患处，一般热敷 30～60 分钟。

（5）中频电疗法

处方：患侧肩臂部。

操作：采用高级电脑中频治疗系统，根据患者实际情况选用适宜的电极板，对置或者并置于患部，避开局部有破损的地方。波形为方波、指数波和三角波交替进行，剂量以患者耐受为度。每天 1 次，每次 20 分钟，10 天 1 个疗程。

（6）超声波疗法

处方：患侧肩臂部。

操作：患者坐位或者侧卧位，暴露患肩，用 DM-200L 型超声治疗仪治疗。先用治疗头按压阿是穴、相关的经络穴位，超声输出设定为脉冲模式，时间为 10 分钟，根据患者热感及是否有酸麻胀的感觉调节档位。剂量 $0.8～1.5W/cm^2$，每次 8～12 分钟，每日 1 次。5 次为 1 个疗程。

（7）超短波治疗

处方：患肩。

操作：先将两个电极板放在患肩前后为前后对置位置，时间 15～20 分钟，输量：微热量，以患者耐受为度，每日 1 次，6 次为 1 疗程，休息 4 天后再进行下 1 个疗程。

3. 现代康复疗法

处方一：棍棒操。

操作：立位，双手体前握棒，双手距离视肩活动障碍程度决定，轻者与肩同宽，重者相对宽些。做前平举、左右摆动作。然后在体后做左右摆及上提动作。还可将棒斜置于背后，患肢手握棒下端，健手握上端并斜向外上做推拉动作。

处方二：等长收缩练习。

操作：在医者的指导下让病人作上臂向前、向后、内收、外展及旋前、旋后动作，但不让肩部有运动动作出现，而达到肩部各肌肉的等长收缩练习的目的。

第十五节　肩关节类风湿关节炎

【概述】

类风湿关节炎（RA）是一种慢性、全身性的炎性自身免疫疾病。主要侵犯全身各处关节，呈多发性、对称性、慢性、增生性滑膜炎，继而引起关节囊和软骨破坏、骨侵蚀，造成关节畸形。除关节外，全身其他器官或组织也可受累，包括皮下组织、心、血管、肺、脾、淋巴结、眼和浆膜等处。

类风湿关节炎病程多样，常导致关节活动受限、行动不便和残疾。遗传和环境因素共同影响着炎性反应的进程、范围和类型。绝大多数患者血浆中有类风湿因子（RF）及其免疫复合物存在。

全世界类风湿关节炎患者约占总人口的 1.4%，中国的患病率为 0.3%左右。任何年龄均可发病，发病年龄多在 25～55 岁之间，发病高峰在 40～60 岁，也见于儿童。女性发病率为男性的 2～3 倍。

【病因病理】

类风湿关节炎是一种自身免疫性疾病，病因至今不明。遗传因素造成了类风湿关节炎的易感性，感染可触发此病的发生，多种复杂的因素参与了类风湿关节炎关节和全身免疫反应的紊乱过程。

根据分子模拟学说，外来抗原分子的结构和抗原性与机体某些抗原相似，造成与自身抗原的交叉反应，人体自身抗原可能有软骨的 Ⅱ、Ⅳ、Ⅵ 型胶原及其他的软骨细胞抗原（但真正导致类风湿关节炎的抗原还不清楚）。这种自身抗原经过携带 HLA-DR 分子的抗原呈递细胞的吞噬、加工，激活了 T 细胞，释放多种细胞因子，促进发生更强的免疫反应。B 细胞和浆细胞过度激活产生大量免疫球蛋白和类风湿因子，形成免疫复合物并沉积在滑膜组织上。局部由单核、巨噬细胞产生的白细胞介素-1（IL-1）、肿瘤坏死因子 α（TNF-α）和白三烯 B_4（LTB_4）能刺激多形核细胞进入滑膜。局部产生前列腺素 E_2（PGE_2）的扩血管作用也能促进炎症细胞进入炎症部位，吞噬免疫复合物及释放溶酶体酶，如中性蛋白酶和胶原酶，破坏胶原组织，使滑膜表面及关节软骨受损。类风湿因子还可见于浸润滑膜的浆细胞、增生的淋巴滤泡及滑膜细胞内，同时也能见到 IgG-RF 复合物。故即使感染因素不存在，仍能不断产生类风湿因子，使病变反应发展成为慢性炎症，包括滑膜炎、滑膜增生、软骨和骨的损害，及类风湿关节炎的全身表现。这是类风湿关节炎的起始。

1. 关节病理表现（图 7-24）

关节滑膜炎是类风湿关节炎的基本病理表现，滑膜微血管增生、水肿、血管损伤和血栓形成是滑膜炎的早期表现。滑膜衬里细胞由 1～2 层增生至 8～10 层，滑膜间质表现有大量含 Ia+抗原的 T 淋巴细胞及浆细胞、巨噬细胞、中性粒细胞等炎性细胞的浸润。常有浅表滑膜细胞坏死并覆有纤维素样沉积物，其中含有少量 γ 球蛋白的补体复合物，关节腔内有含中性粒细胞的渗出液。炎症细胞和血管侵入软骨或骨组织，形成侵蚀性血管翳，软骨破坏明显，软骨细胞减少。修复期可形成纤维细胞增生和纤维性血管翳。血管翳可以自关节软骨边缘处的滑膜逐渐向软骨面延伸，覆盖于关节软骨面上，阻断软骨和滑液的接触，影响其营养。也可由血管翳中释放一些水解酶对关节软骨、软骨下骨、韧带和肌腱中的胶原成分造成侵蚀性损坏，使关节腔遭到破坏，上下关节面融合，关节发生纤维化强直、错位，甚至骨化，关节功能完全丧失。

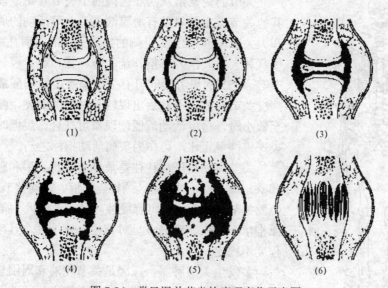

(1) (2) (3)

(4) (5) (6)

图 7-24 类风湿关节炎的病理变化示意图

（1）正常的关节可见关节软骨和滑膜；（2）关节早期病变包括滑膜增生（空心箭头示）、软组织水肿（实心箭头示）及骨质疏松；（3）中期发炎的滑膜组织或血管翳（空心箭头示）从软骨表面延展，导致软骨的侵蚀，还可见关节囊肿胀、软组织水肿及骨质疏松，关节边缘可出现小的骨侵蚀；（4）（5）后期可见边缘或中央形成巨大的侵蚀及囊肿；（6）发展到晚期，关节的纤维性强直是其典型的特征

2. 血管病理表现

基本病理表现为血管炎。主要表现为小动脉的坏死性全层动脉炎，有单核细胞浸润，内膜增生及血栓形成，还可有小静脉炎及白细胞破碎性血管炎。血管炎为关节外表现的主要病理基础，可造成皮肤、神经和多种内脏的损伤。

3. 类风湿结节的病理表现

类风湿结节的中心是在血管炎基础上形成的纤维素样坏死区，中间呈多层放射状或栅栏状排列的组织细胞及携带 HLA-DR 抗原的巨噬细胞，最外层为肉芽组织及淋巴细胞、浆细胞等慢性炎性细胞，多在摩擦部位的皮下或骨膜上出现。

针刀医学认为，类风湿关节炎发病的真正原因是由于人体有关部位电生理线路的功能紊乱，造成关节耐受潮湿、寒冷的能力下降。而在发病过程中由于关节软骨周围软组织的慢性损伤，引起关节内炎性反应，产生大量的渗出液，关节囊及周围软组织由此遭到破坏，造成严重的微循环障碍。又由于渗出液不断增加而不能及时排出关节，使关节内承受巨大的张力。根据针刀医学骨质增生的理论可知，任何软组织长期受到过度的力的刺激，必然产生变性（变硬→硬化→钙化→骨化），最终导致关节功能完全丧失。

【临床表现】

初发时病情发展缓慢，患者先有几周到几个月的疲倦乏力、体重减轻、胃纳不佳、低热、手足麻木与刺痛等前驱症状。随后发生某一关节疼痛、僵硬，以后关节肿大日渐显著，周围皮肤温热、潮红，自动或被动运动都引起疼痛。开始时可能 1 个或少数几个关节受累，且往往是游走性，以后可发展为对称性多关节炎。

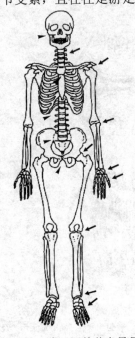

图 7-25 类风湿关节炎最易
累及的关节示意图
箭头所指为膝关节、肘关节、腕关节、
髋关节、肩关节及踝关节等周围
关节及中轴关节

关节的受累常从四肢远端的小关节开始，以后再累及其他关节。主要累及有滑膜的关节、可活动的周围小关节和大关节（图 7-25）。近侧的指间关节的发病几率最高，呈棱状肿大，其次为掌指、趾、腕、膝、肘、踝、肩和髋关节等。95%的患者晨间可有关节僵硬、肌肉酸痛，表现为病变关节在静止不动后出现较长时间的僵硬，维持半小时至数小时，适度活动后僵硬现象可减轻。晨僵时间与关节炎严重性呈正比，可作为疾病活动指标之一。

关节疼痛与压痛往往是最早的症状。手和腕关节、足和踝、膝、肩、肘、髋、颈椎、寰枢、寰枕关节均可受累。骶髂关节、耻骨联合可有侵蚀，但常无症状。胸椎、腰椎、骶椎常不受累。疼痛多呈对称性、持续性，且疼痛的严重程度不稳定。

多发生关节肿胀，原因是关节积液和周围软组织炎，滑膜肥厚。常见部位是腕、近指、掌指、膝关节等，多呈对称性分布。

由于关节肿痛和运动的限制，关节附近肌肉的僵硬和萎缩也日益显著。以后即使急性炎症消失，由于关节内已有纤维组织增生，关节周围组织也变得僵硬。病变关节最后变得僵硬而畸形，膝、肘、手指、腕部都固定在屈位。手指常在掌指关节处向外侧成半脱位，形成特征性的尺侧偏向畸形。近侧指间关节呈棱状肿大，小指指间关节屈曲畸形。10%～30%患者在关节的隆突部位出现皮下类风湿结节。

晚期患者多见关节畸形，这是由滑膜炎的绒毛破坏了软骨和软骨下的骨质，形成关节纤维化或骨性强直。肌腱、韧带受损，肌肉萎缩使关节不能保持在正常位置，造成关节脱位。这样关节功能可完全丧失。

关节病变只能致残，罕有致死，但关节外表现则有致死的可能。关节外病变的病理基础是血管炎。

1. 类风湿血管炎

此症状常在恶性类风湿关节炎（约占类风湿关节炎的 1%）中表现，病情严重，病程长。病理表现为坏死性血管炎，主要累及动脉并伴血栓形成，可出现严重的内脏损伤。血清中常有高滴度的类风湿因子，冷球蛋白阳性，补体水平降低，免疫复合物水平增高。临床上可出现心包炎、心内膜炎、心肌炎、冠状动脉炎或急性主动脉瓣关闭不全。侵犯肝脾可出现 Felty 综合征，侵犯胃肠道出现肠系膜动脉栓塞，侵犯神经系统表现为多发性神经炎，侵犯眼部可出现巩膜炎和角膜炎。可引起坏死性肾小球肾炎、急性肾功能衰竭，还可出现指尖或甲周出血点、严重的雷诺现象、指端坏死、血栓等。恶性类风湿关节炎病情严重，可威胁患者生命，一旦出现上述症状，应在抗生素控制感染的基础上，选择中药及其他药物治疗。

2. 类风湿结节

为含有免疫复合物的类风湿因子聚积所致。在类风湿关节炎起病时少见，多见于晚期和有严重全身症状者，类风湿因子常显阳性。类风湿结节的存在提示病情处于活动期。临床上将其分为深部结节和浅表结节两种。

浅表结节好发部位在关节隆突部及经常受压处，如前臂伸侧、肘部、腕部、关节鹰嘴突、骶部、踝部、跟腱等处，偶见于脊柱、头皮、足跟等部位。一至数个，直径数毫米至数厘米，质硬、无疼痛，对称性分布，初粘附于骨膜上，增大后稍活动。可长期存在，少数软化后消失。

深部结节发生于内脏，好发于胸膜和心包膜的表面及肺和心脏的实质组织。除非影响脏器功能，否则不引起症状。

【诊断要点】

1987 年美国风湿病学会提出类风湿关节炎的分类标准。有下述 7 项中的 4 项者，可诊断为类风湿关节炎。

（1）晨僵持续至少 1 小时。

（2）有 3 个或 3 个以上的关节同时肿胀或有积液。这些关节包括双侧近端指间关节、掌指关节、腕关节、肘关节、膝关节、踝关节和跖趾关节。

（3）掌指关节、近端指间关节或腕关节中至少有 1 个关节肿胀或有积液。

（4）在第 2 项所列举的关节中，同时出现关节对称性肿胀或积液（双侧近端指间关节和掌指关节受损而远端指间关节常不受累，是类风湿关节炎的特征之一。约 80% 的类风湿关节炎患者有腕部多间隙受累、尺骨茎突处肿胀并有触痛、背侧伸肌腱鞘有腱鞘炎，这些都是类风湿关节炎的早期征象。类风湿关节炎患者的足部关节也常受累。跖趾关节常发生炎症，而远端趾间关节很少受累。跖骨头向足底半脱位时可形成足趾翘起来的畸形）。

（5）皮下类风湿结节。

（6）类风湿因子阳性（滴度＞1:32，所用检测方法在正常人群中的阳性率不超过5%，而 90% 的类风湿关节炎患者的类风湿因子滴度为 1:256，高滴度类风湿因子对类风湿关节炎来说比较特异）。

（7）手和腕的后前位 X 线照片显示有骨侵蚀、关节间隙狭窄或有明确的骨质疏松。

第 2～5 项必须由医师观察认可。第 1～4 项必需持续存在 6 周以上。此标准的敏感性为 91%～94%，特异性为 88%～89%。

本病需与以下疾病相鉴别。

（1）强直性脊柱炎特点是：①多为男性患者；②发病年龄多在 15～30 岁；③与遗传基因有关，同一家族有多人发病，HLA-B$_{27}$90%～95%阳性；④血清类风湿因子多为阴性，类风湿结节少见；⑤主要侵犯骶髂关节及脊柱，易导致关节骨性强直，椎间韧带钙化，脊柱 X 线照片呈现竹节状改变，手和足关节极少受累；⑥如果四肢关节受累，半数以上的患者为非对称性，而且多为下肢关节；⑦属良性自限性疾病，发展为严重全身性强直者占极少数。

（2）系统性红斑狼疮早期出现手部关节炎时，难与类风湿关节炎相鉴别，其特点是：①X 线检查无关节侵蚀性改变与骨质改变；②软组织和肌肉炎症可导致肌腱移位而产生尺侧偏移；③患者多为女性，有面部红斑及内脏损害；④多数有肾损害，出现蛋白尿；⑤雷诺现象常见，而皮下结节罕见；⑥血清抗 DNA 抗体显著增高。

（3）骨性关节炎：①骨性关节炎可起病于 20～30 岁的患者，患病率随年龄增长而增加，65 岁以上几乎普遍存在；②受累关节疼痛，无发热、无压痛，疼痛在劳累后加重，可侵犯四肢关节及脊柱；③血沉正常，类风湿因子阴性；④关节 X 线表现可见到关节间隙狭窄，软骨下骨硬化，呈象牙质变性、边缘性骨赘及囊性变，无侵蚀性病变。

（4）风湿性关节炎多见于青少年。有四肢大关节游走性疼痛，很少关节畸形。有发热、咽痛、心肌炎、皮下结节、环形红斑等，血清抗"O"滴度增高，类风湿因子阴性。

【针刀治疗】

（一）治疗原则

根据针刀医学慢性软组织损伤病因病理学理论及慢性软组织损伤病理构架的网眼理论，类风湿关节炎是由于小关节周围的软组织慢性损伤后，人体在代偿过程中，形成粘连瘢痕，导致关节囊肿胀，挛缩，限制了关节活动。随着病情发展，引起关节周围的肌腱、韧带起止点的粘连瘢痕，由于关节的前面、后面、内侧面、外侧面的肌腱、韧带起止点的广泛粘连，就会影响到这些肌腱与相连的肌腹部及肌肉的另一端也代偿性地发生粘连和瘢痕，从而另一个关节也出现代偿性的粘连瘢痕，这就是类风湿关节炎多关节损伤的原因所在。换言之，类风湿性关节炎的多关节损伤是一个力学传递的结果。即一个关节的损伤，也就是一个点的损伤，通过肌肉的起止点这一条线的力学传递，最终引起多个关节的全面损伤。针刀一方面通过调节相关的电生理线路，增强人体的抵抗力；另一方面，对受损关节进行整体松解，从而达到治疗目的。

治疗本病的目的：一是减轻或消除患者因关节炎引起的关节肿痛、压痛、晨僵和关节外症状；控制疾病的发展，防止和减少关节和骨的破坏，尽可能保持受累关节的功能，促进被破坏的关节和骨的修复；二是纠正畸形，使强直的关节全部或者部分恢复功能。而治疗的关键是早期诊断和早期治疗。

近期疗效评定主要依据是：关节疼痛、肿胀、晨僵、压痛、关节活动度、握力、ESR、

CRP、类风湿因子等。远期疗效评定的主要依据是：关节功能评价、关节畸形程度、关节影像学检查（X 线分期）等。

（二）操作方法

1. 针刀调节相关电生理线路

上肢取以下 3 个穴位进行电生理线路的调节。

（1）体位　坐位，前臂中立位。

（2）体表定位　穴位定位。

（3）消毒　在施术部位，用活力碘消毒 2 遍，然后铺无菌洞巾，使治疗点正对洞巾中间。

（4）麻醉　不用麻醉。

（5）刀具　使用 I 型针刀。

（6）针刀调节术

①阳池穴（图 7-26）　在腕背横纹上，伸指总肌腱和小指固有伸肌之间的凹陷中，按照针刀四步进针规程进针刀，经皮肤、皮下组织、筋膜，当刀下有酸胀感时，纵向剥离 2～3 刀，范围 1cm。此处有背侧骨间动脉，并分布着前臂背侧皮神经和桡神经的肌支，进针刀时注意避开。术毕，拔出针刀，局部压迫止血 3 分钟后，创可贴覆盖针眼。

②曲池穴（图 7-27）　屈肘 70°，肱骨外上髁与肘横纹外端连线的中点定位。按照针刀四步进针规程进针刀，经皮肤、皮下组织、筋膜达肌层，当刀下有酸胀感时，纵向剥离 2～3 刀，范围 1cm。此处分布有桡返动脉及支配该部肌肉的桡神经和前臂背侧皮神经，入针时注意避开。术毕，拔出针刀，局部压迫止血 3 分钟后，创可贴覆盖针眼。

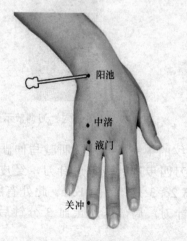

图 7-26　阳池穴针刀调节示意图

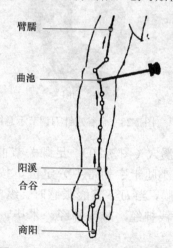

图 7-27　曲池穴针刀调节示意图

③合谷穴（图 7-28）　在第一、二掌骨之间，第二掌骨桡侧的中点处进针刀，按照针刀四步进针规程进针刀，经皮肤、皮下组织、筋膜达肌层，当刀下有酸胀感时，纵向剥离 2～3 刀，范围 1cm。此处有来自桡动脉的掌背动脉，分布着桡神经浅支，正中神经肌支，进针时注意避开。术毕，拔出针刀，局部压迫止血 3 分钟后，创可贴覆盖针眼。

下肢取以下 3 个穴位进行电生理线路的调节。

（1）体位　仰卧位。

（2）体表定位　穴位定位。

（3）消毒　在施术部位，用活力碘消毒 2 遍，然后铺无菌洞巾，使治疗点正对洞巾中间。

（4）麻醉　不用麻醉。

（5）刀具　使用 I 型针刀。

（6）针刀调节术

①阳陵泉穴（图 7-29）　腓骨小头的前下方定位。按照针刀四步进针规程进针刀，经皮肤、皮下组织、筋膜，达腓骨长肌和伸趾总肌之间，当刀下有酸胀感时，纵向剥离 2～3 刀，范围 1cm。此处是腓总神经分为腓浅神经与腓深神经的分叉处，有胫前动脉的分支和胫返后动脉，分布着腓肠外侧皮神经。术毕，拔出针刀，局部压迫止血 3 分钟后，创可贴覆盖针眼。

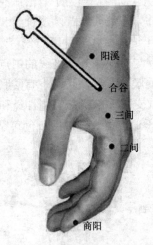

图 7-28　合谷穴针刀调节示意图

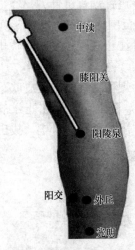

图 7-29　阳陵泉穴针刀调节示意图

②解溪穴（图 7-30）　足踝关节前面横纹的中央（伸趾长肌腱与伸踇长肌腱之间，处于小腿十字韧带中）定位，按照针刀四步进针规程进针刀，经皮肤、皮下组织、筋膜，当刀下有酸胀感时，纵向剥离 2～3 刀，范围 1cm。此处有胫前动脉，分布着腓浅神经，腓深神经。术毕，拔出针刀，局部压迫止血 3 分钟后，创可贴覆盖针眼。

③悬钟穴（图 7-31）　在外踝骨中线上 3 寸，腓骨前缘，伸趾长肌与腓骨短肌的分歧处定位，按照针刀四步进针规程进针刀，经皮肤、皮下组织、筋膜达肌层，当刀下有酸胀感时，纵向剥离 2～3 刀，范围 1cm。此处有胫前动脉的分支，分布着腓浅神经、腓深神经，由腓肠外侧皮神经控制皮肤的感觉。术毕，拔出针刀，局部压迫止血 3 分钟后，创可贴覆盖针眼。

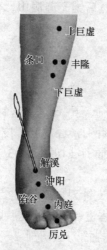
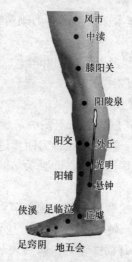

图 7-30　解溪穴针刀调节示意图　　　　图 7-31　悬钟穴针刀调节示意图

2. 肩关节针刀整体松解

（1）第一次针刀松解肩关节前外侧软组织的粘连瘢痕。

1）体位　端坐位。

2）体表定位　肩关节（图 7-32）。

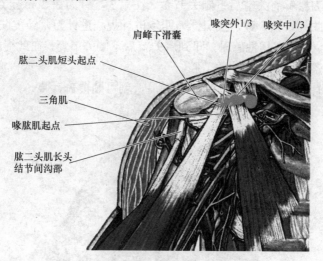

图 7-32　体表定位示意图

3）消毒　在施术部位，用活力碘消毒 2 遍，然后铺无菌洞巾，使治疗点正对洞巾中间。

4）麻醉　1%利多卡因局部麻醉。

5）刀具　使用 I 型针刀。

6）针刀操作　参照第十六节肩关节强直的第一次针刀松解方法进行。

（2）第二次针刀松解肩关节囊。

1）体位　端坐位。

2）体表定位　肩关节。

3）消毒　在施术部位，用活力碘消毒 2 遍，然后铺无菌洞巾，使治疗点正对洞巾中间。

4）麻醉　1%利多卡因局部麻醉。

5）刀具　使用 I 型针刀。

6）针刀操作（图 7-33）

①第 1 支针刀松解肩关节上侧关节囊　在肩峰顶点下 1cm 定点，针刀体与皮肤垂直，刀口线与肱骨长轴一致，按照针刀四步进针规程进针刀，经皮肤、皮下组织、筋膜，穿过三角肌，刀下有韧性感时，即到关节囊，在此提插刀法切割 2～3 刀。每刀均需有落空感，方到达关节腔。

②第 2 支针刀松解肩关节前侧关节囊　在第 1 支针刀前 2cm 定点，针刀体与皮肤垂直，刀口线与肱骨长轴一致，按照针刀四步进针规程进针刀，经皮肤、皮下组织、筋膜，穿过三角肌，刀下有韧性感时，即到关节囊，在此提插刀法切割 2～3 刀。每刀均需有落空感，方到达关节腔。

③第 3 支针刀松解肩关节后上侧关节囊　在第 2 支针刀后 2cm 定点，针刀体与皮肤垂直，刀口线与肱骨长轴一致，按照针刀四步进针规程进针刀，经皮肤、皮下组织、筋膜，穿过三角肌，刀下有韧性感时，即到关节囊，在此提插刀法切割 2～3 刀。每刀均需有落空感，方到达关节腔。

④第 4 支针刀松解肩关节后下侧关节囊　在第 3 支针刀后 2cm 定点，针刀体与皮肤垂直，刀口线与肱骨长轴一致，按照针刀四步进针规程进针刀，经皮肤、皮下组织、筋膜，穿过三角肌，刀下有韧性感时，即到肩关节后下侧关节囊，在此提插刀法切割 2～3 刀。每刀均需有落空感，方到达关节腔。

术毕，拔出针刀，局部压迫止血 3 分钟后，创可贴覆盖针眼。

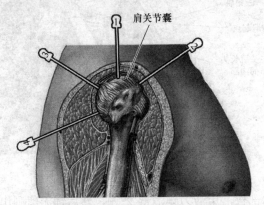

图 7-33　肩关节囊针刀松解示意图

7）注意事项　如果肩关节囊粘连瘢痕严重，或者伴有盂肱韧带粘连时，用 I 型针刀松解比较困难，需用 II 型针刀松解。操作方法与用 I 型针刀松解的操作方法一样。

（3）第三次针刀松解部分肩袖的止点。

1）体位　端坐位。

2）体表定位　肩关节。

3）消毒　在施术部位，用活力碘消毒 2 遍，然后铺无菌洞巾，使治疗点正对洞巾中间。

4）麻醉　1%利多卡因局部麻醉。

5）刀具　使用 I 型针刀。

6）针刀操作（图 7-34）

①第 1 支针刀松解冈上肌止点　在冈上肌止点寻找压痛点定位，刀口线与冈上肌纤维走行一致，针刀体与皮肤呈 90°角，按照针刀四步进针规程进针刀，经皮肤、经皮下组织，达肱骨大结节上端骨面，纵疏横剥 2～3 刀，范围不超过 0.5cm。

②第 2 支针刀松解冈下肌止点　刀口线与冈下肌肌纤维方向一致，针刀体与皮肤呈 90°角，按照针刀四步进针规程进针刀，直达肱骨大结节后面骨面，纵疏横剥 2～3 刀，范围不超过 0.5cm。

③第 3 支针刀松解小圆肌止点　在肱骨大结节后下方针刀体与皮肤垂直，刀口线与肱骨长轴一致，按照针刀四步进针规程进针刀，直达肱骨大结节后下方的小圆肌止点，用提插刀法提插松解 2 刀，范围不超过 0.5cm。

④第 4 支针刀松解冈下肌上部起点　在肩胛冈内 1/3 垂直向下 2cm 定点，针刀体与皮肤垂直，刀口线与冈下肌肌纤维方向一致，按照针刀四步进针规程进针刀，经皮肤、皮下组织，直达肩胛下窝骨面，纵疏横剥 2～3 刀，范围不超过 0.5cm。

⑤第 5 支针刀松解冈下肌下部起点　在第 4 支针刀下方 2cm 定点，针刀体与皮肤垂直，刀口线与冈下肌肌纤维方向一致，按照针刀四步进针规程进针刀，经皮肤、皮下组织，直达肩胛下窝骨面，纵疏横剥 2～3 刀，范围不超过 0.5cm。

术毕，拔出针刀，局部压迫止血 3 分钟后，创可贴覆盖针眼。

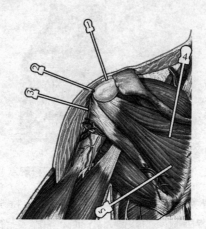

图 7-34　肩袖止点针刀松解示意图

（4）第四次针刀松解肩关节顽固性压痛点及条状硬结。

1）体位　端坐位。

2）体表定位　肩关节外侧压痛点。

3）消毒　在施术部位，用活力碘消毒 2 遍，然后铺无菌洞巾，使治疗点正对洞巾中间。

4）麻醉　局部麻醉。

5）刀具　使用Ⅰ型针刀。

6）针刀操作（图7-35）

①第1支针刀松解肩峰部的压痛点　在肩峰压痛点定位，刀口线与上肢纵轴方向一致，针刀体与皮肤呈90°角，按照针刀四步进针规程进针刀，经皮肤、皮下组织，达硬结或者条索状物，纵疏横剥2～3刀。范围1cm。

②第2支针刀松解肩关节外侧的压痛点　在肩关节前外侧压痛点定位，刀口线与上肢纵轴方向一致，针刀体与皮肤呈90°角，按照针刀四步进针规程进针刀，经皮肤、皮下组织，达硬结或者条索状物，纵疏横剥2～3刀。范围1cm。

③第3支针刀松解肩关节后外侧的压痛点　在肩关节后外侧压痛点定位，刀口线与上肢纵轴方向一致，针刀体与皮肤呈90°角，按照针刀四步进针规程进针刀，经皮肤、皮下组织，达硬结或者条索状物，纵疏横剥2～3刀。范围1cm。

④第4支针刀松解三角肌止点压痛点　在三角肌止点压痛点定位，刀口线与上肢纵轴方向一致，针刀体与皮肤呈90°角，按照针刀四步进针规程进针刀，经皮肤、皮下组织，达硬结或者条索状物，纵疏横剥2～3刀。范围1cm。

⑤第5支针刀松解三角肌肌腹部的压痛点　在三角肌肌腹部压痛点定位，刀口线与上肢纵轴方向一致，针刀体与皮肤呈90°角，按照针刀四步进针规程进针刀，经皮肤、皮下组织，达硬结或者条索状物，纵疏横剥2～3刀。范围1cm。

术毕，拔出针刀，局部压迫止血3分钟后，创可贴覆盖针眼。

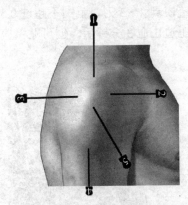

图7-35　肩关节顽固性压痛点针刀松解示意图

7）注意事项　在作肩关节前外侧的针刀松解时，应特别注意刀口线方向，防止头静脉损伤。头静脉起于手背静脉网的桡侧，沿前臂桡侧、上行至肘窝，在肱二头肌外侧沟内继续上行，经过三角肌胸大肌间沟，再穿锁胸筋膜汇入腋静脉或者锁骨下静脉。在做肱骨小结节处肩胛下肌止点松解时，表面是头静脉的走行路线。预防头静脉损伤的方法是先摸清楚三角肌胸大肌间沟，旁开0.5cm进针刀，严格按照针刀四步进针规程进针刀，即可避免损伤头静脉。

【针刀术后手法治疗】

在以针刀松解肩部关节囊及周围软组织后，医生握住患肢前臂及肘关节，由助手将其右手伸入患侧腋下固定，两人配合作对抗牵引及摆动肩关节，然后使肩关节尽量外展。

使关节囊彻底松开，降低关节内张力，使关节恢复活动功能。但如肩关节已经强直，手法不宜过猛，应随针刀治疗多次进行手法治疗，才能使关节功能恢复。

【针刀术后康复治疗】

（一）目的

肩关节类风湿关节炎针刀整体松解术后康复治疗的目的是进一步调节肩部弓弦力学系统的力平衡，促进局部血液循环，加速局部的新陈代谢，有利于损伤组织的早期修复。

（二）原则

肩关节类风湿关节炎行针刀手术后 48～72 小时可选用下列疗法进行康复治疗。

（三）方法

1. 针灸推拿疗法

（1）针刺疗法

处方一：以关节窜痛、游走不定为主的行痹，取膈俞、血海；以关节冷痛且剧、遇热痛减为主之痛痹，取肾俞、关元；以关节红肿且胀，热痛为主之热痹，取大椎、曲池；加肩髎、肩髃、臑俞。

操作：患者取舒适体位，术者双手消毒，穴位消毒。选用 0.35mm×50mm 毫针，指切进针，行痹、热痹以泻法为主，痛痹、着痹以平补平泻为主。留针 30 分钟后出针，压迫针孔片刻，每天 1 次。10 次为 1 疗程。

处方二：大椎、身柱、至阳、筋缩、肝俞、肾俞、委中、太溪、肩三针、天宗、臑俞。

操作：患者俯卧位，常规消毒后，选用 0.35mm×40mm 毫针，指切进针。手法：气血亏虚兼血瘀型，主穴用轻捻浅刺加足三里补法，配穴提插捻转相结合泻法、浅刺。寒湿兼血瘀型，主穴用轻捻浅刺补法，配穴用提插捻转相结合泻法、深刺；湿热兼血瘀型，主穴用先深后浅徐疾泻法，配穴用提插捻转相结合泻法、深刺；每 3 天 1 次，10 次为 1 疗程。

处方三：华佗夹脊穴、大椎、曲池、外关、合谷、阳陵泉、足三里、三阴交、肝俞、肾俞、肩三针、臑俞。

操作：取背部华佗夹脊穴，从第一胸椎排刺至第二腰椎，左右间隔交替针刺，然后取大椎、肝俞、肾俞，后取四肢穴位。选用 30 号 15 寸毫针，进针得气后留针 30 分钟出针，按压针孔。1 天 1 次，10 次 1 疗程。

（2）灸治疗法

处方：斑蝥泡灸患部穴位或痛点。

操作：①药物制备；雄黄 30g，斑蝥 30g，麝香 10g。先将雄黄、斑蝥研成细末，用蜂蜜适量拌成糊状，再加入麝香拌均匀，装瓶盖紧备用。②方法：找好患部穴位或痛点作记号。将胶布剪成 1 寸大小，正中放米粒大小药糊，对准穴位或痛点将胶布贴好。每次贴 4～8 个点，全身关节最多可贴 20 个点。药物适量，以起小疱为佳，不可过大，贴后 1～7 天不可洗患处，防止感染。若用药过多起疱直径超过 3cm，疼痛剧烈时，可挑破放液，涂紫药水即可。

（3）穴位注射法

处方：主穴取肝俞、肾俞、脾俞、命门、曲池、足三里、太溪及背督脉经相关穴位、肩部相关穴位（臑俞、肩三针、天宗）。

操作：急性期用寻骨风注射液，稳定期用当归注射液，久病体虚常用复合维生素注射液（维生素 B_1 100mg+维生素 B_{12} 500mg+10%葡萄糖注射液 5ml）。每次取 4～8 穴，穴位常规消毒，进针后回抽无血液，推注药物，每穴各注药 2ml 左右。

（4）推拿疗法

处方：手法作用于患侧肩部。

操作：患者取卧位，术者站于患侧，首先进行准备手法治疗。患者侧卧，患肩在上，术者对肱二头肌长短头肌腱、肩峰下滑囊、三角肌止点、冈上肌、冈下肌、喙突等处实行分筋、理筋、捏拿弹拨等手法，以放松肩周组织。随后右手持患肢腕部，左手托患肢肘部，将患肩关节进行顺时针方向摇动，幅度逐渐加大，待患肩较为松弛后，边摇肩关节边对肩关节进行上举。在上举过程中遇阻挡感时，逐渐增加推力，直至阻力消失。此时常可触及弹跳感，并可闻及关节内崩裂声，切忌过快施加暴力，以免造成骨折及肌腱断裂。一般在阻力感消失后，随后的操作便可畅通无阻，上举可超过150°。进一步外展、内收肩关节，手法缓慢、轻柔，以免造成臂丛神经损伤。最后，运用旋转摇晃手法，恢复关节内外旋功能：置肩关节于中立位，屈肘 90°，一手握前臂中部，一手握上臂中部，缓慢内外旋肩关节，注意外旋超过 60° 即可，不能强行扳至 90°，以免造成关节囊撕裂。

（5）熏蒸疗法

处方：荆芥、防风、艾叶、大蒜各 30g。

操作：取荆芥、防风、艾叶、大蒜各 30g，将上药放入盆中加水煮沸后，将患部置于盆上熏蒸，每次熏蒸 1～2 小时，熏蒸后要用干毛巾擦干患部，并防止受凉。每日熏蒸 1 次，5 次为 1 疗程，疗程间间隔 3 天。

2. 现代物理疗法

（1）传导热疗法

处方一：患侧肩部。

操作：热袋疗法加热，达到治疗温度后敷于患处，每次 20～30 分钟，每日 1～2 次，10 次为 1 个疗程。

处方二：患侧肩部。

操作：蜡袋加热后，冷却到可耐受温度，敷于患肩，由于石蜡的热容量大，导热系数低，没有热的对流，因此人体能够耐受较高的温度（55℃～60℃），且保持时间长，使组织所受的热作用较强而持久，其热作用到达体内的深度为 0.2～1cm。

（2）直流电药物离子导入法

处方：患侧肩部。

操作：阴极导入草乌液或草乌总碱。阳极接肩后电极，电流强度 15～20mA，导入疗法的通电时间每次 20～25 分钟，每日 1 次，共 20～25 次。

（3）中频电疗法

处方：患侧肩部。

操作：采用北京奔奥新技术有限公司生产的 2008-Ⅳ型高级电脑中频治疗系统，根据患者实际情况选用适宜的电极板，对置或者并置于患部，避开局部有破损的地方。处方波形为方波、指数波和三角波交替进行，工作幅度为连续运行、间歇加载，载波频率4000～5000Hz，扫频 2000Hz，调制频率 50～80Hz，剂量以患者耐受为度。每天 1 次，每次 20 分钟，10 天 1 个疗程。

（4）TDP 治疗

处方：患侧肩部。

操作：患者坐位或俯卧位，暴露患肩，TDP 直接照射患处，TDP 治疗仪的功率 250W，治疗时间为 30 分钟，距离 20～40cm，TDP 用温热剂量，以患者耐受为度，每日 1 次，10 次为 1 个疗程。

3. 现代康复疗法

处方：全身关节功能训练。

操作：训练的主要内容有：①手指动作，如抓、捏等；②整容、穿衣、进餐动作；③起居、移动，如步行、使用轮椅上下台阶等；④入厕动作训练；⑤家务劳动训练。

第十六节 肩关节强直

【概述】

肩关节在病理因素的作用下，发生关节功能的部分甚至全部丧失，出现关节的纤维性或骨性融合，称为肩关节强直。

【病因病理】

肩关节强直在临床上可见于强直性脊柱炎、类风湿关节炎及肩关节脱位晚期等肩部损伤。强直性脊柱炎中，其病理改变以非特异性滑膜炎及纤维素沉积为主，而滑膜炎症及血管翳也可造成关节软骨及软骨下骨的侵蚀破坏，从而出现软骨化生及软骨内成骨，最终发生关节内骨性强直，以肩锁关节和胸锁关节的强直为主。有外伤所致者则是由于制动的时间过长而导致关节功能障碍。

【临床表现】

肩关节强直使该关节的外展、内收、旋前、旋后及前屈、后伸等各个方向的运动均受到限制；如肩关节发生结核性病变时，肩关节外旋、外展、前屈及后伸功能障碍，同时伴有三角肌、冈上肌、冈下肌的萎缩，出现方肩畸形，还可出现肱骨头的半脱位。当肩关节发生化脓性病变时，肩关节多呈半外展位固定，伴有病理性脱位。当发生强直性脊柱炎时，虽然肩关节的病理改变较少出现，但也可发生双侧肩关节的强直。当肩关节发生类风湿关节炎时，往往是双侧肩关节同时受累。

【诊断依据】

（1）既往有肩关节的化脓性关节炎、关节结核、外伤及强直性脊柱炎、类风湿关节炎等病史。

（2）肩关节出现多个方向的运动功能障碍，或完全失去运动功能。

（3）X 线示肩关节间隙狭窄，或完全消失并有骨小梁通过。

【针刀治疗】

1. 治疗原则

肩关节的强直是在多种致病因素的作用下，造成关节周围的软组织及关节内产生粘连、挛缩、瘢痕，使关节内产生高应力点而导致关节内平衡失调，关节软骨破坏及在压应力的刺激下的纤维组织机化，最终产生骨性融合。根据针刀医学中关于软组织损伤动态平衡失调的理论，造成动态平衡失调的三大病理因素是粘连、挛缩和瘢痕，根据慢性软组织损伤病理构架的网眼理论，针刀整体松解肩关节周围粘连挛缩的组织，重新恢复肩关节的力学平衡状态，能从根本上达到治疗目的。

在针刀医学的闭合性手术理论的指导下，运用针刀松解粘连所造成的创伤小，并且不易造成再次粘连和瘢痕化，可以达到良好的治疗效果。

2. 操作方法

（1）第一次针刀松解肩关节前外侧软组织的粘连瘢痕。

1）体位　端坐位。

2）体表定位　肩关节（图 7-36）。

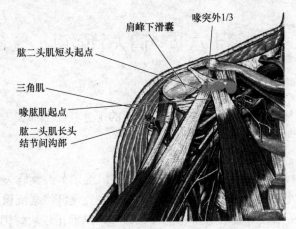

图 7-36　肩关节前侧体表定位示意图

3）消毒　在施术部位，用活力碘消毒 2 遍，然后铺无菌洞巾，使治疗点正对洞巾中间。

4）麻醉　1%利多卡因局部麻醉。

5）刀具　使用Ⅰ型针刀。

6）针刀操作（图 7-37）

①第 1 支针刀松解肱二头肌短头的起点——喙突顶点的外 1/3　针刀体与皮肤垂直，刀口线与肱骨长轴一致，按针刀四步进针规程进针刀，直达喙突顶点外 1/3 骨面，纵疏横剥 2 刀，范围不超过 0.5cm。

②第 2 支针刀松解肩峰下滑囊　在肩关节外侧肿胀压痛点定位。刀口线与上肢纵轴方向一致，按针刀四步进针规程进针刀，经皮肤、皮下组织、三角肌，刀下有阻力感时，即到达囊肿壁，穿破囊壁，阻力感消失，缓慢深入针刀，当刀下有粗糙感时，即到达囊肿的基底部生发层，在此处，纵疏横剥 2～3 刀，范围 2～3cm，以破坏囊肿部生发层的

分泌细胞，然后稍提针刀分别向囊肿的上下前后刺破囊壁后出针刀。

③第 3 支针刀松解肱二头肌长头在结节间沟处的粘连　针刀体与皮肤垂直，刀口线与肱骨长轴一致，按针刀四步进针规程进针刀，直达肱骨结节间沟前面的骨面，先用提插刀法提插松解 2 刀，切开肱横韧带，然后顺结节间沟前壁，向后做弧形铲剥 2 刀。

④第 4 支针刀松解三角肌止点　针刀体与皮肤垂直，刀口线与肱骨长轴一致，按针刀四步进针规程进针刀，经皮肤、皮下组织、筋膜，直达肱骨面三角肌的止点，纵疏横剥 2～3 刀。范围不超过 1cm，刀下有紧涩感的，调转刀口线 90°，铲剥 2～3 刀，范围 0.5cm。

术毕，拔出针刀，局部压迫止血 3 分钟后，创可贴覆盖针眼。

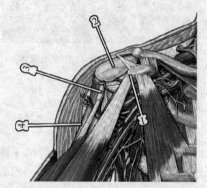

图 7-37　肩关节前外侧软组织针刀松解示意图

（2）第二次针刀松解肩关节囊。

1）体位　端坐位。

2）体表定位　肩关节。

3）消毒　在施术部位，用活力碘消毒 2 遍，然后铺无菌洞巾，使治疗点正对洞巾中间。

4）麻醉　1%利多卡因局部麻醉。

5）刀具　使用 I 型针刀。

6）针刀操作（图 7-38）

①第 1 支针刀松解肩关节上侧关节囊　在肩峰顶点下 1cm 定点，针刀体与皮肤垂直，刀口线与肱骨长轴一致，按针刀四步进针规程进针刀，经皮肤、皮下组织、筋膜，穿过三角肌，刀下有韧性感时，即到达关节囊，在此提插刀法切割 2～3 刀。每刀均需有落空感，方到达关节腔。

②第 2 支针刀松解肩关节前侧关节囊　在第 1 支针刀前 2cm 定点，针刀体与皮肤垂直，刀口线与肱骨长轴一致，按针刀四步进针规程进针刀，经皮肤、皮下组织、筋膜，穿过三角肌，刀下有韧性感时，即到达关节囊，在此提插刀法切割 2～3 刀。每刀均需有落空感，方到达关节腔。

③第 3 支针刀松解肩关节后侧关节囊　在第 1 支针刀后 2cm 定点，针刀体与皮肤垂直，刀口线与肱骨长轴一致，按针刀四步进针规程进针刀，经皮肤、皮下组织、筋膜，穿过三角肌，刀下有韧性感时，即到达关节囊，在此提插刀法切割 2～3 刀。每刀均需

有落空感，方到达关节腔。

术毕，拔出针刀，局部压迫止血 3 分钟后，创可贴覆盖针眼。

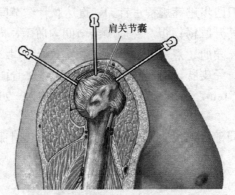

图 7-38　肩关节囊针刀松解示意图

（3）第三次针刀松解部分肩袖的止点。

1）体位　端坐位。

2）体表定位　肩关节。

3）消毒　在施术部位，用活力碘消毒 2 遍，然后铺无菌洞巾，使治疗点正对洞巾中间。

4）麻醉　1%利多卡因局部麻醉。

5）刀具　使用Ⅰ型针刀。

6）针刀操作（图 7-39）

①第 1 支针刀松解冈上肌止点　在冈上肌止点寻找压痛点定位，刀口线与冈上肌纤维走行一致，针刀体与皮肤呈 90°角，按针刀四步进针规程进针刀，经皮肤、皮下组织，达肱骨大结节上端骨面，纵疏横剥 2～3 刀，范围不超过 0.5cm。

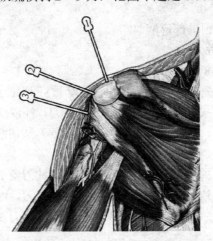

图 7-39　肩袖止点针刀松解示意图

②第 2 支针刀松解冈下肌止点　刀口线与冈下肌肌纤维方向一致，针刀体与皮肤呈 90°角，按针刀四步进针规程进针刀，直达肱骨大结节后面骨面，纵疏横剥 2～3 刀，范

围不超过 0.5cm。

③第 3 支针刀松解小圆肌止点　在肱骨大结节后下方，针刀体与皮肤垂直，刀口线与肱骨长轴一致，按针刀四步进针规程进针刀，直达肱骨大结节后下方的小圆肌止点，用提插刀法提插松解 2 刀，范围不超过 0.5cm。

术毕，拔出针刀，局部压迫止血 3 分钟后，创可贴覆盖针眼。

（4）第四次针刀松解肩部外侧顽固性压痛点。

1）体位　端坐位。

2）体表定位　肩关节外侧压痛点。

3）消毒　在施术部位，用活力碘消毒 2 遍，然后铺无菌洞巾，使治疗点正对洞巾中间。

4）麻醉　局部麻醉。

5）刀具　使用 I 型针刀。

6）针刀操作（图 7-40）

①第 1 支针刀松解肩峰部的压痛点　在肩峰压痛点定位，刀口线与上肢纵轴方向一致，针刀体与皮肤呈 90° 角，按针刀四步进针规程进针刀，经皮肤、皮下组织，达硬结或者条索状物，纵疏横剥 2～3 刀。范围 1cm。

②第 2 支针刀松解肩关节外侧的压痛点　在肩关节前外侧压痛点定位，刀口线与上肢纵轴方向一致，针刀体与皮肤呈 90° 角，按针刀四步进针规程进针刀，经皮肤、皮下组织，达硬结或者条索状物，纵疏横剥 2～3 刀。范围 1cm。

③第 3 支针刀松解肩关节后外侧的压痛点　在肩关节后外侧压痛点定位，刀口线与上肢纵轴方向一致，针刀体与皮肤呈 90° 角，按针刀四步进针规程进针刀，经皮肤、皮下组织，达硬结或者条索状物，纵疏横剥 2～3 刀。范围 1cm。

术毕，拔出针刀，局部压迫止血 3 分钟后，创可贴覆盖针眼。

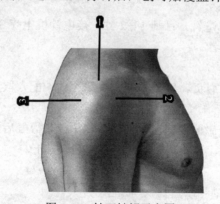

图 7-40　针刀松解示意图

7）注意事项　在作肩关节前外侧的针刀松解时，应特别注意刀口线方向，防止头静脉损伤。头静脉起于手背静脉网的桡侧，沿前臂桡侧、上行至肘窝，在肱二头肌外侧沟内继续上行，经过三角肌胸大肌间沟，再穿锁胸筋膜汇入腋静脉或者锁骨下静脉。在做肱骨小结节处肩胛下肌止点松解时，表面是头静脉的走行路线。预防头静脉损伤的方法是先摸清楚三角肌胸大肌间沟，旁开 0.5cm 进针刀，严格按照针刀四步进针规程进针刀，即可避免损伤头静脉。

【针刀术后手法治疗】

每次针刀术后，医生握住患肢前臂及肘关节，由助手将其右手伸入患侧腋下固定肩关节，两人配合作对抗牵引及摆动肩关节，然后使肩关节尽量外展。但要注意如肩关节强直严重，手法不宜过猛，应随针刀治疗多次进行手法治疗，才能使关节功能恢复。

【针刀术后康复治疗】

（一）目的

肩关节强直针刀整体松解术后康复治疗的目的是进一步调节肩部弓弦力学系统的力平衡，促进局部血液循环，加速局部的新陈代谢，有利于损伤组织的早期修复。

（二）原则

肩关节强直行针刀手术后 48～72 小时可选用下列疗法进行康复治疗。

（三）方法

1. 针灸推拿疗法

（1）毫针法

处方：阳陵泉。

操作：运动针法，患者坐位。取阳陵泉穴，用 0.25mm×40mm 毫针垂直进针，刺入约 1.5 寸，有酸胀感后，留针 20 分钟，期间行针 2 次。令患者重复使其疼痛的肩关节外展、前屈、后伸等动作，重复 30 次。出针后休息 10 分钟。每日 1 次，10 次为 1 个疗程。共治疗 3 个疗程，疗程间休息 2 天。

（2）电针法

处方：肩峰至腋前横纹头连线中点，肩峰至腋后横纹头连线中点。后弯重者加肩髃，上举重者加肩髎。

操作：选 28 号 2.5 寸毫针，直刺 1～2 寸，接电针机电疗 30 分钟，起针后令患者自己活动肩部。隔日治疗 1 次。

（3）温针法

处方：主穴取肩井、肩贞、肩髃、天宗、肩中俞，配穴取肩外俞、臂臑、曲池、条口、阿是穴。

操作：以上穴位均取患侧，每次选 4～6 穴，针刺得气后施以平补平泻法，然后将 2cm 左右长艾段套在针柄上，点燃，每穴每次灸 2～3 壮。

（4）蜂针法

处方：肩髃、肩贞、肩井、臂臑、曲池、外关。

操作：施针前作蜂毒过敏试验，用蜂针刺入大椎穴 1 分钟后拔出，30 分钟后若无全身反应或局部剧烈肿胀疼痛、奇痒等过敏反应，即可进行治疗。用镊子夹住蜜蜂头胸部，在选定穴位上螫刺，每 1 次 1 只，以后每次增加 1～2 只，最多不超过 20 只。淋巴结肿大者宜暂停治疗。每日或隔日治疗 1 次。

（5）头针法

处方：顶颞前线中 1/3 节段。

操作：进针约 1 寸，针尖方向根据患肩疼痛部位确定，在前者向阴面，在后者向阳面。施抽气法行针，每 15 分钟行针 1 次，留针 1 小时。留针和行针期间，嘱患者作上举、后伸、内收、外旋、外展等活动。

（6）眼针法

处方：双上焦区、双肝区。

操作：选 32 号 0.5 寸毫针，平刺或斜刺 0.3～0.5 寸，不超越所刺穴区，留针 20 分钟，其间刮针 3 次，同时嘱患者活动患侧肩关节，每日 1 次。

（7）生物全息针刺法

处方：肩穴（颈穴与上肢穴之间）。患侧第一掌骨桡侧、第二掌骨桡侧、第五掌骨尺侧之肩穴。

操作：选 1.5 寸毫针垂直进针 1.2 寸，行白虎摇头法，每分钟行针 1 次，每次行针 1 分钟，留针 30 分钟。

（8）穴位注射法

处方：肩髃、肩髎、肩前、肩贞、阿是穴。

操作：用中药野木瓜注射液和丹参注射液混合，根据病人疼痛部位选用其中 2 穴。进针得气后注入药液，每穴注入 2ml，隔日注射 1 次。

（9）灸法

处方：肩髃、天宗、肩井、巨骨、肩贞、曲池、条口。

操作：每次选用 2～3 穴，将斑蝥研为细末，取 0.01mg，用大蒜汁调合成饼放置所选穴位上，盖贴胶布。数小时后，当患者觉穴位处有热辣感或微痛感时，除去胶布及药末，并在发红发泡的皮肤部位盖以消毒纱布。每周作发泡灸 1 次。

（10）耳针疗法

处方：肩、锁骨、肝、脾、皮质下、神门、交感。

操作：先用耳穴探针探出相应部位的敏感点，用王不留行籽贴在约 0.6cm×0.6cm 的胶布上，用镊子夹持胶布一边，贴在所选穴位上，紧压数次，以局部有明显压痛感、耳廓有热感为宜，每日按压 5 次，每次 5～10 分钟，嘱患者每次按压耳穴的同时配合活动患肢。两耳交替使用，每 5 日交换 1 次。

（11）推拿治疗

处方：强刺激压痛点。

操作：针刀术后，患者仰卧位。术者一手保护患者肩部，一手握患者肘部，轻柔用力使患肢上举 180°，外展达 90° 以上，内收使患者掌心搭于对侧肩。然后让患者坐起，使患肢内旋后伸，手指触及对侧肩胛下角。手法松解后 24 小时关节制动。

2. 现代物理疗法

（1）红外线

处方：患肩局部。

操作：暴露患侧肩关节及颈部，在局部穴位处如肩髎、肩髃、肩外俞、巨骨、臑俞等处应用 TDP 照射患肩。照射时注意照射距离，以患者耐受为准，不宜过近，以防烫伤。

（2）中频

处方：患肩局部。

操作：采用北京天长福医疗设备制造有限公司生产的 T99－B 型电脑中频电疗仪 4 号处方进行治疗。每次治疗 20 分钟，1 天 1 次，20 次为 1 疗程。

（3）电疗

处方一：患肩局部。

操作：应用超短波治疗仪，电源 220V、50Hz，功率 200W，波长 7.37m，电极 20cm×15cm，间隙 1cm～2cm；对置安放于患侧，连续振动与间歇振动交替进行，温度控制在 50℃～60℃，以患者能耐受为度。每天 1 次，每次 30 分钟，10 天为 1 个疗程。

处方二：患肩局部。

操作：电极面积 100cm^2×2，于患者患肩痛点对置。频率 40Hz，脉宽 350s，波形指数波；通断比 1:1，强度：感觉阈上。每天治疗 1 次，每次 20 分钟，6 天为 1 个疗程。

处方三：患肩局部。

操作：用 20%硫酸镁，药物放阳极痛点，阴极放颈后或前臂，电流量 0.5～1mA/cm^2，每次 15 分钟。

（4）超声波

处方一：患肩局部。

操作：Phyaction 190i 型超声波治疗仪，频率 1 MHz，强度 1 W/cm^2，肩关节周围痛点处，固定法，每次 15 分钟。每日 1 次，共 15 次。

处方二：患肩局部。

操作：采用超声脉冲电导治疗仪，导入药物贴片，采用该公司产的消炎止痛贴片。患者仰卧位，两电极对置于肩关节。治疗强度以患者觉得舒适为度，每次治疗 30 分钟，1 天 1 次，20 次为 1 个疗程。

（5）微波

处方：患肩。

操作：圆形辐射器置于肩前或肩后侧，90～140W，每次 10～20 分钟，每日 1 次，15～25 次为 1 个疗程。

3. 现代康复疗法

处方一：徒手操。

操作：立位，腰向前弯 90°，上肢伸直自然下垂，做摆动和画圆活动；再双上肢体前交叉，侧平举过顶，屈肘双手触枕部。再立位，背靠墙，屈肘 90°，上臂及肘部紧贴墙并靠拢躯干，以拇指触墙，然后反向以拇指触胸。然后立位，双手在背后相握，伸肘，以健肢带动患肢内收。双拇指沿腰椎棘突上移，至最高处。最后，立位面向墙，足尖距墙 20～30cm，以患肢指尖触墙，上移至最高处。上述动作各重复 10～20 次。

处方二：等长收缩练习。

操作：在医者的指导下让病人作上臂向前、向后、内收、外展及旋前、旋后动作，但不让肩部有运动动作出现，而达到肩部各肌肉的等长收缩练习的目的。

第八章
肩关节疾病临证医案精选

一、肩关节周围炎临证医案精选

【临证医案精选 1】

患者：李某，女，53 岁，司机，于 2016 年 2 月 26 日就诊。

主诉：右肩部疼痛 2 个月，加重 2 日。

现病史：患者 2 个月前因抬重物后出现右肩部疼痛，经外贴膏药，红花油外擦，热敷等治疗无效。2 日前经盲人按摩治疗后疼痛加重，于今日来我院就诊。

查体：右肩喙突、肱骨小结节、肱骨结节间沟、肱骨头后侧压痛明显，上抬及背伸疼痛加剧，肩关节外展 160°，内收 45°。

影像学检查：肩关节正位 X 线片示右肩关节诸骨未见异常。

诊断：右侧肩关节周围炎。

治疗：行"C"形针刀松解术，在 1% 利多卡因局部麻醉下应用汉章 I 型 4 号针刀分别松解肱二头肌短头起点、肩胛下肌止点、肱二头肌长头腱结节间沟的骨性纤维管道部、小圆肌止点，术后行针刀手法学的上举外展手法和后伸内收手法松解残余粘连。术毕第三天起超短波理疗 4 天。嘱患者 48 小时后按肩关节周围炎康复操主动锻炼。

2016 年 6 月 15 日随访，患者关节诸痛消失，已恢复工作。

按语：该患者有典型的肩关节周围炎的临床表现。结合其发病年龄及病后发生发展过程，我们可以明确该患者右肩关节及周围软组织发生了广泛的粘连、瘢痕及保护性痉挛。

依据慢性软组织损伤病理构架的网眼理论，采用"C"形针刀松解术松解发病的关键部位即肱二头肌腱短头的附着点喙突处、肩胛下肌在小结节止点处、肱二头肌腱长头经过结节间沟处，小圆肌的止点，术后手法正骨，进一步松解残余粘连，从而破坏患肩的病理构架，一次治愈。

【临证医案精选 2】

患者：王某某，女，50 岁，工人，于 2015 年 7 月 9 日就诊。

主诉：左肩疼痛伴功能障碍 4 个月。

现病史：患者 4 个月前因给女儿带小孩后出现右肩疼痛，自认为是感受风寒以及劳累引起，遂用膏药外贴，热敷。病情逐渐加剧，左肩关节功能受限，穿衣及梳头困难，来院就诊。

查体：患者左肩背部肌肉僵硬，左肩喙突、肱骨小结节及肱骨结节间沟明显压痛，上抬及背伸疼痛加剧，肩关节外展 80°，内收 15°。

影像学检查：肩关节正位 X 线片示左肩关节诸骨未见异常。

诊断：左侧肩关节周围炎。

治疗：第一次行"C"形针刀松解术，在臂丛麻醉下应用汉章Ⅰ型针刀分别松解肱二头肌短头起点、肩胛下肌止点、肱二头肌长头腱结间沟的骨性纤维管道部、小圆肌止点，术后行针刀手法学的环转手法松解残余粘连。术毕第三天起超短波理疗 4 天。嘱患者 48 小时后依肩关节周围炎康复操主动锻炼。

2015 年 7 月 18 日二诊，患者述疼痛明显减轻，左肩关节活动轻度受限，肩关节外展 110°，内收 45°。行第二次针刀治疗，1%利多卡因局部麻醉下应用汉章Ⅰ型 4 号针刀松解肩关节的硬节及条索。术后行手法正骨，将患肩上举外展和内收，以松解残余粘连。术毕第 3 日起仍超短波理疗 4 天。嘱患者 48 小时后依肩关节周围炎康复操主动锻炼。

2015 年 8 月 11 日随访：肩关节功能活动恢复正常，劳累后仍有轻度不适感。

2016 年 1 月 7 日随访：关节诸痛消失，关节功能恢复正常。

按语：该患者有典型的肩关节周围炎的临床表现。结合其发病年龄及病后发生发展过程，我们可以明确该患者右肩关节及周围软组织发生了广泛的粘连、瘢痕及保护性痉挛。

该病诊断明确，依据慢性软组织损伤病理构架的网眼理论，采用"C"形针刀松解术松解发病的关键部位即肱二头肌腱短头的附着点喙突处、肩胛下肌在小结节止点处、肱二头肌腱长头经过结节间沟处，小圆肌的止点，术后手法松解残余粘连，从而破坏肩周炎的病理构架。第二次针刀松解残余的硬节和条索，即获得良好的效果，术后的超短波理疗又使患部炎症吸收，加速软组织的修复，促进肩关节功能的恢复。

【临证医案精选 3】

患者：江某某，女，62 岁，退休工人，于 2016 年 9 月 2 日就诊。

主诉：左肩疼痛伴活动受限半年。

现病史：患者半年前因搬家时抬重物扭伤左肩，后出现左肩疼痛，遂用膏药外贴，病情逐渐加剧至活动受限，疼痛剧烈，夜不能寐，左肩关节活动明显受限而就诊。

查体：患者左肩背部肌肉僵硬，上抬及背伸不能，肩关节外展 25°、内收 10°、前屈 30°、后伸 5°。

影像学检查：肩关节正位 X 线片示关节间隙较对侧稍窄。

诊断：左侧肩关节周围炎

治疗：第一次行"C"形针刀松解术，在臂丛麻醉下应用汉章Ⅰ型 4 号针刀分别松解肱二头肌短头起点、肩胛下肌止点、肱二头肌长头腱结节间沟的骨性纤维管道部、小圆肌止点，术后行针刀手法学的环转手法松解残余粘连。术后行肩关节环转手法松解残余粘连。第 3 日起超短波理疗 4 天。嘱患者 48 小时后依肩关节周围炎康复操主动锻炼。

2016 年 9 月 13 日二诊，患者述疼痛明显减轻，但右肩关节活动仍受限，1%利多卡因局部麻醉下应用汉章Ⅰ型 4 号针刀行肩关节前、后侧关节囊针刀整体松解，术后处理同前。

2016 年 9 月 27 日随访：肩关节疼痛明显减轻，但仍有轻度不适感，活动轻度受限。

2017 年 2 月 26 日随访：肩关节活动幅度明显增大，基本接近正常，诸痛消失。

按语：结合其发病年龄及病后发生发展过程，该患者有典型的肩关节周围炎的临床表现，并发展到肩关节纤维性强直。

依据慢性软组织损伤病理构架的网眼理论，首先采用"C"形针刀松解术及术后手法松解肩关节的动态弓弦力学单元，第二次针刀松解肩关节静态弓弦力学单元，从而彻底破坏了肩关节的病理构架，获得良好的治疗效果，术后的超短波理疗使患部炎症吸收，加速软组织的修复。

二、肩袖损伤临证医案精选

患者：张某某，男，51岁，工人，于2015年11月12日来我院就诊。

主诉：右肩疼痛3个月。

现病史：患者于3个月前帮人拆房子后发现右肩部疼痛，当时疼痛剧烈，不能活动，一周后疼痛减轻，在劳累及抬重物后有胀痛感，但不影响工作，故一直未予治疗。此次因劳累后疼痛加剧就诊。

查体：右肩疼痛弧度为45°～130°，肩关节内外旋时疼痛加重，外展及前举范围小于45°，撞击试验阳性，臂坠落试验阳性，冈上肌、三角肌轻度萎缩。

影像学检查：肩关节侧斜位片示右肩关节诸骨未见异常。

诊断：肩袖损伤。

治疗：第一次针刀松解肩袖止点的粘连瘢痕，在1%利多卡因局部麻醉下，应用Ⅰ型4号针刀，松解肱骨头前、上、后肩袖止点。术毕行上举外展手法，松解残余粘连。嘱患者48小时后按肩袖损伤康复操主动锻炼。

2015年11月23日第二次治疗，患者诉：右肩背疼痛减轻，功能活动有所恢复。查体：外展160°，前举120°。在1%利多卡因局部麻醉下，应用Ⅰ型针刀松解肩部外侧顽固性疼痛点。术毕行上举外展手法，松解残余粘连。嘱患者48小时后按肩袖损伤康复操主动锻炼。

2015年12月16日第一次随诊，患者诉：右肩背有轻微疼痛，感劳累后加重，功能活动恢复正常。嘱患者依肩袖损伤康复操继续康复锻炼。

2016年3月13日电话随访，患者诉一切正常。

按语：依据肩背部脊-肢弓弦力学系统，肩袖损伤后形成的网状立体病理构架，第一次针刀松解肩部弓弦力学单元如冈上肌，冈下肌，小圆肌和肩胛下肌止点的粘连、瘢痕，故关节疼痛缓解，功能活动明显改善。第二次针刀治疗在第一次针刀治疗基础上，对肩部外侧顽固性疼痛点进行松解，故功能活动基本恢复正常。

该患者因肩袖损伤后，引起冈上肌，冈下肌，小圆肌和肩胛下肌起止点粘连、瘢痕和挛缩等，致肩背部脊-肢弓弦力学系统受损，造成背部的动态平衡失调，产生上述临床表现。在慢性期急性发作时，有水肿渗出刺激神经末梢，可使上述临床表现加剧而发病。故依据上述理论及网眼理论，针刀松解冈上肌，冈下肌，小圆肌和肩胛下肌起止点粘连、瘢痕及附近软组织的粘连、瘢痕，使肩部的动态平衡得到恢复，从而治愈该病。

三、冈上肌损伤临证医案精选

患者：陈某，男，48岁，工人，于2015年6月7日来我院就诊。

主诉：右肩背部疼痛伴抬举受限6个月。

现病史：患者6个月前因扛重物引起右肩背部疼痛，自行使用热毛巾外敷及按摩导致疼痛加重，抬举受限，后经针刺、超短波及推拿理疗，疼痛有所缓解，但仍有断续胀痛，劳累及受凉后为甚，亦现夜半痛醒现象。

查体：肩胛外上角及冈上肌肌腹处压痛明显，肩关节外展受限，仅能达70°。

影像学检查：肩关节侧斜位X线片示右肩关节诸骨未见异常。

诊断：冈上肌损伤。

治疗：在1%利多卡因局部定点麻醉下，应用Ⅰ型4号针刀，行针刀松解术，松解冈上肌起止点。术毕行肩关节上举外展手法松解残余粘连。患者当即肩关节就能抬起。并予以超短波理疗，每日1次，连续3日。3日后依肩部康复操进行康复锻炼15日。

2015年6月15日第一次随诊，患者诉已无疼痛，肩关节活动正常。查体：肩胛外上角及冈上肌肌腹处压痛不明显，肩关节外展无限制。

2015年7月20日电话随访，患者诉一切正常。

按语： 依据针刀医学肩背部脊-肢弓弦力学系统损伤的理论和网眼理论，冈上肌损伤后，引起粘连、瘢痕和挛缩，造成肩背部软组织的动态平衡失调，产生肩痛、背痛等临床表现。慢性期急性发作时，病变组织有水肿渗出刺激神经末梢使症状加剧。

该患者因冈上肌损伤后，引起冈上肌起止点粘连、瘢痕和挛缩等，致肩背部脊-肢弓弦力学系统受损，造成背部的动态平衡失调，产生上述临床表现。故依据上述理论及网眼理论，针刀松解冈上肌起止点粘连、瘢痕，使肩背部的动态平衡得到恢复，从而1次治愈该病。

四、冈下肌损伤临证医案精选

患者：刘某某，男，36岁，工人，于2016年3月21日来我院就诊。

主诉：左肩背下疼痛5个月。

现病史：患者5个月前因参加乒乓球集训1周后感左肩背下疼痛，未作处理，休息2日后觉疼痛剧烈，呈钻心样、电击样疼痛，放射至肩峰处，影响睡眠，于是到某某骨科医院就诊，诊断为左肩软组织损伤，期间经过推拿、封闭等治疗，病情有所缓解，但劳累及变天后疼痛加剧。此次因受凉导致剧烈疼痛，经人介绍来我院就诊。

查体：上肢活动受限，被动活动左臂可引起冈下窝处痉挛性疼痛。冈下窝处压痛明显。

影像学检查：肩关节侧斜位片示左肩关节诸骨未见异常。

诊断：冈下肌损伤。

治疗：在1%利多卡因局部定点麻醉下，应用Ⅰ型4号针刀，行针刀松解术，松解冈下肌起止点。针刀术毕行阻力抬肩手法松解残余粘连。并予以超短波理疗，每日1次，连续3日。3日后依肩背部康复操进行康复锻炼15日。

2016年3月29日随诊，患者诉已无疼痛，肩关节活动正常。查体：被动活动冈下肌时无痉挛性疼痛，冈下窝处压痛消失。

2016年6月20日电话随访，患者诉一切正常。

按语： 依据针刀医学关于慢性软组织损伤的理论，冈下肌损伤后，可引起粘连、瘢痕和挛缩，造成肩背部软组织的动态平衡失调，产生冈下窝钻心样疼痛和肩痛等临床表现。慢性期急性发作时，病变组织有水肿渗出刺激神经末梢使症状加剧。依据上述理论，冈下肌的损伤部位主要是冈下窝、该肌在肱骨大结节上的止点。用针刀将其附着点处的粘连松解、瘢痕刮除，使冈下肌的动态平衡得到恢复。超短波理疗可迅速消除疼痛，促进功能恢复，伤口愈合。肩背部康复操主动锻炼重新建立肩背部脊-肢弓弦力学系统，使肩背部的动态平衡得到恢复而达到快速治愈的目的。

五、小圆肌损伤临证医案精选

患者：王某某，男，25 岁，运动员，于 2015 年 9 月 6 日来我院就诊。

主诉：右肩背部酸痛 3 个月。

现病史：患者 3 个月前因训练扔铁饼时引起肩背部疼痛，不能向右侧侧卧，后经推拿、超短波等理疗，有所缓解，但训练时仍会引起疼痛，故前来我院就诊。

查体：肱骨大结节后方压痛明显，肩关节极度外展时，小圆肌部可触及条索状异物，按之疼痛。

影像学检查：肩关节侧斜位 X 线片示右肩关节诸骨未见异常。

诊断：小圆肌损伤。

治疗：在 1%利多卡因局部定点麻醉下，应用Ⅰ型针刀行针刀松解术，松解小圆肌肌腹和小圆肌止点。针刀术毕行阻抗抬肩手法松解残余粘连。并予以超短波理疗，每日 1 次，连续 3 日。3 日后依肩背部康复操进行康复锻炼 15 日。

2015 年 9 月 15 日第一次随诊，患者诉已无疼痛，肩关节活动正常。查体：肱骨大结节后方压痛不明显，肩关节极度外展时，小圆肌部未触及条索状异物。

2015 年 12 月 16 日电话随访，患者诉一切恢复正常。

按语：小圆肌起于肩胛骨的腋窝缘上 2/3 背面，经肩关节后部，止于肱骨大结节后方，受腋神经支配，其作用是与冈下肌协同使上臂外旋。多由于投掷运动时急性损伤引起。

依据针刀医学关于慢性软组织损伤的理论，小圆肌损伤后，可引起粘连、瘢痕和挛缩，造成肩背部软组织的动态平衡失调，产生肩背痛等临床表现。慢性期急性发作时，病变组织有水肿渗出刺激神经末梢使症状加剧。依据上述理论，用针刀将其附着处及肌腹部的粘连松解、瘢痕刮除，使小圆肌的动态平衡得到恢复。超短波理疗可迅速消除疼痛，促进功能恢复，伤口愈合。肩背部康复操主动锻炼重新建立肩背部脊-肢弓弦力学系统，使肩背部的动态平衡得到恢复而快速治愈本病。

六、肩胛上神经卡压综合征临证医案精选

患者：刘某，男，搬运工，51 岁。于 2016 年 9 月 13 日来我院就诊。

主诉：右肩部后外侧疼痛伴活动不利 3 个月，加重 1 周。

现病史：患者 3 个月前因扛重物诱发右肩部疼痛并向颈后、上肢部放射痛，活动时加重，夜间痛甚，肩部上举无力，逐日加重。现疼痛剧烈，严重影响睡眠，肩部活动不利。

查体：肩胛骨牵拉试验（+），上臂交叉试验（+），冈上肌、冈下肌轻度萎缩，肩胛

上切迹处压痛明显。

影像学检查：肩胛骨前后位 X 线片示未见异常。

诊断：肩胛上神经卡压综合征。

治疗：在局部麻醉下，以 I 型针刀松解肩胛上横韧带、肩胛下横韧带。术后，患者端坐位，医生用手掌压住患者肘关节嘱患者用力抬肩，当抬到最大位置时医生突然放开按压的手掌，使冈下肌最大的收缩，一次即可。口服抗生素 3 日预防感染，48 小时后予以中药离子导入。中药处方：黄芪 60g，当归 20g，白芍 20g，老鹳草 50g，乳香 10g，没药 10g。将上方浸泡于 1000ml 水中，半小时后煎成 250ml 药液，装瓶备用。取穴：患侧阿是穴、双侧颈百劳。每次 30 分钟，每日 1 次，连续 5 日。嘱患者依肩胛上神经卡压综合征康复操锻炼。

2016 年 10 月 15 日第一次随诊，患者诉：疼痛感已消失，但肩部上举仍感无力。予以针刺治疗，取穴：大椎、肩井（患）、天宗（患）、曲池（患），平补平泻，得气后留针 30 分钟，每日 1 次，连续 10 日。嘱患者依肩胛上神经卡压综合征康复操加大锻炼量。

2016 年 12 月 10 日第二次随诊，患者诉：无疼痛感，肩部功能活动已正常，未觉特殊不适。

按语： 该病是由于上肢不断活动，肩胛骨不断移位而使肩胛骨上神经在肩胛上切迹处受到反复牵拉和摩擦，使神经张力增加，严重者引起该神经在肩胛下横韧带处也受到卡压，导致神经发生损伤、炎性肿胀和卡压。本病初期理疗按摩有效，但晚期肩部酸、胀、疼痛剧烈，西医需要开放性手术切开韧带以解除卡压。开放性手术切口有 10cm 左右，而肩胛上、下横韧带只有 5mm 大小，针刀刀刃只有 0.8mm。也就是说，西医开放性手术用了 10cm 的切口切开了 5mm 的卡压，造成大量正常组织的损伤；而针刀用了 0.8mm 的针眼到达卡压部位，切开了 5mm 的卡压，避免了西医开刀手术入路对正常组织的损伤。

根据针刀医学对神经卡压的分型，肩胛上神经卡压综合征属于骨性纤维卡压型。肩胛上神经起源于臂丛神经上干，其纤维来自 C_4、C_5、C_6，是运动和感觉的混合神经。从上干发出后沿斜方肌和肩胛舌骨肌深面外侧走行，通过肩胛上横韧带下方的肩胛上切迹进入冈上窝。该神经在经过肩胛切迹和肩胛上横韧带所组成的骨—纤维孔较为固定。肩胛上神经在冈上窝发出两根肌支支配冈上肌，然后该神经与肩胛上动脉伴行绕过肩胛冈，穿过肩胛下横韧带到冈下窝。从上可知，肩胛上神经在穿过肩胛上横韧带和肩胛下横韧带时容易受到卡压。故分别松解肩胛上切迹（肩胛上横韧带）和肩胛冈中下外 3cm 处（肩胛下横韧带），可从根本上解除卡压，从而治愈该病。

七、肩胛背神经卡压综合征临证医案精选

患者：李某，女，47 岁，农民，于 2017 年 5 月 19 日来我院就诊。

主诉：颈、肩、背部酸胀痛半年，加重 1 周。

现病史：患者半年前无明显诱因突发颈及右肩、背部酸胀不适，时发时止，1 周前因受寒疼痛加重，右肩上举疼痛加剧，夜间痛甚，得热则舒，遂来我院就诊。

查体：Adson 试验（+），Roose 试验（+），T_3、T_4 棘突旁及胸锁乳突肌后缘中点压痛。

影像学检查：颈部正侧斜位 X 线片示：$C_3 \sim C_6$ 椎体后缘骨质增生。

诊断：肩胛背神经卡压综合征。

治疗：在局部麻醉下，以 I 型针刀松解肩胛骨内上角与 C_6 连线中点的压痛处。术后，患者坐位，嘱患者做拥抱动作 2～4 次，以进一步拉开局部的粘连。48 小时后嘱患者依肩胛背神经卡压综合征康复操进行锻炼。并予以中药离子导入，中药处方：黄芪 60g，当归 20g，白芍 20g，老鹳草 50g，乳香 10g，没药 10g。将上方浸泡于 1000ml 水中，半小时后煎熬成 250ml 药液备用。取穴：阿是穴（患），颈百劳（患），大椎，肺俞（患），每次 30 分钟，每日 1 次，连续 7 日。

2017 年 6 月 3 日第一次随诊，患者诉：疼痛感明显缓解，但活动后疼痛加重。予以推拿治疗：颈项、肩背部施行按揉法 15 分钟、拿法 10 分钟、理筋 15 分钟，每日 1 次，连续 10 日。同时，予以针刺治疗，取穴：风池（双），天柱（双），完骨（双），颈夹脊（双），大椎，肩中俞（患）。采用平补平泻法，留针 30 分钟，每日 1 次，连续 10 日。嘱患者依肩胛背神经卡压综合征康复操加强锻炼。口服：元胡止痛片，每次 4 片，每日 3 次，连续 10 日。

2017 年 7 月 8 日第二次随诊，患者诉：疼痛消失，活动正常，可参加体力劳动。

按语：根据闭合性手术理论及网眼理论，肩胛背神经卡压综合征属于软组织卡压。肩胛背神经在距椎间孔边缘 5～8mm 自 C_5 外侧发出后穿过中斜角肌，在中斜角肌内斜行走行 5～30mm，或走行于中斜角肌的表面，距起点 5mm 处有 2～3 束 2mm 粗的中斜角肌腱性纤维横跨其表面。肩胛背神经起始部在中斜角肌内走行，在入中斜角肌处周围均为腱性或腱肌性组织。患者由于长期从事体力劳动，颈椎关节频繁的屈伸、旋转活动可使走行于中斜角肌之内的肩胛背神经受到长期慢性刺激与周围组织产生粘连，从而出现神经卡压症状。依据针刀医学慢性软组织损伤病因病理学理论和针刀闭合性手术理论，对肩胛骨内上角与 C_6 连线中点的压痛处及肩胛背神经在菱形肌上缘的粘连和瘢痕进行精确针刀松解，创伤小、痛苦小且疗效显著。

八、四边孔综合征临证医案精选

患者：章某某，男，39 岁，工人，于 2017 年 4 月 12 日来我院就诊。

主诉：左肩关节前侧、外侧疼痛麻木，伴三角肌萎缩半年。

现病史：患者半年开始出现左肩关节外侧和前侧疼痛麻木，上抬困难，无明显诱因。经封闭治疗，效果不佳，逐渐发现左肩萎缩，左肩关节仍外展无力，上举困难，遂来我院就诊。

查体：肩关节外展 20°，前屈 40°，后伸 20°，右三角肌萎缩，肩关节后方四边孔处有明显压痛，有条索状物，Tinel 征阳性。

影像学检查：颈部正侧斜位及左肩关节正侧位 X 线片示：未见明显异常。

诊断：四边孔综合征。

治疗：在局部麻醉下，以 I 型针刀松解四边孔 Tinel 征阳性点。术后，患者坐位，嘱患者做拥抱动作 2～4 次，以进一步拉开四边孔的粘连。口服抗生素 3 日预防感染。48 小时后嘱患者依四边孔综合征康复操进行锻炼。并予以中药离子导入，中药处方：黄芪 60g，当归 20g，白芍 20g，老鹳草 50g，乳香 10g，没药 10g。将上方浸泡于 1000ml

水中，半小时后煎熬成 250ml 药液备用。取穴：阿是穴（患），颈百劳（双侧），每次 30 分钟，每日 1 次，连续 5 日。

2017 年 4 月 21 日第一次随诊，患者诉：疼痛麻木感明显缓解，但仍感上抬外展无力，活动后疼痛加重，三角肌萎缩无恢复。予以推拿治疗：颈项、肩背部施行按揉法 15 分钟、拿法 10 分钟、理筋 15 分钟，每日 1 次，连续 10 日。嘱患者依四边孔综合征康复操加强锻炼。

2017 年 5 月 7 日第二次随诊，患者诉：左肩部疼痛消失。

2017 年 6 月 28 日第三次随诊，患者诉：疼痛消失，三角肌萎缩有恢复，肩关节活动范围增大。

2017 年 9 月 5 日第四次随诊，三角肌萎缩已基本恢复，肩关节活动范围基本正常。

按语： 根据闭合性手术理论及网眼理论，四边孔综合征属于软组织卡压。四边孔是由小圆肌、大圆肌、肱三头肌长头及肱骨上段内侧缘构成的四方形的解剖间隙。腋神经由臂丛后束发出后向后斜行与旋肱后动脉一起紧贴四边孔的内上缘穿出该间隙，在三角肌后缘中点紧靠肱骨外科颈后面行走。腋神经分出的肌支，支配三角肌、小圆肌。皮支为臂外侧皮神经，分布于三角肌区域的皮肤。患者因训练损伤大、小圆肌和肱三头肌导致肌纤维肿胀对腋神经摩擦使神经水肿、渗出，久之形成粘连、压迫而产生疼痛、麻木、无力等症状。其根本原因是四边孔周围组织与腋神经的粘连，使腋神经受压。依据针刀医学慢性软组织损伤病因病理学理论和针刀闭合性手术理论，对四边孔 Tinel 征阳性点及四边孔周围组织的粘连、瘢痕点进行精确闭合性针刀松解，创伤小、痛苦小，避免了开放性神经卡压松解手术所造成的手术瘢痕。同时配合中药离子导入、推拿等疗法，加快了患者康复速度，缩短了疗程，经半年回访无复发，愈后良好。

九、肩峰下撞击综合征临证医案精选

患者： 赵某某，男，55 岁，健美教练，于 2016 年 10 月 13 日来我院就诊。

主诉： 右肩疼痛 2 个月。

现病史： 患者 2 个月前教学生举杠铃时扭伤肩部，因当时伤情不重，未予治疗，后逐渐发生肩部及上臂外侧疼痛，疼痛为持续性，日轻夜重，甚则夜不能寐，求诊我院。

查体： 肩峰下压痛及肱骨大结节压痛明显，在肩关节活动时肩峰下可触及捻发感，肩关节外展 60°～120°时出现肩峰部疼痛，外展弧度大于 120°时右肩疼痛减轻。

影像学检查： 肩关节侧位斜位片示，肩峰下骨密度增高，骨赘形成；冈上肌可见钙化影；肱骨大结节可见骨赘形成；肩峰下间隙变小。

诊断： 肩峰下撞击综合征。

治疗： 第一次针刀松解部分肩袖的止点。在 1%利多卡因局部定点麻醉下，应用 I 型 4 号针刀，行针刀松解术，分别松解冈上肌行经路线及止点，冈下肌行经路线及止点的粘连、瘢痕点，肩关节前侧关节囊的粘连和瘢痕。术毕做肩关节上举外展手法松解残余粘连。并予以超短波理疗，每日 1 次，连续 3 日。3 日后依肩背部康复操进行康复锻炼 5 日。

2016年10月26日二诊：患者述右肩疼痛缓解，查体：肩峰下压痛及肱骨大结节压痛不明显，在肩关节活动时肩峰下未触及捻发感。予以第二次针刀治疗：1%利多卡因局部麻醉下，应用Ⅰ型4号针刀，行针刀松解术，松解肩部外侧顽固性疼痛点——肩峰部压痛点、肩关节外侧压痛点、三角肌止点压痛点。术毕做肩关节上举外展手法松解残余粘连。3日后依肩背部康复操进行康复锻炼10日。

2016年11月8日第一次随诊，患者诉：右肩略有疼痛感，功能活动恢复正常。查体：肩周压痛不明显，上肢上举外展、后伸及旋后功能正常，外展疼痛弧消失。嘱患者依肩背部康复操继续康复锻炼15日。

2016年12月25日第二次电话随诊，患者诉肩痛消失，恢复正常工作。

按语：在肩峰下关节内，任何引起肱骨头与喙肩弓反复摩擦、撞击的疾病均可引起肩峰下综合征，如肩峰下滑囊炎、冈上肌腱炎、冈上肌腱钙化、肩袖撕裂、肱二头肌长头腱鞘炎、肱骨大结节骨折等。肩关节过度频繁外展，使肩峰下关节的各种组织反复摩擦和碰撞，尤其是肩峰下滑囊及肩袖组织发生充血、水肿、炎性渗出，此时往往伴有急性肩痛症状。反复的撞击性损害使肩部弓弦力学系统受力异常，肩袖纤维变性，关节囊增厚，导致肩部动静态弓弦力学系统力平衡失调，肱骨头上移，肩峰下间隙变小，肩峰及肱骨大结节骨赘形成。

西医学研究认为，肩峰撞击综合征是中老年人常见病，随着年龄的增长，肩峰下方的骨质增生，导致肩峰下间隙狭窄，当上臂抬到一定程度时，增生的骨质就会和下面的肌腱碰撞，出现肩部的疼痛，其原因除骨质增生的原因外，由于外伤、炎症等原因，肩峰下的软组织增生肥厚也会造成撞击。针刀医学认为，本病是肩部软组织慢性损伤进一步发展的结果，针刀整体松解调节了肩部的弓弦力学系统，恢复了肩部的正常力线，从而治愈该病。

十、肩峰下滑囊炎临证医案精选

患者：曾某，女，38岁，公务员，于2015年6月12日来我院就诊。

主诉：左肩关节疼痛3年。

现病史：患者3年前发生不明原因左肩关节肿胀疼痛感，自行贴膏药，外擦红花油等治疗，仅能取得一时的疗效，现在自觉肿胀疼痛部位在肩外侧深部，有时向下放射，疼痛日轻夜重，有时半夜痛剧，令人难以入睡。经人介绍来我院就诊。

查体：左肩峰下压痛明显，左上臂外展、外旋、内收时，三角肌疼痛明显加剧。

影像学检查：肩关节侧斜位片示肩关节诸骨未见异常。

诊断：肩峰下滑囊炎。

治疗：在1%利多卡因局部定点麻醉下，应用Ⅰ型4号针刀，行针刀松解术，松解肩关节外侧肿胀压痛点。针刀术毕手指垂直下压滑囊，使囊内的滑液向四周扩散。48小时后予以超短波理疗，每日1次，连续3日。3日后依肩背部康复操进行康复锻炼10日。

2015年6月21日第一次随诊，患者诉：左肩已无肿胀疼痛感，功能活动恢复正常。查体：左肩峰下压痛不明显，左上臂外展、外旋、内收时，三角肌无疼痛。嘱患者依肩背部康复操继续康复锻炼1个月。

2015年9月13日电话随访，患者诉已恢复正常。

按语：依据针刀医学关于慢性软组织损伤的理论，肩峰下滑囊损伤后瘢痕堵塞滑囊，造成关节囊代谢障碍而产生上述临床表现。在慢性期急性发作时，有水肿渗出刺激神经末梢，使上述临床表现加剧。依据上述理论，肩峰下滑囊损伤是由囊壁的膜性通道受瘢痕组织堵塞所致。用针刀将滑囊切开，排出囊内液体，即可疏通堵塞，治愈该病。超短波理疗可迅速消除疼痛，促进功能恢复，伤口愈合。肩背部康复操主动锻炼重新建立肩背部脊-肢弓弦力学系统，使肩背部的动态平衡得到恢复而快速治愈本病。

十一、三角肌滑囊炎临证医案精选

患者：周某，男，49岁，工人，于2017年3月6日来我院就诊。

主诉：右肩酸痛3个月。

现病史：患者自述3个月前因劳累后吹空调引起右肩酸痛，右上肢上举、外展困难，到某某医院诊断为肩关节周围炎，嘱热敷及右肩爬墙锻炼无效。现自觉右肩肿胀，右上肢上举外展时可闻及弹响声。

查体：右肩关节下缘三角肌中上部轻度高起，皮肤发亮，可触及硬币大小囊性物，右上肢外展上举60°。

影像学检查：肩关节侧斜位片示右肩关节诸骨未见异常。

诊断：三角肌滑囊炎。

治疗：在1%利多卡因局部定点麻醉下，应用I型针刀，行针刀松解术，松解肩关节外侧明显隆起处、三角肌腹部的压痛点。术毕手指垂直下压滑囊，使囊内的滑液向四周扩散。

2017年3月15日。第一次随诊，患者诉：右肩已无肿胀疼痛感，功能活动恢复正常。查体：右肩关节下缘三角肌中上部高起消失，皮肤恢复正常，右上肢外展上举正常，嘱患者依肩背部康复操继续康复锻炼15日。

2017年6月15日电话随访，患者诉右肩部疼痛消失，活动恢复正常。

按语：依据针刀医学关于慢性软组织损伤的理论，三角肌滑囊损伤后瘢痕堵塞滑囊，造成关节囊代谢障碍而产生上述临床表现。在慢性期急性发作时，有水肿渗出刺激神经末梢，使上述临床表现加剧。依据上述理论，三角肌滑囊损伤是由囊壁的膜性通道受瘢痕组织堵塞所致。用针刀将滑囊切开，排出囊内液体，即可疏通堵塞，治愈该病。

十二、肱二头肌长头腱鞘炎临证医案精选

患者：郑某，男，36岁，农民，于2016年4月12日来我院就诊。

主诉：右肩疼痛4月余。

现病史：患者按摩工作1年后右肩疼痛，觉自行按摩及热敷后缓解，在工作劳累后症状逐渐加剧，甚则夜晚难以入睡。因经人介绍得知针刀治疗肩痛有奇效而求诊。

查体：右肩关节前方轻度肿胀，右肩前偏向内下方处压痛明显，自主屈曲时关节后伸、内收、外旋上臂均引起疼痛加剧。

影像学检查：肩关节侧斜位片示右肩关节诸骨未见异常。

诊断：肱二头肌长头腱鞘炎。

治疗：第一次针刀松解肱横韧带处的粘连和瘢痕。在 1%利多卡因局部定点麻醉下，应用Ⅰ型 4 号针刀，行针刀松解术，松解肱骨结节间沟压痛点。3 日后依肩背部康复操进行康复锻炼 5 日。

2016 年 4 月 23 日二诊：患者述右肩疼痛缓解，查体：右肩关节前方肿胀消失，右肩前偏向内下方肱骨结节间沟处压痛不明显。予以第二次针刀治疗：1%利多卡因局部麻醉下，应用Ⅰ型 4 号针刀，行针刀松解术，松解喙突的粘连和瘢痕。并予以超短波理疗，每日 1 次，连续 3 日。3 日后依肩背部康复操进行康复锻炼 10 日。

2016 年 5 月 10 日第一次随诊，患者诉：右肩略有疼痛感，功能活动恢复正常。查体：右喙突处及肱骨结节间沟处压痛不明显，上肢上举外展、后伸及旋后功能正常，嘱患者依肩背部康复操继续康复锻炼 10 日。

2016 年 8 月 20 日电话随访，患者诉肩痛消失，恢复正常工作。

按语：该患者因肱二头肌长头肌腱在腱鞘内滑动引起腱鞘损伤后，导致肱横韧带处粘连、瘢痕和挛缩等，致使肩背部脊-肢弓弦力学系统受损，造成背部的动态平衡失调，产生上述临床表现。依据肩背部弓弦力学系统，肱二头肌长头腱鞘炎的网状立体病理构架，第一次针刀松解肱横韧带处的粘连和瘢痕故关节疼痛缓解，功能活动明显改善。第二次针刀治疗在第一次针刀治疗基础上，对喙突点的粘连、瘢痕进行松解，故功能活动恢复正常。

十三、肱二头肌短头肌腱炎临证医案精选

患者：姚某，男，53 岁，工人，2017 年 3 月 11 日来我院就诊。

主诉：左肩疼痛半年。

现病史：患者在今年 5 月份帮女儿带小孩 1 个月后发生左肩部疼痛，在社区医院诊断为左肩关节周围炎，经中药外敷、红外线理疗及局部封闭等治疗，效果均不巩固。现左肩关节僵硬，局部畏寒喜暖，不能提重物及梳头，经人介绍求诊我院。

查体：左喙突处压痛明显，上肢上举外展、后伸及旋后功能均受限。

影像学检查：肩关节侧斜位片示左肩关节诸骨未见异常。

诊断：肱二头肌短头肌腱炎。

治疗：第一次针刀松解肱二头肌短头起点的压痛点——喙突点。在 1%利多卡因局部定点麻醉下，应用Ⅰ型 4 号针刀，行针刀松解术，松解喙突点。并予以超短波理疗，每日 1 次，连续 3 日。3 日后依肩背部康复操进行康复锻炼 5 日。

2017 年 3 月 19 日二诊：患者述左肩疼痛缓解，可以梳头，但提重物时感疼痛。予以第二次针刀治疗：1%利多卡因局部麻醉下，应用Ⅰ型 4 号针刀，行针刀松解术，松解肱骨结节间沟处的压痛点。并予以超短波理疗，每日 1 次，连续 3 日。3 日后依肩背部康复操进行康复锻炼 15 日。

2017 年 4 月 2 日第一次随诊，患者诉：左肩已无疼痛感，功能活动恢复正常。查体：左喙突处压痛不明显，上肢上举外展、后伸及旋后功能正常，嘱患者依胸肩背部康复操继续康复锻炼 15 日。

2017 年 6 月 15 日电话随访，患者诉已恢复正常工作及生活。

按语： 该患者因肱二头肌短头肌腱起点损伤后，引起肱二头肌短头肌腱起点粘连、瘢痕和挛缩等，致肩背部脊-肢弓弦力学系统受损，造成肩背部的动态平衡失调，产生上述临床表现。依据肩背部弓弦力学系统，肱二头肌短头肌腱起点损伤后形成的网状立体病理构架，第一次针刀松解上肢弓弦力学单元肱二头肌短头起点的压痛点——喙突点的粘连、瘢痕，故关节疼痛缓解，功能活动明显改善。第二次针刀治疗在第一次针刀治疗基础上，对肱骨结节间沟处的压痛点进行松解，故功能活动基本恢复正常。配合超短波理疗可迅速消除疼痛，促进功能恢复，伤口愈合。术后康复锻炼可促进肩关节功能恢复。

第九章

肩关节疾病针刀临床研究进展

一、肩关节周围炎针刀临床研究进展

1. 针刀为主的治疗方法

孙萍[1]等采用针刀治疗肩周炎。治疗方法：患者患侧上肢保持自然下垂的姿态取坐位，在喙突处、喙肱肌与肱二头肌短头附着点、冈上肌抵止点、肩峰下滑囊、冈下肌与小肌抵止点，实施定位。常规消毒，选择 4 号针刀，垂直于患者的皮肤进针。分层次地进行剥离与疏通，若患者的肩关节附近未出现其他的压痛点，则可以在肩关节附近实施针刀术，进行适当的治疗。患者在术后须贴 2～3 天的创面贴，且 3 天之内禁水。同时静脉滴注 3～5 天的抗生素，在 1 周后实施复诊检查，若患者没有完全治愈，则即次可完全治愈。在手术治疗之后，患者应多进行相关肩功选择压痛点实施治疗。结果：对 100 例肩周炎患者实施两年的随访，其中 88 例完全治愈，占 88%；10 例显效，占 10%；2 例无效，占 2%，总有效率为 98%。

于蕾[2]等采用 "C" 形针刀松解术治疗肩周炎与电针治疗肩周炎进行对比观察。方法：共 60 例，针刀组 30 例，电针组 30 例。针刀组：用 2% 利多卡因 20ml 做颈肌间沟麻醉，5～10 分钟后测试肩部、上臂外侧痛觉反应迟钝或消失，即可行针刀治疗。患者取端坐位，定点，选用汉章 Ⅰ 型 4 号针刀分别松解。先是喙突顶点的外 1/3（肱二头肌短头起点），针刀体与皮肤垂直，刀口线与肱骨长轴一致，按四步进针规程进针刀，直达喙突定点外 1/3 骨面，纵疏横剥 2 刀，范围不超过 0.5cm。然后肱骨小结节点（肩胛下肌止点），针刀体与皮肤垂直，刀口线与肱骨长轴一致，按四步进针规程进针刀，直达肱骨小结节骨面，纵疏横剥 2 刀，范围不超过 0.5cm。其次结节间沟（肱二头肌长头在结节间沟处的粘连），针刀体与皮肤垂直，刀口线与肱骨长轴一致，按四步进针规程进针刀，直达肱骨结节间沟前面的骨面。然后顺结节间沟前壁，向后做弧形铲剥 2 刀。最后肱骨大结节后下方（小圆肌止点），针刀体与皮肤垂直，刀口线与肱骨长轴一致，按四步进针规程进针刀，达肱骨大结节后下方的小圆肌止点，用提插刀法提插松解 2 刀。出针刀后，创可贴覆盖针眼。针刀后手法治疗：患者仰卧位，医生站于患侧，左手按住患肩关节上端，右手托扶患肢肘关节，做肩关节的环转运动。可听到患肩关节有 "咔嚓" 的撕裂声。以上治疗方法每周 1 次，如未痊愈，1 周后行第二次针刀时，常规麻醉即可。术后嘱病人口服头孢氨苄 0.5g，每日 2 次，连服 3 天，48 小时后进行相关肩关节功能锻炼。电针组：操作略。结果：针刀组：治愈 26 例，显效 2 例，好转 2 例，总有效率 93.33%。

电针组治愈 16 例，显效 7 例，好转 5 例，无效 2 例，总有效率 76.67%。

杨慎峭[3]等运用"蝴蝶效应"理论治疗肩周炎。蝴蝶效应是指在一个动力系统中，初始条件下很微小的变化能带动整个系统的长期的、巨大的连锁反应。而在肩周炎的病变过程中，可以将粘连、挛缩的某一点软组织理解为蝴蝶，这一局部病变点导致相应的肌肉和其他组织不能自由伸缩、滑动，故该点异常的力学状态是肩周炎产生的根本原因。治疗方法：患者侧卧位，在肩部找疼痛点。定位后局部常规消毒，铺巾，用 0.5% 盐酸利多卡因行局部麻醉。严格按照四步进针规程，在喙突顶点周围外 1/3 骨面，纵疏横剥 2 刀，在肱骨小结节骨面纵疏横剥 2 刀，在肱骨大结节骨面冈上肌、冈下肌及小圆肌止点纵疏横剥 2 刀，至针下有松动感时出针，贴创可贴，并辅助手法最大限度地被动活动患侧肩关节。嘱患者坚持功能锻炼。每隔 7 天治疗 1 次，3～5 次为 1 个疗程。作者认为，针刀治疗时所选择的压痛点或肌肉起止点就是蝴蝶效应中的蝴蝶。通过针刀疏通剥离，可使病变部位迅速得到血流供应，从而消除病灶部位软组织的变性，恢复关节内部的力学平衡状态，使其临床症状基本解除，达到治愈疾病的目的。

张铁英[4]采用针刀疗法治疗本病 159 例，取得较好疗效。患侧肩部充分暴露，取仰卧位，患肢平放治疗床上，在喙突、结节间沟、肱骨大结节压痛最明显处，用甲紫作标记，常规消毒后，局部麻醉，右手持针刀在标记处刺入，刀口线与肌纤维走行方向一致，待针下有紧滞感后，行纵行疏通、横行剥离法 2～3 刀，出针。再侧卧治疗床上，患肢屈肘，上臂与身体平行，前臂放于胸前，在肩峰下滑囊、三角肌下滑囊、冈上肌、冈下肌、肱三头肌外侧头压痛最明显处作标记，针法与前述一致。每次治疗选 2～4 点，每周 1 次。4 次 1 疗程，共观察 2 个疗程。治疗 106 例，治愈 86 例，好转 20 例。

罗维军等[5]采用针刀治疗肩关节周围炎，并与传统西药治疗作对照。对照组给予传统西药治疗，即口服倍利胶囊（浙江迪耳药业有限公司，0.22g/粒），1 粒/次，3 次/日，服用药物后结合肩关节功能锻炼治疗，28d 为 1 个疗程。治疗组给予针刀松解治疗，患者取坐位，患侧上肢下垂，常规消毒铺巾后选择一次性无菌 4 号针刀，在事先定位并用甲紫定点标记的喙突、肱骨小结节、肱骨大结节、结节间沟、压痛点或结节处进针刀，刀口线与神经、血管平行，快速刺入皮下，进行横拨、纵疏、切割等治疗，有松动感时出针刀，局部按压 3 分钟，外敷创可贴，治疗后间隔 5 天重复治疗，治疗 3 次为 1 个疗程，治疗后结合肩关节功能锻炼治疗。经过治疗后，治疗组共 65 例，治愈 24 例，显效 19 例，有效 20 例，无效 2 例，总有效率 96.9%，对照组共 30 例，治愈 1 例，显效 11 例，有效 10 例，无效 8 例，总有效率 73.3%。治疗组在 VAS 评分、肩关节 Melle 评分及肩关节活动度均明显优于对照组。

周勇忠等[6]采用针刀应力位经皮动态松解治疗肩周炎，并与根据 Maitland 手法采取单纯关节松动术治疗作对比。治疗组：根据肩关节疼痛部位和功能受限分类的不同，在治疗过程中设计并维持相对应的肩关节应力体位。①肩背部松解。A. 体位：患者俯卧位，胸部垫枕，前额置于床面，下颌贴近前胸，双上肢自然下垂于手术床两侧。B. 定点：此时患侧肩胛骨相对于躯干的冠状面前屈，相对于胸壁旋前，此体位下可在肩胛骨脊柱缘准确定位于菱形肌挛缩点；胸部垫枕，颈部前屈位，拉紧了肩胛提肌，准确定位于肩胛提肌挛缩点；患肩部前屈位，准确定位于冈下肌、小圆肌挛缩点。C. 针刀松解：分别于各定点处垂直刺入皮肤皮下，至定点处挛缩点，沿肌肉走行方向纵行切开挛缩带，横行摆动，松解满意后出针，释放肩胛胸壁关节的活动度。②肩前部松解。A. 体位：仰卧位，患肩轻度外展外旋位（患侧上肢与身体纵轴成 20°夹角）。B. 定点：患肩轻度外展外旋位，拉紧了喙突周缘附着的胸大、小肌，喙肱肌，喙肱韧带，肱二头肌短头附着，肱二头肌长头腱鞘，肩胛下肌的肱骨小结节止点等，准确定位其挛缩的高应力点。C. 针刀松解：松解喙肱韧带肱二头肌长头腱鞘及肩胛下肌止点时需助手做患侧肘关节的抗阻力屈肘外旋。③侧卧位肩外侧松解。A. 体位：健侧在下的侧卧位，患侧手做挽背状。B. 定点：患肩内旋后伸位，拉紧肱二头肌长头肌腱，准确定位肱横韧带挛缩的高应力点。C. 针刀松解：松解肱横韧带后，还原肩关节中立位（患侧上肢置于体侧正中），作肩峰下定点并松解肩峰下滑囊与冈上肌腱之间的粘连。④坐位松解。A. 体位：患者取坐位，令其抬肩屈肘旋前外展至疼痛极限体位，助手辅助保持体位，完成肩外侧松解后令其抬肩屈肘旋前内收位完成肩背部松解。B. 定点：抬肩屈肘旋前外展至疼痛极限体位，拉紧了三角肌前部中部肌筋膜挛缩部，准确定点；令其抬肩屈肘旋前内收位，拉紧后关节囊及肩背部的冈下肌、大小圆肌肌筋膜挛缩与粘连处，准确定点。C. 针刀松解：边松解粘连边逐步加大应力位的角度，等松解完成时肩关节活动度改善接近满意，残余受限角度稍加弹压即可完成。⑤术后功能训练。常规指导肩周肌群力量训练及肩关节活动度训练，包括爬墙、俯身摇臂、夹肘旋臂和挽臂摸背训练，训练强度以微痛康复为原则。

对照组：采用关节松动术治疗：具体操作包括附属运动，根据 Maitland 手法分级，对入组患者采用Ⅲ～Ⅳ级手法治疗。治疗时，患者取仰卧位、坐位或健侧卧位。分离牵引，长轴牵引；向头侧滑动；前屈向足侧滑动；外展向足侧滑动；前后向滑动；后前向滑动；外展摆动；侧方滑动；水平内收摆动；内旋摆动；外旋摆动。以上手法可根据患者具体病情选用，每日 1 次，每次 15～20 分钟，10 天为 1 个疗程，共 2 个疗程。操作中注意手法柔软有节律，尽量使患者感到舒适，观察患者反应，调整治疗强度。术后功能训练参照治疗组。经过治疗后，治疗组优 59 例，良 18 例，中 3 例，对照组优 15 例，良 31 例，中 23 例，差 11 例。治疗组在 VAS 评分、Constant-Murley 评分均明显优于对照组。

2. 针刀结合注射治疗

尹新生[7]采用动态下针刀松解治疗肩周炎 76 例。方法：患者侧卧位或坐位，C 形围绕肩关节寻按压痛点，尤其是肱骨大小结节、冈上肌止点、冈下肌止点、肩胛内上角及大小圆肌的周围，并标记。2%利多卡因注射液 5ml，维生素 B_{12} 注射液 2ml，曲安奈德注射液 40mg 加生理盐水配成 50ml 混悬液，抽取 10ml，每个压痛点注射 0.5～1ml，注射完毕，帮助活动患肩，先在后伸外旋位松解肱二头肌长头及肱骨大结节处的胸大肌，再在前屈外展位松解冈上肌、冈下肌、大圆肌、小圆肌。2 周 1 次，3 次为 1 个疗程。术后指导患者进行主动肩关节功能锻炼。结果：治疗 1 个疗程后，本组治愈 59 例，显效 8 例，好转 6 例，无效 3 例。

卢笛[8]等将鲶鱼效应理念运用于针刀疗法治疗肩周炎，效果显著。患者坐位或者侧卧位，患侧肩部皮肤充分暴露，在敏感痛点或经验治疗点处定点，局部消毒，混合仿史氏液（2%利多卡因 5ml，维生素 B_{12}2mg，曲安奈德 20mg、生理盐水 10ml），一半混合液注入肩关节腔，另一半分别注入各治疗点，医者施术加压刺入针刀，用切开剥离法或纵行疏通剥离法，剥离 3～5 针，当针下有松动感时出针，最后创可贴敷盖。每隔 7 天治疗 1 次，3～5 次为 1 个疗程，绝大多数患者经第一次针刀治疗后即会自觉患侧肩臂疼痛好转，患肩活动度改善。患者来院进行第二次治疗时往往就能明确指出最明显的压痛点，将这些痛点作为治疗点行针刀松解，并以适当的手法辅助治疗恢复肩关节的活动度。往往经第二次针刀松解后，患者会感觉疼痛明显好转，患肩的活动度也明显改善。以后根据病情的轻重，还需 1～3 次的针刀松解，查漏补缺，巩固疗效，一般 1 个疗程治疗不超过 5 次。

赵少平[9]采用肩周封闭及针刀治疗肩周炎 36 例，取得较为满意的疗效。患者仰卧位，在肩关节喙突、肩峰下、肱骨、大结节、大小圆肌止点等处压痛点定位做标记，常规消毒，取 2%利多卡因 3～5ml，曲安奈德 30～50mg 或强的松龙 25mg，维生 B₁₂ 2ml，与骨面成直角进针，到达骨质后回抽少许，注药。在病人疼痛略缓解后各痛点处将针刀刀口与韧带平行刺入，直达骨面，作切开剥离和纵向疏通剥离，针刀剥离完毕，用创可贴贴敷刀口及注射点。最后手法活动肩关节至关节各方向达到最大功能位。7～10 天治疗一次，3～4 次治疗为 1 疗程。35 例疼痛Ⅲ级患者、1 例Ⅳ级患者分别经过 3 次和 4 次治疗后，全部达到了Ⅰ级，所有患者均痊愈。对患者的各项功能状况进行了为期 3 个月的随访，22 例上举≥150°，后伸 25°～35°，功能得到了有效恢复。半年后其余患者功能状况良好，1 例有上举肌力减弱的现象发生。

安汝玉[10]采用关节腔冲击注射结合针刀及肩周松解法治疗肩周炎 265 例。方法：采用门诊病人 265 例，每周治疗 1 次。共采用注射液 3 组。第 1 组：2%利多卡因 4ml、曲安奈德 40mg、维生素 B₁₂ 1ml、加 0.9%生理盐水至 20ml。第 2 组：参麦注射液 5ml 加生理盐水至 20ml。第 3 组：地塞米松 4mg、2%利多卡因 2ml 加注射用水至 5ml。第 1、2 组依次快速注入患肩肩关节腔内，第 3 组肩峰下滑囊、冈上肌、肱二头肌长头腱、喙突等局部痛点注射。运用针刀松解术，对上述各点实施松解粘连术。术后放松肩关节周围肌肉，分次肩周手法全方位松解患肩。结果：47 例一次治愈，68 例两次治愈，75 例 3 次治愈，31 例 4 次治愈，28 例 5 次治愈。有 15 例不同程度好转，1 例无效。由此分析得出，关节腔冲击注射结合针刀及肩周松解法治疗肩周炎疗效可靠。

邹胜明[11]等采用肩关节液体松解结合针刀及三氧注射治疗肩周炎。治疗方法：①肩关节液体松解：患者取坐位，且肢外展 30°角同时轻度外旋，充分暴露患肩。于肱骨小结节与喙突之间中点为进针点，常规无菌操作，用 50ml 注射器抽取 0.9%氯化钠注射液 20ml、2%利多卡因注射液 5ml，醋酸泼尼松龙混悬液 50mg。对准进针点，垂直进针达骨面，略退针抽吸无回血后，推注无明显阻力，表明针尖已进入关节腔，即可注入上述药液共 30ml 行液体松解。②三氧腔内注射液体扩张完毕后，针尖不拔，抽取浓度为 60μg/ml 的三氧气体 15ml 行关节腔内注射。拔出针头，无菌敷料包扎，可间隔 7 天再做 1 次，2 次为 1 疗程。③针刀松解：患者前臂自然放在治疗台上，在肩袖肌起止点处疼痛点将针刀刺入，刀口线与神经、血管、肌纤维走行方向平行，到达骨面后稍退刀刃，顺骨面行纵行疏通横行剥离 3～4 刀，感刀下松解通透后出针。每次 5 点，在肩峰下滑囊处行通透剥离法，可间隔 1 周再做 1 次，2 次为 1 疗程。液体松解结合针刀及三氧注射每次治疗均联合应用，间隔时间与疗程相同。经 1 疗程治疗，痊愈 29 例，好转 9 例；经两疗程治疗 9 例，痊愈 7 例，好转 2 例。

沈军[12]采用针刀疗法结合关节腔注射治疗肩周炎 110 例。治疗方法：①患者取坐位或卧位，术者在患肩处寻找压痛点，必要时可活动患肩以找出牵拉疼痛处。采用朱氏针刀依法操作，常规消毒铺巾，切开剥离病变处的粘连。术后可局部由原针孔注入药物曲安奈德注射液 10mg、2%利多卡因注射液 2ml、VitB$_{12}$注射液 0.5mg。压迫针眼片刻，贴上创可贴。每次可做 2 个痛点，②关节腔注射：可与针刀松解同时进行，耐受差者也可隔日进行。选用药物曲安奈德注液 10mg、2%利多卡因注射液 3ml、VitB$_{12}$注射液 0.5mg加生理盐水至 15ml。取肩锁关节内下方处关节间隙进针，注药时阻力应较小。患者可有酸胀感，但不应有上肢麻木感。此法除止痛消炎外也可利用药物容积冲击来解除部分关节囊粘连。术后可接做各方向关节活动，在患者达不到的角度医者稍加力，有时可听到粘连处的撕裂声。此法每周 1 次，3 次为 1 个疗程。

钟建兵[13]等采用曲安奈德注射加针刀松解治疗肩周炎 157 例，疗效显著。方法：选出 3～4 个注射及松解的治疗点，治疗点一般为喙突、结节间沟、肱骨大结节外下部小圆肌止点、冈上窝最外缘冈上肌腱腹结合部、肩胛下肌小结节止点、冈上肌止点、冈下肌止点等。患者取坐位，上肢轻度外展，常规消毒铺巾，采用曲安奈德 40mg、2%利多卡因 5ml 注射，每个治疗点 1～2ml。结节间沟治疗点最好是感到肱二头肌腱鞘被充盈，然后用针刀纵行切开腱鞘减压。肌肉止点也为纵行切开松解粘连，拔针后贴创可贴。手法松解粘连，先在肩部行擦、揉、摩等手法，使肩部肌肉更加放松，再通过对盂肱关节的摆动、滚动、滑动旋转、分离和牵拉进行松动。结果：治愈 126 例，占 80.25%；显效 27 例，占 17.2%；好转 4 例，占 2.55%，有效率为 100.00%。

任高松[14]采用针刀配合穴位注射治疗肩关节周围炎 100 例。治疗方法：结合病情在发病部位选点 3～4 个，采用朱氏针刀疗法中的数种操作方法，因人而异，将粘连的肩周肌肉肌腱彻底剥离。同时配合穴位注射，予强的松龙 1.5ml、当归注射液 2ml、2%普鲁卡因 2ml，混合后注射于肩前、肩后、肩髎、肩痛点等针刀手术穴，每穴 0.5～1ml，每 5 日 1 次。然后运用朱氏肌肉疏导松解手法将肩周各肌肉逐块疏导松解，再作内旋、外旋、前屈、后伸、外展、拍背等被动运动，术毕嘱患者做主动和被动的肩关节的功能锻炼。

王泽显[15]等采用针刀加穴位注射为主治疗冻结期肩周炎 130 例，取得了满意疗效。先进行针刀治疗，于肩峰下滑囊，冈上肌，冈下肌止点，肱二头肌长、短头肌腱，喙突等处寻找明确的压痛点，选择 4 号针刀，无菌操作，作切割、疏通、剥离等手法。7 日为 1 疗程，连作 2 个疗程。针刀完毕后，即用 2%利多卡因 3ml、曲安奈德 40mg 对针刀治疗点呈扇形注射 2ml，7 日为 1 疗程，连作 2 个疗程。术后嘱患者作肩关节功能锻炼，每日 1～2 次，以外展、前屈、后伸三个动作为主。共治疗 130 例患者，治愈 91 例，显效 36 例，无效 3 例。

王成[16]等采用针刀加穴位注射的方法治疗 126 例患者效果满意。①患者取坐位；②找出最明显的压痛点，大多为四点；③用甲紫做标记；④常规消毒，给予局部麻醉；⑤垂直进针，刀口线与肌肉纤维走行方向平行，然后纵行疏通剥离横行摆动反复数次至肌肉松动后出针；⑥术后进行穴位注射（药物配制：2%普鲁卡因 4ml、祖师麻 2ml、当归 2ml、地塞米松 5mg、维生素 B$_{12}$0.5mg、强地松龙 0.5ml、维生素 B$_1$1ml 的混合液）；⑦术后 2 天开始肩部功能活动，7 天后复诊，继续将上述药物分别注入肩三针、曲池等穴。5 次为 1 疗程。共治 126 例，治愈 101 例，治愈率 80.16%；好转 18 例，好转率 14.29%；无效 7 例，无效率 5.56%，总有效率 94.44%。

袁捷等[17]采用超声引导下针刀疗法、注射疗法治疗肩关节周围病变。患者端坐于检查凳上，充分暴露患肩，让患者摆出不同姿势，利用高频超声探头对相关组织（如肱二头肌腱、冈上肌、冈下肌、小圆肌等）进行检查，医师根据患者病史及查体情况，结合超声检查，得出病位、病性、病因，同时有针对性进行在超声引导下注药治疗和（或）针刀治疗。针刀疗法：主要针对疾病慢性期及功能恢复期的关节功能受限及关节挛缩患者。①针刀：依据病位、病性选用不同规格针刀。②部位：根据患者病史及查体情况，结合超声检查确定并标记出针刀治疗的部位及操作方向。③方法：常规标记部位消毒后铺无菌洞巾，用利多卡因局麻后刺入针刀，在超声引导下避开重要的神经、血管、器官、组织，直至达到病变部位，并使患者感到局部酸、胀、麻等，操作者，刀下有松动感后快速拔出。局部按压 3 分钟，外敷创可贴。每周 1 次，治疗 3 次为一个疗程。注射疗法：主要针对疾病急性期疼痛明显的患者。①注射器及针头：依据病位选择不同规格的注射器及注射针头。②药物：抗炎选取曲安奈德注射液或地塞米松注射液；营养神经选取甲钴胺注射液或维生素 B_{12} 注射液；其他药物如 2%利多卡因注射液、0.9%氯化钠注射液等，这些药物依据病情、病位、病性等具体选择药物品种及剂量。③部位：根据超声检查结果及局部压痛点，选择 1～3 个注射部位。④方法：常规消毒，快速垂直进针，超声引导下避开神经血管，逐层达到病变部位，提插捻转得气后，将注射器回抽一下，如无回血，即将药液注入，逐点进行，操作结束外敷创可贴。1～2 周 1 次，治疗 2～3 次为一个疗程。治疗后病人通过 NRS 和 ROM 量表评分后，显示肩关节疼痛和肩关节活动功能均得到改善。

3. 针刀结合功能锻炼治疗

范家桂[18]采用针刀治疗肩周炎，取得了比较满意的疗效。患者取坐位，术者一手扶住患者肩部，一手握住患者肘部做各种方向被动活动，找出痛点和压痛点并用甲紫标记。常规皮肤消毒后铺无菌洞巾，术者戴无菌手套，右手持针刀在标记处皮肤刺入至深层组织，患者有酸胀、酥麻感时行纵行切开 3～4 刀，再横行剥离 2～3 刀。痛点在肩峰下滑囊处时，作通透剥离，术后用创可贴敷于针刀口处。治疗后 5 分钟接受被动活动。术者一手放在患侧肩峰处，另一手持患肢进行被动上举，前抱胸，后摸背，正反环形旋转运动，感到有粘连肌腱撕裂声后，再于肩、颈、上臂处进行揉按放松。术毕嘱患者每天行画圈旋转，上肢爬墙上举等功能锻炼，2 次/天，15 分钟/次。治疗 1 次/周，最多不超过 3 次。共治疗 40 例，痊愈 35 例，有效 5 例。

倪广宝等[19]采用针刀结合功能锻炼治疗肩周炎，并与功能锻炼治疗作对比。针刀治疗，分五步进行：①"C"形术式设计：患者取坐位或侧卧位，一般为防止晕针，多采用侧卧位，定位并做标记。第一个点是患肩喙突顶点；第二点是肱骨小结节；第三点是结节间沟；第四点是肱骨大结节后方 2cm 处，用甲紫标记这四个点，连起来恰似一个横型"C"形，四个点为行针刀手术进针点。②消毒：按无菌手术操作，医者戴无菌手套、口罩及帽子，用碘伏常规消毒，铺巾。③麻醉：用 1%的利多卡因局部逐层麻醉。④治疗：选取汉章 I 型 4 号针刀进行手术操作。进针刀时，针刀长轴与皮肤垂直，刀口线与肱骨长轴方向一致，按照针刀手术四步操作规程进针刀，刀锋快速刺入皮下直达骨面，行纵疏、横拨、切割等手法。⑤术后护理：以上术式完毕后取出针刀，用无菌纱布按压局部 3 分钟，贴创可贴。嘱患者手术当日不洗澡，保持伤口干燥。针刀治疗 7 天 1 次。

术后功能锻练：针刀治疗后当天即可进行功能锻练。方法如下：①风摆荷叶：利用上臂的重量带动肩关节进行甩动，要求幅度尽可能大，每次甩 30 个来回，每天 1 次。②大小云手：以肩关节为轴心缓慢进行画圈运动，先顺时针画圈，再逆时针画圈，每次做 40 个来回，每天 1 次。③蜘蛛爬墙：面对墙壁站立，距离约 40cm 左右，患侧肘关节轻微屈曲，手指摸墙缓慢向上爬行，要求患者每次爬行到自己可以忍受的最高点，每次 30 个来回，每天 1 次。④大鹏展翅：肩关节外展接近或大于 90°，每次 30 个来回，每天 1 次。锻炼时要密切观察患者感受，锻炼过程中不可引起剧烈的疼痛，也不能毫无感觉。针刀加功能锻练 7 天为 1 个疗程，3 个疗程结束后评价疗效。针刀结合功能锻炼治疗 39 例患者，痊愈 24 例，显效 10 例，有效 3 例，无效 2 例，总有效率 94.9%，功能锻炼组治疗 39 例患者，痊愈 16 例，显效 8 例，有效 6 例，无效 9 例，总有效率 76.9%。结合组在 VAS 评分和治疗前后肩关节活动度两方面也明显优于对照组。

龙迪和等[20]采用针刀结合功能锻炼治疗肩周炎，并与针刺结合功能锻炼做对比。治疗组：①定位，患者取俯卧位，取 3 点为定位点，分别是肩贞穴（肩关节后下方，臂内收时，腋后纹头上 1 寸处）、肱骨结节间沟点（肱二头长头腱结节间沟的骨纤维管道部）、明显压痛点（阿是穴）一共 3 个点，找到并标记作为针刀刺入点。②操作方法，患者取与定位时的姿势并保持一致（定位后患者不能再改变姿势），然后常规消毒铺巾。术者戴无菌口罩、一次性无菌手套。用 0.75%碘酊常规消毒 2 遍，后用酒精消毒 2 遍；最后用 2%的利多卡因 2ml＋生理盐水 20ml＋复方倍他米松 1ml，在标记的深部组织行浸润麻醉。麻醉后，选用汉章牌 1.0mm×50mm 一次性针刀，在标记点进针进行针刺减压并适当切割解除粘连，进针时遵循针刀四步规程，刀口线与身体纵轴平行，针刀体与皮肤垂直刺入，直达骨面。待针刀口无出血时再用输液贴覆盖伤口（输液贴保持 1 天，并嘱患者 1 天内勿使伤口接触水，1 天后可去掉，后无需再换药）。针刀每周治疗 1 次，治疗 3 次为 1 疗程。结合功能锻炼（按照肩部旋转法、患肢梳头法、患肢内收法、爬墙法、患肢后背牵拉法、拉轮法），早晚各 1 次，每次 10～20 分钟。对照组：采取局部取穴配合循经取穴的方法。以臂臑、肩贞、外关、手三里、阿是穴为主；随证配穴：肩胛痛加天宗，上臂痛加曲池。患者取健侧卧位（两侧肩同时患病者可取俯卧位），操作者待局部皮肤常规消毒后用 2 寸毫针对准穴位直刺，当针刺得气后施以泻法并留针 30 分钟，肩部取 3～4 个穴位，每日针灸 1 次，1 周为 1 疗程，一共 3 个疗程。结合功能锻炼（同治疗组）。治疗后，治疗组 Constant-Murley 评分明显高于对照组。治疗组共 40 例，治愈 23 例，显效 9 例，有效 6 例，无效 2 例，治愈率 57.5%，总有效率 95.0%，对照组共 40 例，治愈 11 例。显效 10 例，有效 12 例，无效 6 例，治愈率 27.5%，总有效率 85%。

赵海龙等[21]采用针刀结合功能锻炼治疗肩周炎，并与局部封闭结合功能锻炼治疗作对比。治疗组：患者取坐位，裸露患肩，上肢自然下垂。选取明显压痛点 2～4 个进行标记，常规消毒后铺垫无菌洞巾，先在痛点局部注射麻醉（利多卡因与生理盐水 1:1 混合液 3ml），选取 4 号针刀于各点垂直进针，刀口线与肌纤维走向一致，深达骨面后，先纵行切开 3～4 刀后，再横行剥离结节、条索状物 2～3 刀，待针下有松动感后出针，操作完毕后将创可贴贴于创面，治疗期间创面禁止沾水。上述疗法每周 1 次，共治疗 3 周。对照组：患者取坐位，裸露患肩，找到 4～5 个压痛点后标记，在标记部位常规消毒后，用利多卡因、维生素 B_{12}、强的松龙配置成的混合药液（2:3:3）注入压痛点，每个压痛点注入 2ml，注射完毕后，用无菌棉球按压 1 分钟，每周 1 次，共治疗 3 周。功能锻炼：2 组患者在治疗期间需每天坚持做如下功能锻炼：患肢划大圈法、双手爬墙法、患肢摸对耳法、患肢搭对肩法、患肢伸直外展上掌法。锻炼时注意活动强度，须在疼痛可以忍受的情况下进行，避免强度过大拉伤肌肉。每天练习 1～2 次，每次 10～15 分钟。经过治疗，治疗组共 60 例，治愈 42 例，显效 16 例，无效 2 例，总有效率 96.7%，对照组 60 例，治愈 30 例，显效 12 例，无效 18 例，总有效率 70.0%。

4. 针刀结合针灸治疗

刘文军，罗川[22]采用超微针刀加电针治疗顽固性肩周炎 36 例，取得一定疗效。采用规格为 0.4cm×40cm 的一次性超微针刀。普通电针仪调至疏密波档，定点多为局部压痛点，条索状硬结及相应肌腱、肌肉、韧带起止点，术区常规消毒后，超微针刀刀口线与局部神经、血管分布一致，针体垂直皮肤刺入直达骨面，到达病灶部位后，切开病变组织，纵向疏通阻滞，横向剥离松解粘连，恢复局部组织动态平衡。手法完毕后观察有无渗血，如有渗血局部加压片刻，选择 2～4 组电针接在超微针刀金属末端，电针调至疏密波档，根据患者耐受程度调节大小，留刀 20～25 分钟，拔出针刀，针孔处外贴无菌创可贴，嘱患者 2 天内禁洗澡。每 3 天行 1 次治疗，一般治疗 8 次统计疗效。结果：痊愈 19 例，显效 11 例，好转 5 例，无效 1 例（因患者左侧肱骨外科颈骨折并发关节臼粉碎性骨折术后 8 个月就治，就治时关节面严重破坏，患肢上举严重受限）。由此分析可得，应用超微针刀加电针疏密波治疗，既可发挥电针的持续刺激作用，又可发挥针刀的松解粘连，刮出瘢痕、消除痉挛作用，加电针疏密波能促进代谢，气血循环，改善组织营养，消除炎性水肿、镇痛等治疗作用。两者相结合能增强疗效。

地力夏提[23]等采用温针加针刀治疗肩周炎 120 例，治疗方法：①温针治疗：患者侧卧位，取患侧肩部的肩髃、肩贞、肩髎、臂臑、关元、气海。0.30mm×40mm 规格毫针，直刺进针，快速刺入皮下，缓慢推进，得气后在针柄插上一小节艾条，每穴灸 3 壮，每天 1 次。②针刀治疗：采用 "C" 形针刀松解术。针刀松解部位定点：用记号笔在患侧肱二头肌短头起点、喙突点、肩胛下肌止点、肱骨结节间沟点、小圆肌止点等处定点。用 1% 利多卡因在定点处局部麻醉。患者取侧卧位，患肩在上，常规消毒皮肤，刀口线与进针部位的组织纤维方向平行，垂直皮肤进入直达骨面遇到阻力、条索时分别行切、铲、剥至局部无阻力感，出针按压至无出血。用创可贴覆盖针刀口。每 7 日行针刀治疗 1 次。结果：治愈 102 例；好转 12 例，无效 6 例，总有效率为 95%。

万涛[24]采用针刀配合针灸治疗肩周炎 96 例。治疗方法：①针刀治疗取压痛最明显处，一般为冈上肌腱，肱二头肌长、短头肌腱及三角肌前、后缘均可有明显压痛。定位，常规消毒，铺巾，在痛点处加压，使神经、血管避开。右手持 4 号针刀从标记处刀口顺大血管、神经、肌纤维走向垂直于皮肤快速刺入，深达筋膜下，当患者感到局部酸痛、胀痛及术者感刀下有阻力滞刀感明显时行纵行剥离，在肱二头肌长肌起点和喙肱韧带处必要时可横行切割或十字切割，刀下感松动后快速出针，出针后予创可贴覆盖。每次治疗 2～4 个点，每周 1 次。②针灸治疗以肩髃、肩前俞、肩后俞、肩髎为主穴针刺，条口透承山、健侧中平穴，同时根据循经部位的疼痛，在阳明经选合谷、曲池，手少阳经选中渚、外关，手太阳经选后溪、天柱。7 天为 1 个疗程。结果：痊愈 79 例，有效 11 例，好转 5 例，无效 1 例，总有效率 98.96%。经针刀 1 次、针灸 1 个疗程，治愈 65 例，有效 7 例，好转 3 例，其余皆为 2～3 个疗程。

黄龙模[25]以针灸疗法配合针刀等治疗肩关节周围炎 68 例，取得一定疗效。先进行针灸治疗，取肩髃、肩贞二穴以及臂、肘压痛点。用 0.35mm×50mm 不锈钢毫针快速进针，得气后行提插捻转手法，留针 20 分钟，加电针仪，电量以患者能耐受为度，每日 1 次，10 次 1 疗程。针刺治疗 1 个疗程效果不佳时行针刀术。进针点及术者双手先行常规消毒。用 2%利多卡因在喙突处、喙肱肌和肱二头肌附着点、冈上肌的抵止端、冈下肌的抵止端、肩峰下滑囊等处作局部麻醉。3～5 分钟后施术，针刀刀口线与施术处的肌纤维及血管神经走行方向平行刺入。用针刀在喙突处喙肱肌和肱二头肌附着点、冈上肌抵止端、冈下肌抵止端，分别作切开剥离法，在肩峰下滑囊作通透剥离法。术后用 10ml 注射器抽取维生素 B_{12}500μg、曲安奈德注射混合液在施术处作局部注射，每处约 1ml。同时用手法帮助患者做功能恢复动作 3～5 次，外贴创可贴即可。治疗 68 例，结果痊愈 56 例，有效 12 例。

张雄[26]等以针刀医学原理为依据，结合临床实际，进行分期治疗。①患者坐位或侧卧位、患侧向上，充分暴露患侧肩部，屈肘 90°。大指向上或手臂平行置放在躯体上。②定点。常规定 5 点，喙突，结节间沟，肱骨大结节外下部小圆肌止点，肩胛骨冈下窝点，冈上肌腱腹结合部。③皮肤常规消毒，术者戴帽子口罩、无菌手套，铺无菌巾。④针刀操作。喙突点：左手拇指扪及喙突，指尖顶住外下缘，右手持针，刀口线与臂丛走向相平行，到达喙突骨面后，调转刀口 90°，与肱二头肌短头肌腱垂直，针体向头部方向倾斜 45°，紧贴喙突排切 3 刀，松解挛缩的肱二头肌短头肌腱及其深面的滑囊。将针提起 2mm，刀口线仍与臂丛走向平行，针体向内下方倾斜 60°，紧贴喙突外上缘排切 2～3 刀，松解挛缩的喙肱韧带，深度达韧带深面 1cm；结节间沟：刀口线与肱二头肌长头肌腱平行，针刀体与该平面垂直，刺入肌腱深面后进行纵行疏通，再反向刺入肩峰下滑囊通透剥离 1 次即可；肱骨大结节外下部小圆肌止点：刀口线与上臂平行，针刀体与大结节骨面垂直，刺达骨面后排切 3 刀即可。再反向刺入肩峰下滑囊通透剥离 1 次即可（只限疼痛期）；肩胛冈下窝：刀口线与冈下肌肌纤维平行，针刀到达肩胛骨冈下窝骨面，做纵行疏通与横行剥离；冈上肌腱腹结合部：在肩胛骨冈上窝后缘紧贴骨缘处进针刀，刀口线与冈上肌走向平行，深达冈上窝骨面，纵行疏通松解腱腹结合部粘连。在针刀手术结束以后，（a）让患者仰卧治疗床上，患肢外展，医者站于患侧，让一助手托扶患肢，并嘱患者充分放松。医者一手将三角肌推向背侧，另一手拇指沿胸大肌肌腱从肱骨上的附着点处开始拨离，将胸大肌、胸小肌分拨开来，然后再将胸大肌向肩峰方向推压；（b）令患者俯卧位，助手仍托患肢，医者一手将三角肌推向胸侧，另一手拇指分拨冈上肌、冈下肌、大圆肌、小圆肌在肱骨大结节处的止腱，务必将各条肌腱分拨开；（c）嘱患者尽量外展、上举患肢，当达到最大限度时，不能再上举时，医者双手猛地向上一弹，推弹速度必须快，待患者反应过来时，手法已结束。接着进行针灸治疗，以局部阿是穴及手阳明、手少阳、手太阳经穴为主。主穴为肩髃、肩髎、肩贞、肩前、阿是穴。配穴，手太阳经证者，加后溪；手阳明经证者，加合谷；手少阳经证者，加外关；外邪内侵者，加合谷、风池；气滞血瘀者，加内关、膈俞；气血虚弱者，加足三里、气海。操作，足三里、气海用补法，余穴均用泻法。先刺远端配穴，做较长时间的手法，行针后鼓励患者运动肩关节；肩部穴位要求有强烈的针感，可加灸法。每日 1 次，可接 G6805 电针治疗仪，疏密波，每次 20～30 分钟，6 次 1 疗程。治疗 36 例，痊愈 26 例，显效 10 例，明显优于只用针灸治疗的对照组。

王维明[27]运用腹针结合针刀松解治疗肩关节周围炎 86 例，取得较好效果。①腹针疗法，取中脘、下脘、气海、关元、商曲（健侧）、滑肉门（患侧）等穴，患侧上风湿点（滑肉门穴外上 5 分），用 30 号或 32 号针进针后候气，再行针候气，留针 30 分钟起针，1 日 1 次，10 次 1 疗程。②针刀治疗，肩周炎的压痛点大多为喙突、结节间沟、肩胛冈外下缘等处，针刀治疗每次取 1～2 点做好标记。患者取坐位，裸露患肩，屈肘 90°，前臂自然放在治疗台上，常规消毒。喙突、结节间沟处用针刀直刺皮肤达骨面，作疏通剥离，有硬结、条索状物应切开；肩胛冈外下缘点，不宜进针太深，应紧贴骨面，遇有硬结或发紧处应切开剥离。针刀术后创口无菌纱布敷盖，每周 1 次，3 次 1 疗程。治疗 86 例，痊愈 72 例，显效 12 例，有效 2 例。

郑连臣[28]采用针刀联合针灸治疗肩关节周围炎 32 例，并与单纯针灸组作对比。对照组给予常规针灸疗法，患者取仰卧位，常规消毒拟进针部位，采用华佗牌针灸仪对颈肩腰腿相关疼痛穴位进行针灸治疗，选择肩髃、曲池、天宗、肩前、肩贞穴、秉风穴、天宗穴等，常规进行皮肤消毒之后进针，捻转得气后留针 30 分钟。每天 1 次，15 天为 1 个疗程。治疗组在对照组的基础上联合针刀疗法，具体操作方法：则嘱咐患者俯卧位，暴露疼痛部位，常规消毒疼痛部位之后铺无菌洞巾，戴无菌手套，质量分数 2%利多卡因局部浸润麻醉，疼痛严重者可同时注射醋酸曲安奈德注射液。选取汉章牌 3 号针刀，刀口线平行肌纤维进针，纵向和横向拨离，出针后按压并给予创可贴贴敷，功能受限严重者使以手法扳拿加强治疗效果。同时嘱患者术后自我功能锻炼防止再次粘连，每周治疗 1 次，3 周为 1 个疗程。治疗结束后，治疗组患者肩周炎消失时间、肩部活动功能恢复正常时间、平均住院治疗天数短于对照组；对照组共 32 例患者，优 14 例，良 7 例，差 11 例，优良率 65.63%，治疗组共 32 例患者，优 23 例，良 6 例，差 3 例，优良率 90.63%；治疗组在肩周炎疼痛水平、活动功能评分及生存质量评分均明显优于对照组。

5. 针刀结合臭氧治疗

幸波[29]等采用针刀加臭氧治疗难治性肩周炎 180 例。方法：①针刀治疗。定点：于肩峰下、喙突、肱骨大结节、肱骨小结节、结节间沟以及大小圆肌的起止点等适当选取，常规消毒铺巾。取 4 号针刀进针，刀口线与肌腱平行，针刀体与皮肤垂直刺入。直达骨面，做纵行疏通与横行剥离 2～3 刀，待手下有松动感后出针，如果肌束十分紧张、硬韧，可调转刀门线 90° 切开剥离数刀，针刀口用无菌敷料覆盖。10 天 1 次。②臭氧治疗。用一次性注射器抽取浓度为 30μg/ml 的臭氧 10mL，注射至肩关节腔内。注射后行关节周围轻揉 2 分钟，10 天 1 次。③手法操作。患者卧位，患肢外展，先轻拿肩部，放松肩肌。医生将三角肌推向背侧，然后双手拇指从胸大肌腱肱骨附着点开始拨离，将胸大肌从腋窝前缘向肩峰方向推压。再将三角肌推向胸侧。弹拨冈上肌、冈下肌、大圆肌、小圆肌在肱骨大结节处的止腱，将各条肌腱分拨开来，最后双手托扶患肢，嘱患者尽量外展上举患肢，当达到最大限度不能再上举时，医者双手猛地向上一弹，再放松肩肌，手法结束。本组 180 例患者中，治疗 1 次 10 例，治疗 2 次 122 例，治疗 3 次 48 例，均在随访 3 个月后评定疗效，痊愈 128 例，显效 52 例，总有效率 100%。

6. 针刀结合神经阻滞治疗

厉建田[30]等臂丛麻醉下针刀松解术治疗肩周炎，疗效显著。方法：①术前完善各项化验检查及术前准备，对麻醉及针刀手术的耐受性进行充分的评估。用甲紫在肱二头肌短头起点，肩胛下肌止点，肱骨结节间沟点，小圆肌止点标记。臂丛麻醉成功后，患者取侧卧位，患肩在上，常规消毒铺巾，采用 4 号针刀进针，针刀与皮肤垂直，刀口线与肱骨长轴一致，垂直皮肤进入，经过肌筋膜层、肌层，直达骨面，遇到阻力、条索时分别行切、铲、剥至局部无阻力感，分别松解肱二头肌短头起点、肩胛下肌止点、结节间沟的骨纤维管道，出针按压，消毒后用创可贴覆盖针刀口。②康复锻炼：肩关节内旋及后伸内旋活动，可在滑轮练习器上进行，即患者的患肢放背后，用手握住滑轮器上的把柄，用健肢另一端向下拉动。肩关节上举活动，爬墙锻炼。或在滑轮器上，患肢一侧手握滑轮器一侧把柄，用健侧肢体拉起患肢；外旋活动练习，患者用患侧手横过面部去触摸对侧的耳朵，以练习肩关节内收、外旋活动。经治疗后，痊愈 38 例，显效 8 例，好转 2 例。

杨光辉，申中秋[31]采用臂丛阻滞下针刀电针疗法治疗肩周炎 73 例，疗效显著。嘱患者做上臂上举、外展、后伸、内旋等动作，找出肩部痛点，亚甲蓝定位标记，常规肌间沟臂丛神经阻滞，一次注入 0.5%利多卡因 15ml，待患者疼痛缓解或消失后开始治疗。在标记处常规消毒进针，切口线与肌纤维走向平行，深度直达骨面，先纵行剥离 2 刀，再横向剥离 2 刀，出针后清除血迹，贴创可贴。4 天治疗 1 次，2 次为 1 个疗程。1 个疗程痊愈 58 例，2 个疗程痊愈 9 例。笔者认为，在肌间沟高位臂丛神经阻滞下，使用低浓度局麻药，既能达到肌松无痛，又有利于功能锻炼，在此基础上施行针刀术，直达病灶，将粘连松解，瘢痕剥离，加速病理组织修复，达到治愈疾病目的。本法疗程短，操作方便，实用性强，值得推广。

佟方明[32]采用星状神经节阻滞配合针刀松解治疗肩周炎 35 例，取得肯定效果。患者取仰卧位，头偏健侧后仰，于胸锁关节外二横指可扪及第 7 颈椎横突，以食指深压，将颈总动脉挤向外侧，与气管分开，用 7 号针垂直刺入直达横突。回吸无血、无气即注射 1%利多卡因 10ml。数分钟后出现霍纳征为成功的标志。随后进行针刀松解，松解点为喙突、肩峰下、结节间沟、冈上肌、冈下肌、小圆肌附着点等明显痛点。每次选择 2～3 点，常规消毒，术者戴无菌手套，0.5%利多卡因局麻后将针刀刺入松解点，结合解剖特点及肌纤维走向剥离松解粘连。术毕压迫止血 3～5 分钟。每 3～5 日治疗 1 次，4 次为 1 疗程。治疗期间配合肩关节功能锻炼。经治疗后，优 30 例，占 85.7%；良 4 例，占 11.4%。

7. 针刀加药物治疗

杨国青[33]等采用针刀配合桃红四物汤加减治疗肩周炎 96 例，疗效显著。治疗方法：①针刀治疗：定点，常规消毒后铺无菌洞巾，用利多卡因 5ml 局麻后，右手持针刀顺肌纤维方向垂直刺入达筋膜、肌肉或骨膜，深度因部位不同而灵活掌握，进行纵行分离，横行切开，通透剥离，疏通松解。出针后用创可贴封住针孔，每次施术 3～4 个部位。每 7 天治疗 1 次。并鼓励患者加强功能锻炼及自我按摩。同时口服中药。②方药组成：桃仁 12g、红花 12g、当归 10g、川芎 12g、熟地 18g、白芍 12g、黄芪 30g。若为行痹（风气胜）加独活 15g、秦艽 10g、鸡血藤 12g、伸筋草 10g、桑枝 12g。若为痛痹（寒气胜）加乳香 12g、没药 12g、川芎 10g、威灵仙 10g。若为着痹（湿气胜）加细辛 5g、苍术

15g、薏苡仁 10g、半夏 10g、砂仁 10g。每日 1 剂，水煎后分 2 次口服，一周为 1 疗程。96 例患者中治疗次数最多 3 次，一次均有明显效果，一般二次。其中痊愈 68 例。好转 26 例。未愈 2 例。

史国号[34]等采用针刀结合中药治疗肩周炎 71 例。治疗方法：①针刀治疗：患者仰卧位，术者一手握住患侧肘部，被动活动患肩，找出疼痛点和压痛点，以痛点作标记。常规皮肤消毒，铺无菌巾，局部浸润麻醉后，术者持针刀进入至深层组织，当患者诉酸胀酥感时纵行切开 3～4 刀，再横行剥离 2～3 刀。每周治疗 1 次，共治疗 2 次。②中药外敷：针刀术后使用我院自制袋装方药热敷，热敷时间一般为 20 分钟，然后换取另一包药同样的方法热敷患处，每次共热敷 90 分钟，早晚各 1 次，每袋药可用两天，1 周为 1 个疗程，连用 2 周。③中药内服：本病中医辨证以肝肾亏虚，经络瘀阻为主。治法：补肝肾，舒筋活络。选方独活寄生汤加减，每日 1 剂，水煎早晚分服，5 剂为 1 个疗程，连用 2 个疗程。结果：治疗 1 个月后，治愈 29 例，显效 28 例，有效 11 例，无效 3 例，总有效率 95.8%；未治愈的 42 例治疗 3 个月后治愈 20 例，显效 15 例，有效 5 例，无效 2 例；其余 22 例未治愈者治疗 5 个月后又治愈 10 例，显效 5 例，有效 5 例，无效 2 例。

包阿民[35]采用针刀结合蒙药治疗肩周炎 70 例。治疗方法：用针刀在肩部喙突处喙肱二头肌短头附着点、冈上肌抵止端、肩峰下、冈下肌、小圆肌的抵止端，分别作剥离法、纵行疏通剥离法，在肩峰下滑囊作通透剥离法。如肩关节周围尚有明显压痛点，可以在痛点上作适当的针刀松解术。1 周 1 次，一般 1～5 次即可治愈。术后肩关节做上举、外展等各个方向活动，进行功能锻炼，再结合使用蒙药巩固治疗：早晨用升阳十一味丸，3～5g 口服；中午用珍宝丸 15 粒，黄酒为引；晚上用别冲十五味丸，睡前服用 7～13 粒。以上蒙药一般服 1 个月即可。此法治疗 70 例患者，除 2 例癌症患者外，均达到临床治愈。

翁良波[36]等采用针刀配合中药内服治疗肩关节周围炎，疗效显著。①针刀治疗：患者仰卧位，外展患肩 30°。以结节间沟、肩峰与肱骨大结节的连线中点、肩峰外下缘、腋后皱襞直上、肩峰下缘为针刀治疗进针点，每次作 1～2 处。按常规给皮肤消毒后，覆盖上无菌洞巾，术者戴上消毒手套，用 1%利多卡因+维生素 B_{12}+曲安奈德混合液各 6～10ml 分别在上述部位行局部浸润麻醉。选用汉章牌 4 号针刀进针，刀口方向与肱二头肌长头肌肌腱方向一致，针刀避开肱二头肌长头肌肌腱刺至结节间沟骨面，先纵行疏通剥离，再横行剥离，如有韧性结节，可以纵向切割 2～3 刀。其余几处按针刀四步进针规程进针后，当感到局部有紧张挛缩的软组织时，切割 4～5 刀，感觉肌腱筋膜和骨端之间有松动感后出针，用创可贴贴敷，3 天内针眼处避免接触水，1 次 1 周，3 周 1 疗程。②中药治疗：内服自拟肩痛方：黄芪 25g，桂枝 10g，白芍 10g，桑寄生 15g，羌活 6g，鸡血藤 10g，细辛 6g，制川乌 10g（先煎），全虫 5g，生甘草 5g。随症加减，1 日 1 剂，3 周为 1 疗程。结果：治愈 17 例，好转 12 例，未愈 3 例。

覃剑[37]等采用针刀松解配合中药熏蒸治疗肩关节周围粘连 80 例，疗效满意。患者取坐位，裸露患肩，屈肘 90°，前臂自然放在治疗台上。取明显压痛点（压痛点大多为喙突、结节间沟、肩峰下，通常可触摸到结节样阳性反应点），常规消毒后局部麻醉。用汉章 I 型 4 号针刀直刺皮肤达骨面，切割剥离结节、条索状物后，无菌敷贴覆盖。每周 1 次，共治疗 3～4 次。在术后第 3 日开始熏蒸治疗。取羌活、防风、威灵仙、秦艽、木瓜、伸筋草、红花、赤芍、乳没等，置于熏蒸床加热容器中，煎煮加热产生蒸气，控制恒温在 40℃ 左右。让患者仰卧在熏蒸床上熏蒸患肩部，每次 40 分钟。同时，要求患者进行功能锻炼。共治疗 80，治愈 40 例，有效 39 例，无效 1 例。

8. 针刀结合手法治疗

张瑞莲[38]采用臂丛麻醉下针刀和手法松解治疗肩关节周围炎 72 例，疗效显著。术前在患者喙突顶点、肱骨小结节、结节间沟、肱骨大结节、肩关节囊及肩峰下滑囊附近进行标记。术时患者取仰卧位，实施患侧臂丛麻醉，麻醉后对患者的肩部进行消毒处理，选取Ⅰ型 4 号针刀，与皮肤垂直进针，对病灶进行疏通剥离，可视病灶大小切割 3～5 刀后出针，针孔用创可贴保护。手法松解时，患者取仰卧位，立于床头，一手固定患肩，另一手托住肘部，旋转肩关节，使患者关节肌肉放松，然后手术者抓住患者患肢前臂，另一手抓住患者肩部，使患者病肢向外伸展 90°，再使患者患肢举向头顶，并向创面方向按压，使患者坐立，将病肢向内旋转，实施肩关节松解。在松解过程中往往可听到撕裂声，表示患者粘连部位完全松解。手术后用三角巾使患者病肢吊于胸前，防止患者关节脱位。结果：治愈 11 例，显效 18 例，有效 6 例，无效 1 例。

陈兵[39]采用针刀配合推拿治疗肩周炎 160 例，取得满意疗效。治疗方法：①针刀疗法：患者取侧卧位，患肩在上，常规消毒后，在进刀点注射 2% 利多卡因 1～2ml，用针刀在喙突处喙肱肌和肱二头肌短头附着点、冈上肌止点、肩峰下滑囊和小圆肌的抵止端切开剥离，或纵行疏通剥离，刀下有松动感为宜。每周 1 次，4 次为 1 疗程。②推拿疗法：患者取坐位，医者用㨰法、拿法、鱼际揉法施术于患侧肩部配合患肢被动的外展、外旋、内收等活动；放松肩部肌肉后点按天宗、肩贞、曲池、外关、合谷等穴，每穴点按 3～5 五分钟，以患者感到酸胀为度。术者一手拿捏患肩，一手托住患侧肘部做肩关节旋转运动，然后让患侧上肢被动后伸，最后牵拉抖动患侧上肢结束。患者针刀术后即做推拿，每日 1 次，1 周为 1 疗程。40 例患者经治 1～4 次，痊愈 53 例，显效 91 例，好转 16 例，无效 0 例，有效率为 100%。

刘永季[40]等采用针刀配合关节松动术治疗肩周炎 86 例。治疗方法：①用钅刀在喙突处喙肱肌和肱二头肌短头附着点，冈上肌止点，肩峰下、冈下肌和小圆肌的止点，分别作切开剥离法，或纵行疏通剥离法，在肩峰下滑囊作通透剥离法。②患者坐或卧位，治疗师立于患侧，一手固定健侧肩关节，一手松动患侧，根据患者疼痛程度和关节活动度决定手法运用的方向和治疗平面。每日 1 次。2 个月后病人复查。结果显示本组病人痊愈 38 例，显效 26 例，好转 20 例，无效 2 例。

张松[41]等采用针刀结合手法治疗肩周炎，疗效佳。方法：将 122 例患者，分为针刀结合手法组（治疗组）61 例及局部注射组（对照组）61 例。对照组在喙突、肩峰下、结节间沟、三角肌附着点、肩胛骨内上角治疗点注射混合液 2ml。每 10 天治疗 1 次，连续不超过 3 次。而治疗组应用针刀结合手法治疗。在上述治疗点采取四步进针刀法，采用纵切横剥，切割松解后出针，贴创可贴。嘱患者行肩关节外展、后伸活动，每 10 天治疗 1 次，3 次为一个疗程。手法治疗在不同的体位采取相应手法进行治疗，隔日 1 次，10 次为 1 疗程。结果显示，治疗组疗效明显优于对照组。

杨道森[42]等采用邵氏无痛手法按摩配合针刀治疗肩周炎 138 例，效果良好。治疗方法：①手法治疗：采取邵福元主任医师创立的无痛手法进行治疗，根据患者肩关节活动情况选取治疗点，前屈受限：三角肌前部纤维、喙肱肌及肱二头肌等，后伸：主要为三角肌后部纤维及背阔肌等，外展：三角肌中部纤维及冈上肌等，内收：胸大肌、背阔肌、大圆肌、三角肌前部等，外旋：冈下肌、小圆肌等，内旋：肩胛下肌、胸大肌及背阔肌，在以上肌肉的起止点及肌腹部位寻找治疗点，进行手法点按治疗，力量由轻到重，以患者感觉舒服无痛苦，手法后患者感觉疼痛缓解，功能活动度有所改善为度，每次治疗30分钟，每日1次，15次为1疗程，疗程间休息两天。②针刀治疗：依据手法治疗方法寻找进针点，常规消毒铺巾，医生左手抵于肩胛骨内缘刀口线与肩胛骨脊柱缘平行，针体垂直于肩胛骨内缘骨面，约与背部皮肤成10°角刺入皮肤达骨面，刀口线旋转90°角，纵行疏通剥离2～3下，再将针后退1～2cm，纵行疏通剥离2～3下，进针过程中如遇硬结、条索、则进行剥离操作，出针后，尽量活动患者关节，以便进一步松开粘连的软组织。经过治疗后，优81例，良37例，可18例，无效2例。

戴政文[43]采用针刀结合手法治疗肩周炎56例。治疗方法：①针刀治疗：采用C形针刀松解术从肩胛骨喙突中点横行经肱骨结节间沟，再向后最终到达腋窝皱褶上方5cm的连线，选取喙突、小结节、肱骨结节间沟以及肱骨大结节后下方共4点，分别松解肱二头肌短头起点、肩胛下肌止点、结节间沟的骨纤维管道。并可按"以痛为腧"的原则选配肩周痛点进行松解。针刀治疗每周1次，连续治疗3周。②手法治疗：采用𢭃法、一指禅推法或点穴舒筋法缓解肩部软组织的痉挛，松解部分粘连；环转摇肩法、上肢后扳法、外展提抖法。理筋手法每天1次，每次30分钟，连续治疗3周。经过治疗后，治愈32例，好转21例，无效3例，总有效率94.6%。

杨永晖[44]等采用臂丛麻醉下针刀、手法松解治疗肩关节周围炎36例，效果显著。①臂丛麻醉下针刀松解：分别在患侧喙突顶点、肱骨小结节、结节间沟、肱骨大结节、肩关节囊及肩峰下滑囊附近寻找相应的压痛点定点。患者先取仰卧位，头偏向健侧，采用肌间沟径路患侧臂丛麻醉。麻醉后取侧卧位，患肩在上。选用Ⅰ型4号针刀进针。针刀直达病灶骨面后，纵行疏通剥离，横向摆动针柄，有硬结、条索、滑囊者，可视病灶大小切割3～5刀后出针，按压针眼至无出血，创可贴覆盖保护。②手法松解：患者取仰卧位，术者站于床头，一手固定患肩，另一手托住其肘部，幅度由小到大反复环转肩关节。然后术者一手握住患肢前臂，一手握住肩部，将患肢外展90°，再将患肢向头部方向上举，并缓缓向床面方向按压，直至上肢贴于床面，臂上举达180°。扶患者坐起，将患肢内旋，使手指触及对侧肩胛骨，手在头后摸到对侧耳朵；患肢内收使肘关节达胸骨中线，掌心达对侧肩部；患肢屈肘，术者将患肢掌背紧贴患者背部，使其肩关节内收屈肘，顺势徐徐用力牵引使其拇指尽量平第6～7胸椎。在松解过程中，常可听到撕裂声，提示粘连已松解。术后将患肢悬吊于胸前以防止肩关节脱位。③功能锻炼：术后第2天开始指导并督促患者行蝎子爬墙、手拉滑车、弯腰划圈、体后拉肩、双手托天等练功动作，每次30分钟，每日2次，共10天。结果：治愈11例，显效18例，有效6例，无效1例。研究显示，臂丛麻醉下针刀、手法松解治疗肩关节周围炎，在肩关节疼痛的缓解程度、肩关节活动度、综合疗效等方面均优于传统的针灸推拿治疗方法，且操作简单、松解彻底、安全、痛苦少，值得临床推广。

刘贞永[45]采用针刀配合手法松解治疗重型肩周炎126例，疗效确切。治疗方法：

①针刀松解。患者端坐位，常规消毒，铺巾，肩关节功能位摆放。寻找压痛点，甲紫做好标记。局部消毒，于各压痛点注入封闭注射液 2～3ml。采用 4 号针刀，针刀与皮肤垂直，刀口线与肱骨长轴一致，按针刀手术 4 步操作规程进针刀，直达骨面，纵疏横剥 2～3 刀，范围不超过 0.5cm，松解粘连、瘢痕。出针刀后，创可贴覆盖进针点。术后口服芬必得 0.3g，每日 2 次，共 7 天，口服抗生素 3 天。②手法松解：针刀松解术后第 2 天常规进行手法松解。患者仰卧床上，依次进行如下手法。外展松解法、上举松解法、内收松解法、后伸外旋松解法。以上手法松解完毕休息后，患者进行徒手或利用各种肩关节锻炼器材行肩外展、屈曲、后伸、绕环等运动，如肩关节回旋训练器练习、拉滑轮、体后拉手、划圈练习、爬墙练习等。手法松解强度根据患者病情来选择，强度逐渐增大，1 天 1 次。2 周 1 个疗程。2 个疗程效果不明显者可再次根据压痛点位置再次针刀松解，重复手法松解。治疗 2 个疗程后观察疗效，随访 6 个月。痊愈 105 例，显效 8 例，有效 3 例，总有效率为 100%。

张著海[46]等采用针刀配合推拿治疗肩周炎 20 例。治疗方法：找压痛点，若压痛点不明显，则通过患者相反方向的被动运动诱发疼痛部位，并结合主动运动的应力集中点找病变的位置定点。确定定点，选择适当体位，常规消毒，根据定点部位肌肉、肌腱、神经、血管走向选择针刀刀口方向，加压分离进针刀，纵行疏通，横行剥离几刀后出针刀，术后用创可贴敷盖针孔。术后第 2、3 天对患者患侧行局部摇法、推法、揉法等手法。经过治疗后，痊愈 15 例，显效 5 例。

郭志文[47]采用针刀结合推拿治疗肩周炎 40 例。治疗方法：①患者坐位或卧位，术者一手握住患侧肘部，被动活动患肩，找出疼痛点和压痛点 1～5 个标记。常规皮肤消毒，铺无菌巾，局麻，手持针刀在标记处皮肤进入至深层组织，当患者诉酸胀酥感时纵行切开 3～4 刀，再横行剥离 2～3 刀，肩峰下滑囊位置时，则行通透剥离法，每周治疗 1 次，共治疗 2 次。②推拿手法：针刀术后适当休息，嘱患者仰卧位，术者站于患侧，手握患者上肢，先施以一指禅配合弹拨手法，在三角肌、肱二头肌长头腱及压痛点弹拨，以患者局部酸胀痛能耐受为度，接着医者一手固定患者肩部，另一手握住患肢，被动活动肩关节，切勿用暴力，以听到关节囊撕裂声为佳。推拿治疗隔天 1 次，7 次为 1 个疗程。结果：治愈 24 例，好转 10 例，有效 4 例，无效 2 例，总有效率 95%。

孟宪梅[48]采用针刀配合康复按摩治疗肩周炎 34 例。治疗方法：①采用侧卧位。在肩峰、肱骨大结节、肱骨小结节、喙突、肩胛骨内上角、肩胛冈下、冈上等处按压触摸，寻找增厚、条索、结节病灶，定点标记。常规消毒铺巾、戴无菌手套。根据患者情况局麻。用汉章 I 型 4 号针刀快速刺入皮下，行纵疏、横拨、切割等治疗，针刀有松动感时出针。局部按压 3 分钟，外覆创可贴。5 天 1 次。针刀加按摩治疗 15 天为 1 个疗程，针刀治疗不影响按摩。②康复按摩治疗。患者取较舒适的坐位或卧位，掌揉肩顶、肩前、肩后及上臂；点按天宗、秉风、天泉、天府、尺泽等穴位；双手持握患侧手腕，做连续小幅度上下抖动；术者一手握患侧手腕部，在前屈、后伸、外展、内收位分别缓缓向上拉伸 3～5 次；一手扶在患肩部，另一手握患肢肘关节，分别将患肩作内旋、外旋各 5～10 周；用拍打、揉按法治疗。共计 30 分钟，每日 1 次。经过治疗后，治愈 20 例，显效 9 例，好转 3 例，无效 2 例。

王全贵[49]等采用针刀配合手法治疗肩周炎 160 例。治疗方法：①针刀治疗：患者取坐位，患肢下垂，找出敏感压痛点，并用甲紫标记，术区常规消毒，铺无菌洞巾，术者戴无菌手套，用 1%利多卡因局部麻醉，针刀刀口线与肌纤维走行方向平行刺入，直达骨面，先纵行后横行拨离及切开剥离 5～7 刀，以感刀下有通透感为宜。出刀后，可使刀口瘀血自然流出数滴，更有利于改善局部微循环，然后纱布敷盖固定。颈型肩周炎除按上述操作外，同时要松解颈椎及相关部位，以减少或消除神经的压迫与刺激；关节型肩周炎需关节内注射冰冻盐水利多卡因液 40ml 以促进关节内滑膜炎性水肿及致痛物质的吸收。②手法治疗：拿揉法、摇转法、搬法、后伸牵拉法。针刀治疗和手法治疗 3 日 1 次，5 次为 1 个疗程。③患者功能锻炼：一般 1 日 3～5 次，锻炼程度以患者能忍耐为限。经过治疗后，治愈 151 例，好转 9 例，总有率为 100%。随访 6 个月至 1 年，无复发。

宋伟[50]采用针刀配合推拿治疗肩关节周围炎 48 例。治疗方法：①针刀松解：患者仰卧位，在患肩下垫软枕，选取压痛明显的 2～3 点作标记。然后局部皮肤常规消毒，铺无菌洞巾。在治疗部位用 2%利多卡因 0.5ml 注射小皮丘以减轻进针的痛苦，刀口线平行于肌肉走向，按照针刀进针四步法：定点、定向、加压分离、刺入达到病变粘连部位，患者一般会出现酸胀感，这时可给予针刀纵行的疏通剥离，松解粘连治疗，出针，压迫针孔防止出血，后用创可贴保护创面。并嘱患者 3 天内不要沾水，以防感染。每周 1 次，2～3 次为 1 个疗程。②推拿治疗：患者针刀治疗后休息 30 分钟，然后给予患肩推拿治疗，每日治疗 1 次，每次 30 分钟左右，10 次为 1 个疗程。放松手法结束后，被动外展患肩（以右侧为例）。术者固定患肩，患者患侧上肢放在术者右肩上。术者慢慢上抬右肩，同时右手固定患肩，以充分增加肩关节的外展功能。嘱患者后伸肩关节，肘关节自然屈曲，做摸背动作，术者用右手固定患肩，左上肢从患者右臂前面伸入，左手固定在患者右侧肩胛部。缓缓上抬左臂，被动增加患肩的后伸功能。结束手法，搓揉患肩及上肢，抖肩及上肢，摇肩，最后用拍法结束操作。被动抬肩时手法切忌暴力。治疗期间嘱患者配合自我功能锻炼，注意局部保暖。经过治疗后，治愈 32 例（67%），好转 15 例（31%），无效 1 例（2%）。

辛俭[51]等采用针刀加推弹手法治疗肩关节周围炎 73 例，效果满意。明确诊断后，确定治疗点，一般在压痛最明显处定 2～5 个点，以甲紫作好标记，然后用碘酊、酒精消毒，或直接用 0.75%碘酊消毒。术者戴无菌手套，铺无菌巾。每个治疗点用 0.5%～1%利多卡因 2～3ml 对病变部位进行局麻，5 分钟后，术者持针刀于患处垂直刺入，切皮后在喙突处，肱二头肌短头、喙肱肌附着点，冈上肌止端，肩峰下滑囊，冈下肌和小圆肌止端分别作横行切割和纵行疏通剥离。每周 1 次，4 次 1 疗程。针刀术后，让患者休息 10～15 分钟，仰卧在治疗床上，患肢外展，医生站于患侧肩部下，由助手托住患肢，嘱患者充分放松。医生一手将三角肌推向背侧（患者为右侧，医生用左手，左侧用右手），另手拇指沿胸大肌将肱骨上的附着点进行拨离，将胸大、小肌分开，再将胸大肌（腋窝前缘）向肩峰方向推压。再嘱患者于俯卧位，助手仍托患肢，医生一手将三角肌推向胸侧（右侧用右手，左侧用左手），另一手拇指分拨冈上肌、冈下肌、大圆肌、小圆肌在肱骨大结节处的止端，务必将各条肌腱分开。此时患肢可在原来基础上增加上举 30°～50°，医生双手托扶患肢，嘱患者尽量将患肢外展上举，当达到最大限度不能再上举时，医生猛然向上一弹，速度要快，约 0.5 秒，到患者反应过来时，手法已结束。

6～8小时开始活动患侧肩关节，以免造成新的粘连。手法治疗一般于第一次针刀治疗后进行。治疗73例，痊愈43例，显效22例，有效3例，无效5例，总有效率93.15%。

田常文[52]运用针刀配合手法治疗110例。患者坐位或侧卧位。将肩峰下、喙突、肱骨大小结节、大小圆肌的起止点及肩周明显的痛点或活动肩关节引起的痛点，用甲紫药水做好标记。对皮肤常规消毒、戴手套、铺无菌洞巾。用2%的利多卡因10ml加0.9%生理盐水10ml，每治疗点注射3～4ml作局部浸润性麻醉。选用4号针刀，刀口线与肢体纵轴平行，针刀与肩周切线垂直刺入，其中肩峰下滑囊作切开通透拨离，其他各点分别作切开拨离或纵行疏通拨离，术后无菌敷料覆盖。在针刀术后进行手法治疗。第一步：助手托住患肢外展，医者一手将三角肌向背侧推压，另一手拇指沿胸大肌从肱骨头上的附着点开始拨离，将胸大肌、胸小肌的粘连分开，再将三角肌向胸侧推压，另一手拇指分拨冈上肌、冈下肌、大圆肌、小圆肌在肱骨大结节处的止端，使其分离。第二步：医者一手以手心紧贴患侧的肩胛骨，食、中、无名和小指置于肩胛骨腋缘下段和下角缘，另一手按于肩峰前方，用力向肩后推压，此时，患肩脚腋缘下段及下角缘离开胸壁，张开呈一缝，置于此处的手指乘势插入该缝中，并用力往外翻撬数次。第三步：将患侧肩胛骨向下按压，反复4～5次，至肩胛骨位置达到正常或基本正常。第四步：医者一手固定患侧肩胛骨下角，另一手穿过患肩腋下回腕钩住患肩，不断的抬肘以带动患肩作外展、上举活动，幅度由小到大，以患者能忍受为度。第五步：医者握住患腕作外展、上举运动，当达到最大限度时，在患者不注意而放松的情况下，运用巧劲快速向上一弹，有时可听到组织撕裂声，说明最后的粘连区已松解。经过治疗后，痊愈68例，占61.82%；显效25例，占22.7%；好转10例，占9.1%；无效7例，占6.36%。总有效率为93.64%。

宋健[53]等采用针刀结合推拿治疗肩周炎68例，疗效满意。患者取较舒适的坐位或卧位。推拿法：①掌揉法：揉肩顶、肩前、肩后及上臂5分钟，使肩关节周围肌肉充分放松。②推拿：点按肩井、天宗、肩髃、肩中俞、巨骨、秉风、天泉、天府、尺泽、少海10分钟。③抖法：双手持握患侧手腕，用力做连续小幅度上下抖动3～5分钟。④伸拉肩关节：医者一手握患侧手腕部，在前屈、后伸、外展、内收位分别缓缓向上拉伸3～5次。⑤摇法：用一手扶在患肩部起固定身体作用，另一手握患肢肘关节，分别使患肩作内旋、外旋各5～10周。⑥拨法：拨冈上肌、冈下肌、小圆肌、大圆肌、肩胛提肌、三角肌、肱二头肌、肱三头肌等，治疗5～8分钟。⑦用拍打、搓法、揉按、散法治疗约5分钟结束。每日1次。接着进行针刀治疗：①患者取坐位或侧卧位。②在肩胛骨内上角、肩胛冈下、冈上、肩峰、肱骨大结节、肱骨小结节、喙突等处按压触摸，寻找增厚、条索、结节病灶，并用定点笔作标记。③用碘酒或碘伏常规消毒，并铺巾、戴无菌手套。④根据患者情况，进行局麻。⑤用汉章Ⅰ型4号针刀进行治疗。针刀治疗时，刀口线应与主要神经、血管平行，刀锋快速刺入皮下，行纵疏横拨、切割等治疗，针刀有松动感时出针。⑥局部按压3分钟，外覆创可贴。5日1次。按摩加针刀治疗10日为1疗程。针刀治疗不影响按摩。共治疗68例中，优37例，良15例，好转9例，无效7例，有效率89.7%。

韦玉楼[54]等运用针刀为主配合手法治疗肩周炎69例，取得了较好的效果。选择侧卧位或坐位，充分暴露施术部位，首先寻找最明显的压痛点，特别是肱二头肌短头附着点（喙突）、肩峰下（肩髃穴），冈上肌、小圆肌、肱骨大结节等处敏感点及条索状病理反应处，消毒铺洞巾，然后用 1%的利多卡因混悬液，在每个部位注 1.5ml，选用 4 号针刀，针刀达病灶后，用切开剥离法或纵行疏通剥离法，当针刀下有松动感时出针刀，刀口用创可贴敷盖。接着，让患者睡在治疗床上，患肢外展，医者站在患肢的脚侧，先轻拿肩部的肌肉 3～5 遍，放松肩部肌肉，然后一足蹬在腋部，对拉牵引，力量适中，持续牵引 5～10 分钟后，再进行外展、外旋、内收、内旋、上举、后伸，但不能粗暴，以免损伤软组织。本组 69 例，痊愈 47 例，显效 19 例，无效 3 例。

谢贤美[55]采用针刀为主，配合手法治疗顽固性肩周炎患者 30 例取得较为满意的疗效。采用朱氏法用针刀在喙突处和肱二头肌短头附着点，冈上肌抵止端，肩峰下冈下肌和小圆肌的抵止端，分别作切开剥离法或纵行疏通剥离法，在肩峰下滑囊作通透剥离法。如肩关节周围尚有其他明显痛点，可在该痛点上作适当的针刀松解术，每 5～7 日治疗 1次，4 次为 1 疗程。然后将患者肩部稍垫高使肩关节升高，助手固定患侧肩胛骨，术者一手握住患者的腕关节，一手握住患者的肱骨外科颈，双手同时按照一个方向旋转肩关节，从小旋转逐渐到大旋转，当上肢转到上举位时并感觉有阻力感时，令患者深吸气，当气体呼出时加大上举后扳肩关节，这时可听到肩关节粘连结缔组织撕脱声。治疗 30例，痊愈 28 例，占 93.4%；好转 2 例，占 6.6%。治疗次数最少 2 次，最多 5 次，平均治疗次数 3～5 次。

窦树林[56]等采用臂丛神经麻醉下针刀推拿术治疗粘连性肩周炎 120 例，治疗方法：①术前完善各项检查，未见臂丛麻醉针刀及推拿术禁忌者，对合并糖尿病、高血压者、心肺疾患者均予内科处治，控制满意后施行此治疗。②常规于喙突处喙肱肌和肱二头肌短头附着点、冈上肌抵止端、肩峰下滑囊、冈下肌和小圆肌的抵止端用紫药水定点施针刀术。患者空腹，静滴 5%糖水 500ml 或比例糖水 500ml，安置心电监护仪，行臂丛神经肌间沟方式麻醉，麻醉液采用利多卡因和布比卡因配制，待麻醉成功后，侧卧位，患肩在上，无菌操作，于上述各点行针刀切剥通透松解，出针于上述各点注入 2%利多卡因 2ml+曲安奈得 15mg+无菌用水 2ml 配制封闭液各 2ml，其中关节腔内注入 5ml 上述封闭液。邦迪创可贴敷盖，然后患者仰卧位，助手双手扶着肩关节，术者一手握患肢腕部，另一手握上臂，缓慢牵拉患肢外旋前伸外展，逐渐上举至头顶，再内收患肢搭肩，俯卧位后伸摸背活动。其间可闻及撕布样及关节弹响声，表明上述粘连已松解。予三角巾悬吊患肢于胸前以防肩关节脱位。对双侧肩周炎隔日行另肩同法治疗。③术后康复于第 2 日进行，常规推拿及指导功能锻炼，每日 1 次，一般 5 次，观察及巩固疗效。一般5 次后患肩疼痛及功能明显改善。经过治疗后，治愈 96 例，好转 18 例，未愈 6 例。

刘斌[57]等采用针刀松解术后配合扳法治疗肩周炎 19 例，取得满意疗效。患者仰卧，患肩外展位放置，局部消毒后，用针刀在喙突处、喙肱肌和肱二头肌短头附着点、冈上肌抵止端、肩峰下、冈下肌和小圆肌的抵止端，分别作切开剥离，术后利多卡因加强的松龙痛点封闭，每部位 1～2ml，创可贴覆盖伤口。治疗完毕，患者取坐位，即行肩关节扳法。包括前上举扳法、侧上举扳法、内收扳法、后伸扳法，以患者能耐受为度，然后将患肩固定于侧上举最高位持续 10 分钟。嘱 3 日内不洗澡并加强肩关节功能训练。3日后复诊。上述治疗一般 7 日 1 次，共 1～2 次。本组 19 例，痊愈 5 例，显效 12 例，好转 2 例，全部有效。

张奋耿[58]采用针刀加手法治疗创伤性肩周炎 48 例，疗效显著。首先用拇指、食指滑动按压检查肩部周围的痛点，其中着重检查肱骨大小结节、喙突、肩峰下、肩胛冈上下缘等部位，大多数痛点附近可伴有硬结、条索状物或压之有酸痛感，每次取 2～4 个痛点作为治疗点，即行皮肤常规消毒，再按四步进针规程刺入。遇绷紧感者，予纵行疏通剥离；有坚硬感者，予纵横切割松解；有空虚感者，则行点刺切开，针下有松动感后拔针，然后再行针口加压放血，抹干后针口贴上创可贴。注意针刀术时避开大的神经、血管，防止针刺过深损伤肺脏。然后点按肩部常用穴位如肩髃、肩髎、臑会等及阿是穴，每穴约 1 分钟。最后被动牵引上肢及摇抖肩关节 5～8 次。结果痊愈 37 例，占 77.1%；显效 9 例，占 18.8%；无效 2 例，占 4.2%；总有效率占 95.8%。

李明辉等[59]采用针刀结合手法治疗肩周炎并与手法组对比。手法组：采用单纯手法治疗，具体略。结合组：采用 C 形针刀松解术和手法治疗。"C"形针刀松解术：①体位：端坐位。②体表定位：喙突，肱骨小结节，肱骨结节间沟，肱骨大结节后侧 2cm。③消毒麻醉：常规消毒铺巾后，局部麻醉。④器械：Ⅰ型 4 号直形针刀。⑤操作：a. 第 1 支针刀松解肱二头肌短头起点，喙突顶点的外 1/3 处进针刀，针刀体与皮肤垂直，刀口线与肱骨长轴一致，按四步进针刀规程进针刀，直达喙突顶点外 1/3 骨面，纵疏横剥 3 刀，范围 0.5cm。b. 第 2 支针刀松解肩胛下肌止点，肱骨小结节点进针刀，针刀体与皮肤垂直，刀口线与肱骨长轴一致，按四步进针刀规程进针刀，直达肱骨小结节骨面，纵疏横剥 3 刀，范围 0.5cm。c. 第 3 支针刀松解肱二头肌长头在结节间沟处的粘连，针刀体与皮肤垂直，刀口线与肱骨长轴一致，按四步进针刀规程进针刀，直达肱骨结节间沟前面的骨面，先用提插刀法松解 3 刀，切开肱横韧带，然后顺结节间沟前壁，向后做弧形铲剥 3 刀。d. 第 4 支针刀松解小圆肌止点，于肱骨大结节后下方进针刀，针刀体与皮肤垂直，刀口线与肱骨长轴一致，按四步进针刀规程进针刀，达肱骨大结节后下方的小圆肌止点，用提插刀法松解 3 刀。e. 术毕，拔出针刀，局部压迫止血 3 分钟后，创可贴覆盖针眼。针刀 C 形松解术后第 2 天开始行手法治疗，手法治疗的治疗方法与疗程同手法组。治疗 3 个月后，结合组在疗效和 VSA 评分上明显优于手法组。

冯军平等[60]采用针刀配合推拿手法治疗肩周炎，并和局部封闭配合推拿手法组作对比。①治疗组：针刀治疗：首先明确病人肩关节周围痛点及解剖关系，做好标记，常规碘伏消毒，铺无菌洞巾，戴无菌手套。用 1%利多卡因 3～5ml 局部浸润麻醉，每个治疗点注射 1ml，深入达骨面，当病人出现酸胀后，选Ⅰ型无菌 4 号针刀，刀体与皮肤垂直进针直到骨面，先做纵行剥离，然后再做横行剥离，直到刀下有松动感时，拔除针刀，无菌纱布局部压迫止血 3 分钟后，创可贴覆盖针眼。嘱患者 2 天内针眼不进水。每周 1 次，连续治疗 2 周（2 次）为 1 个疗程。推拿手法治疗：a. 坐位手法松解：针刀治疗后患者取坐位，医生立于患者侧后方，用前臂及身体侧方夹住患肢，另一手在肩前、肩上、肩后做广泛、深透的拿法，肩部肌肉丰厚者用前臂揉法，持续 5 分钟。b. 环转患肩手法：患者坐位伸直患肢，医者弓步立于患肩斜前方 45°握住患手，先使患肢向后作顺时针方向环转 3 次，并迅速向后上拉动使肩关节前部肌肉能受到牵拉为度，逆时针动作同前。医生更换位置立于患肩稍后方，一手扶住患肩，一手握住腕部或托住肘部，以肩关节病侧为轴作环转运动数次，幅度由小到大。最后医者一手托起前臂，使患者屈肘，患臂内收，患侧之手搭在健侧肩上，再由健肩，绕过头顶到患肩，反复环绕 3 次。②对照组：盐酸利多卡因 2ml＋曲安奈德注射液 40mg 局部痛点封闭，每周 1 次，连续 2 周为 1 个疗程，封闭后即行推拿手法治疗（同治疗组）。治疗期间停用非甾体类抗炎药的应用。指导两组患者行患肩爬墙、双手后背、钟摆、弯腰画圈等功能锻炼。每日 2 次，每次 20 分钟，2 周为 1 个疗程。经过治疗后，治疗组治愈 33 例，显效 16 例，有效 13 例，总有效率 95.38%；对照组治愈 30 例，显效 15 例，有效 12 例，总有效率 87.69%。2 组治疗后症状积分、PRI 积分都有下降，但治疗组下降较对照组显著。

罗祖卫等[61]采用针刀配合金药膏治疗肩周炎，并与推拿组作对比。中药疗法：采用舒筋汤内服，前后两次煎汁混合服用，分两次口服，100ml/次，每日 1 剂，1 个疗程为 7 剂，连续治疗 30 天。推拿疗法：为患者进行推拿，包括松筋活血、疏通筋络、松动关节和弹筋拨络，每天 1 次，每次推拿在 20 分钟左右，1 个疗程为 7 次，连续治疗 30 天。针刀治疗：痛点定位，利多卡因、强的松龙混合液。先行痛点阻滞，行针刀治疗疏剥粘连，切碎结节或条索等，出针后覆盖敷贴及时按压针孔 30 分钟左右，连续治疗 30 天。金药膏贴：将膏药正面在煤气灶上烘烤或用电吹风加湿软化贴于患处，每次 1 贴，五天更换 1 次，4 贴为 1 个疗程。贴膏药时切忌过热，必须在胸前、背部两处病灶上同时贴上金药膏，连续治疗 30d。经过治疗，推拿组共 50 例，治愈 29 例，显效 6 例，好转 4 例，无效 11 例，总有效率 78%，针刀组 50 例，治愈 38 例，显效 10 例，好转 2 例，总有效率 100%。

余红超等[62]采用针刀整体松解术结合卧位平衡手法治疗肩关节周围炎，并与传统推拿治疗作对比。治疗组应用针刀整体松解术结合卧位平衡手法治疗。定点：①喙突点；②肱骨结节间沟点；③肱骨小结节点；④肱骨大结节点；⑤肩峰下滑囊点；⑥三角肌滑囊点；⑦肩胛内上角点；⑧肩胛骨冈上窝外侧缘点；⑨肩胛骨冈下窝外侧缘点。针刀具体操作：患者取坐位或仰卧位，治疗区依照外科皮肤常规消毒，然后铺无菌洞巾，采用"退出式"局部麻醉。以上各点操作均采用 I 型 4 号 1.0mm 直口针刀。①喙突点：左手拇指触及喙突，指尖抵住外缘，右手持针刀，针刀体与皮肤垂直，刀口线与脊柱纵轴一致，按针刀四步操作规程进针刀，直达喙突顶点外缘 1/3 骨面，纵向提插切割 2～3 刀，以松解肱二头肌短头处的病变粘连、瘢痕。②肱骨结节间沟点：针刀体与皮肤垂直，刀口线与上臂纵轴一致，按针刀四步操作规程进针刀，直达肱骨结节间沟骨面，纵向提插切割 2～3 刀，然后贴近结节间沟前臂向后做弧形铲剥 1～2 刀，以松解肱二头肌长头腱鞘在此与肱骨之间的病变粘连、瘢痕。③肱骨小结节点：针刀体与皮肤垂直，刀口线与脊柱纵轴一致，按针刀四步操作规程进针刀，直达肱骨小结节骨面，纵向提插切割 2～3 刀，以松解肩胛下肌止点的病变粘连、瘢痕。④肩峰下滑囊点：针刀体与皮肤垂直，刀口线与上臂纵轴一致，按针刀四步操作规程进针刀，直达肩峰下滑囊，先提插切割 2～3 刀，然后向内、外通透剥离，提插切 2～3 刀，以松解肩峰下滑囊的病变粘连、瘢痕。⑤肱骨大结节后方 2cm 点：针刀体与皮肤垂直，刀口线与脊柱纵轴一致，按针刀四步操作规程进针刀，直达肱骨大结节后方 2cm 点骨面，提插切割 2～3 刀，以松解小圆肌止点的病变粘连、瘢痕。以上各点每次选 4～5 个，7～10 天做 1 次为 1 个疗程，连续治疗 2 个疗程。卧位平衡手法：患者每次针刀治疗完毕后即给予卧位平衡手法治疗。手法具体操作：患者取仰卧位，患肢外展、屈肘 90°，术者站于患侧头部后上方，一手托住肘部，一手握住腕部，以肩关节为轴心，使前臂从头部对侧绕过，使肩关节旋转至弹性限制位时，医生可感受到抵抗，适时做一突发有控制的环转运动，环转运动幅度 5°～8°，一般可听到患肩有"咔嚓"之撕裂声，提示粘连已松解，表示手法成功。特别注意不可使用暴力，旋转要"轻巧、短促、随发随收"。手法完毕后嘱患肩休息2～3天，局部注意保暖，2～3天后做常规功能锻炼，如梳头、爬墙、大画圆运动。对照组采用传统推拿治疗。患者取坐位或卧位，选择揉肩周、上臂、后背等肌肉，采用推、拿、揉法放松周围紧张的肌肉，特别是肩部周围的肌肉群，以肩关节周围压痛点为主，弹拨松解喙突、肱二头肌长头、短头等处，被动状态下活动肩关节，特别是做外展、后伸、梳头、内旋、摇肩等动作。活动肩关节范围应由小幅度逐渐增加。嘱患者主动功能锻炼，如梳头、爬墙、大画圆等运动。1次/日，7～10天为1个疗程，治疗2个疗程。经过治疗，对照组共45例，痊愈5例，显效9例，有效23例，无效8例，总有效率82.2%，治疗组共45例，痊愈14例，显效21例，有效7例，无效3例，总有效率93.3%。治疗3个月后，对照组共45例，痊愈11例，显效13例，有效16例，无效5例，总有效率88.9%。治疗组共45例，痊愈23例，显效19例，有效2例，无效1例，总有效率97.8%。

9. 特种针刀治疗

聂巧珍等[63]采用液针刀结合功能康复训练治疗肩周炎，与单纯功能康复训练治疗作对照。液针刀治疗：根据病人疼痛部位及功能受限情况进行定位，在皮肤上做好标记。后伸功能受限制的病人，定位点在背部括约肌及肱骨小结节大圆肌的止点，盂下结节处的肱三头肌处，肱二头肌和喙突处喙肱肌短头附着点；外展活动受限制的病人进针定位点在肱骨大结节及三角肌粗隆处；前屈功能受限病人的定位点在喙肱肌位于喙突处的起点至胸大肌的肱骨大结节的止点处；肩关节周围明显疼痛的病人，在疼痛明显处选择痛点。液针刀操作方法：常规碘伏消毒皮肤，戴灭菌手套，铺无菌洞巾。1%利多卡因3～5ml局部浸润麻醉，采用新型多功能液针刀，在皮肤所作标记点上垂直刺入皮下，切口线与该附着点的肌腱平行，针刀体继续刺入直达骨面，当病人感觉酸胀麻后，再行纵向的剥离与横向的疏通，待有松动感后回抽无血，注射"通复松液"，然后拔出针。操作完毕无菌敷料覆盖针刀口，医嘱病人2天内进针眼不允许接触水。1次/周，3次为1个疗程。肩关节功能康复训练：①肩关节松动治疗：病人侧卧位，患肩在上。患肩行分离牵引，3～5次；轴牵引，3～5次；前后向往返滑动；外展、内旋、外旋摆动，幅度逐渐增大。关节松动术治疗前应充分按摩肩周，使软组织充分松弛，再进行治疗；结束后也应按摩肩周组织。依病人病情不同，调节手法强度，应在无痛或轻微疼痛范围内进行。关节松动治疗每次持续45分钟为宜。②肩关节主动运动训练：病人站立位，行放松摆动训练：双手同时抓握哑铃，躯干轻微屈曲，肩关节处于充分放松的状态，进行前后摆动和左右摆动的训练，此训练对关节挛缩有明显治疗作用；牵拉训练：病人双侧上肢高举，抓握头部上方的横杠或者扶手，下肢屈曲从而牵拉肩关节，使肩关节的活动状况有所改善。③等长肌力训练：肩关节固定状态下，进行等长性肌力训练：肩关节内收、外展、内旋、外旋、上举等，以维持并增强肩关节周围肌群的肌力。在肩关节松动过程中可闻及撕布样声响，提示黏连部分松解，继而术者可感觉到肩关节向各方向运动的阻力减小，直至消失。功能康复训练1次/日，3周为1疗程。对照组共治疗41例病人，痊愈10例，显效13例，好转10例，无效8例，总有效率80.49%，治疗组共治疗45例病人，痊愈15例，显效20例，好转6例，无效4例，总有效率91.11%；治疗组在VAS评分和肩关节功能恢复方面都明显优于对照组。

程少丹等[64]采用弧刃针刀结合手法治疗中度肩关节周围炎，并与穴位注射结合手法治疗作对照。治疗组采用弧刃针刀结合手法治疗。①弧刃针刀治疗。参照弧刃针刀治疗肩周炎步骤，具体分为以下几步：a. 选择体位。根据肩关节不同疼痛情况选择以下体位：患肩外展、外旋45°仰卧位；患肩在上侧卧、患侧上肢尽最大限度上举位；患肩在上侧卧，最大限度地反手挠背位。b. 定点。根据选择的体位选取喙突、盂下结节、肱骨小结节嵴处标记，必要时选取胸大肌上臂止点处、小圆肌止点、冈上肌止点、冈下肌止点等进行标记。c. 消毒、铺巾。肩关节常规消毒、铺巾。d. 进针。选取 0.7mm×38mm 规格弧刃针刀，针体垂直皮肤，快速刺入，直达皮下。e. 松解。慢慢进行松解，细细体会手下感觉，多可听到"咔嚓"声响，当有落空感或突破感时停止。f. 出针。快速出针。g. 保护。输液贴覆盖。2 周治疗 1 次，共治疗 4 周。②手法治疗。采取治疗肩周炎的手法，分别在患者仰卧位进行手法配合肩关节作被动的外展和旋内、旋外活动；侧卧位法配合患肢上举、内收等被动活动；端坐位配合患肩的环转摇动、患肩的内收扳动、患肩的后伸扳动、患肩的后伸旋内扳动以及患肢的抖动等手法。最后采用搓法结束治疗。隔日治疗 1 次，共治疗 4 周。对照组采用穴位注射结合手法治疗。①穴位注射治疗。取肩部压痛点及局部穴位。用 5ml 注射器抽取得宝松（复方倍他米松注射液）1ml、2%利多卡因1ml、灭菌注射用水 3ml，选择穴位 2～3 个，常规消毒进针，注入药液 0.5～1.5ml，接着将针退至皮下，沿不同方向进行斜刺，有针感后再注入药液 0.5～1.5ml。注射完毕出针输液贴覆盖针眼。2 周治疗 1 次，共治疗 2 次。②手法治疗：具体操作同治疗组。治疗组在 VAS 评分、肩关节活动度及日常生活能力评分上均明显优于对照组。

张里援等[65]采用水针刀结合通痹酊剂加热敷治疗肩周炎，并与单纯水针刀治疗作为对照。①治疗原则：松解粘连，捅囊去结；温经通络，行气消肿；改善症状，恢复功能。②选取水针刀具：选取吴氏中号扁圆刃水针刀（河南南阳水针刀新针法研究院监制，生产许可证号：豫食药监械生产许 20060050 号）。③松解液配方：2%利多卡因 3ml，复方倍他米松混悬液 1ml，丹参川芎嗪注射液 3ml，生理盐水 3ml。④水针刀法：筋膜扇形分离法。⑤定位法：三针法定位。⑥针法：筋膜扇形分离法。⑦体位：坐位。⑧三针定位法：a 针：肩前方入路点：喙突骨点，位于锁骨的中外三分之一点下缘 2.5cm 处，胸小肌、肱二头肌短头、喙肱肌、喙肩韧带、喙锁韧带附着点。该点主要解除肩关节的外展后背旋后困难。b 针：肩外侧方入路点：肱骨大结节，为小圆肌、冈上肌、冈下肌止点。该点主要解除肩关节上举困难。c 针：肩后方入路点：盂下结节，为小圆肌起点、肱三头肌止点。该点主要解除肩关节旋前、旋内、向对方扳肩困难。⑨通痹酊剂加热敷：配制、用法如下：药液制备一次性申购原药材，由本院药剂科统一制备，并予以浓缩、包装、保存，委托成都思维多应用技术研究所生产的酊剂型热敷贴，购买酒精、塑料瓶等。用生川乌 50g，生草乌 50g，生乳香 50g，生没药 50g，生半夏 50g，生南星 50g，细辛 50g，荜茇 50g，樟药脑 50g，冰片 50g，白芥子 100g，蜈蚣 50g，全蝎 50g，生大黄 100g 等，上药共研粗末，用 75%酒精 5000ml 密封浸泡 4 周，用纱布过滤制成酊剂备用。取出热敷贴药，轻摇数次后逐渐升温，将通痹酊剂 10ml 左右，从热敷袋上"药液注入口"缓慢注入，敷袋自动吸附药液，将负面（药敷面）置于患处或疼痛最明显的部位。再撕去医用敷贴带两侧的隔粘纸，敷贴即可。使用中每隔 4～5 小时用手轻揉药袋内的发热剂，使具疏松透气，不结块。研究发现，水针刀结合通痹酊剂加热敷治疗肩周炎治疗能显著提高肩周炎患者血浆 β–内啡肽活性，降低 P 物质含量，对缓解疼痛、提高肩关节活动功能具有重要意义。

10. 针刀综合治疗

丁毅[66]采用针刀六联法治疗肩周炎 60 例。治疗方法：①肩周痛点阻滞：术前 30 分钟常规给予艾司唑仑 1mg 口服。常规消毒铺巾，用 2%利多卡因 5ml+曲安奈德注射液 10mg+地塞米松注射液 5mg+维生素 B_{12}0.5mg+生理盐水至 20ml 备用，对喙突，小、大结节，结节间沟，肩峰下滑囊，冈下肌，大、小圆肌和胸肌止点等痛点采用痛点阻滞，用牙科 5ml 注射器，每点推药 2～3ml，呈扇形注入粘连组织。②针刀治疗：患者取仰卧位，患侧手放在大腿旁，用一次性汉章 4 号针刀，在喙突处喙肱肌、肱二头肌短头和喙肩、喙肱韧带附着点，纵行切割、横向摆动，在松解喙肱韧带时应尽量外旋肩关节。在松解结节间沟时手心向上，将肱二头肌长头肌腱拨开，刀紧贴肌腱刺入直达结节间沟，在沟内纵向切割。将患者改为健侧卧位，患侧手放在臀部，术者在小结节呈纵行切一排，4～5 刀，感觉关节活动度轻微增大后将刀提到皮下，助手将患者的手臂尽可能内收内旋，并向胸椎棘突靠拢，每切 2～3 刀后加大一点角度，直至刀下无滞感方出刀。将患者的患手尽可能抬高，在冈上肌、冈下肌和小圆肌的起止端，分别作切开剥离法或纵行疏通剥离法，肩峰下滑囊和三角肌下滑囊作通透剥离法，每点切 4～5 刀后能感觉到关节活动度有很轻微的增大则可。针刀治疗每 2～4 次为 1 疗程，第 2 次隔 5～7 天，第 3 次隔 7～10 天，第 4 次隔 10～14 天。③手法治疗：患者坐位，嘱自行做肩关节外展、搭肩、前屈、后伸、摸背等运动，术者一手固定患者患肩，另一手握住患侧肘部助患者运动，并在患者每项运动的最大角度时给予轻微闪动力，力度以患者能忍受为度。指导患者在 Prr 室自行练滑轮吊环训练器和肩关节回旋训练器 10 分钟。④药物治疗：常规给予正清风痛宁缓释片、裸花紫珠片、消炎镇痛药双氯芬酸钠缓释片、阿米替林片。⑤TDP 照射：针刀治疗后当天开始，每次 30 分钟，每天上下午各 1 次。⑥功能锻炼：术后第 2 天开始，滑轮、吊环训练器、肩关节回旋训练器数次，每次 10～20 分钟。结果：痊愈 52 例，显效 7 例，好转 1 例，治愈率 86.67%，愈显率 98.33%。

吴坛光[67]等采用"C"形针刀松解术配合手法治疗重型肩周炎 62 例。方法：①手术操作：患者端坐位，常规消毒铺巾，肩关节功能位摆放。在肩关节"C"形线上用甲紫分别在喙突顶点外缘、肱骨小结节、结节间沟以及大结节后方 2cm 定点，采用 I 型 4 号针刀，针刀与皮肤垂直，刀口线与肱骨长轴一致，按针刀手术 4 步操作规程进针刀，直达骨面，纵疏横剥 2～3 刀，范围不超过 0.5cm，以松解粘连、瘢痕。出针刀后，创可贴覆盖进针点。②手法治疗：患者仰卧位。医者站于患侧，左手按住患肩关节上端，右手托患肢肘关节做肩关节环转运动，可听到患侧肩关节有"喀叭"的撕裂声，提示残余粘连部位已被松解。③功能锻炼：两手握体操棒，两臂用力反复前举、后举、左右摆动，重点是用力向患侧摆动，越高越好；患肢抬高，面向墙，用患侧手摸墙逐渐向上摸；患肢拉滑轮器或转动车轮，活动肩关节。经治疗后，治愈 56 例，显效 6 例。

沈国伟[68]采用针刀治疗冻结期肩关节周围炎 50 例，治疗方法：选择 4～5 个压痛点，经常规消毒后，铺洞巾，持 4 号针刀按进针四步规程刺入，做纵行疏通和横行铲剥，待针下粘连松解后出针，针孔贴创可贴，术毕后行推拿手法再次分离粘连，并嘱其进行功能锻炼，每周治疗 1 次。经治疗后，治愈 8 例，好转 41 例，未愈 1 例。

蔡民[69]采用注射疗法、针刀疗法、运动疗法结合治疗肩周炎 59 例，①注射：患者取侧卧位，患肩在上，依据肩关节活动时疼痛诱发情况及受限情况，选取喙突、肱骨大小结节、结节间沟、肩前关节囊或滑囊、肩峰下滑囊、肩胛冈上切迹、肩胛骨内上角、肩胛腋窝缘、肩肱后关节囊等点定位。重度患者 4～7 点，中度 3～5 点，轻度 1～3 点。常规消毒，取 5 号齿科针头注射，每点 3～5ml，注射时注意回抽针栓，保证无血管、神经、肌腱注射意外。药物配方：$VitB_6$ 注射液 1～2g，利多卡因 100～250mg，$VitB_{12}$ 注射液 500～1000μg，地塞米松注射液 2～5mg，生理盐水 3～10ml，并随治疗减少地塞米松用量。②针刀：根据选择注射点的触诊及注射针下情况，如有无条索、硬结等，确定进针刀点，一般选取喙突部、肱骨结节间沟、肩峰下滑囊、肩肱后关节囊、肩胛腋窝缘作为针刀治疗点。在注射点进针刀，并调整针刀与肌纤维或血管方向一致，直至针下韧感出现，行针刀松解手法 1～3 次，并嘱患者在助手引导下行主动功能障碍方向活动，若运动时仍有疼痛与功能限制，术者轻调方向位置，在患者主动运动过程中再行松解治疗 1～2 次。③运动疗法：采用肩关节松动技术进行平卧位、侧卧位、俯卧位、坐位、立位下的肩关节各向分离、牵拉、滑动、滚动、轴旋转等，并进行肌力与耐力训练，作业训练。治疗 1 周 1 次，1～5 次治疗后统计，并再随访 1 个月。治愈 51 例，显效 7 例，有效 1 例，无效 0 例。3 次以下治疗 49 例，4 次治疗 8 例，5 次治疗 2 例。

杨赟[70]采用针刀配合肩关节腔液压扩张及手法治疗肩周炎 73 例，疗效确切。方法：①针刀松解术：患者仰卧，喙突点常规消毒铺巾，局部麻醉，右手持 4 号针刀，刀口线与臂丛走向平行，达到喙突骨面后，调转刀口 90°，与肱二头肌短腱相垂直，针体向头部倾斜 45°，紧贴喙突骨面排切一刀，将针提起 2mm，刀口线仍与臂丛走向平行，针体向内下方倾斜 60°，排切两刀，出针贴创可贴。②关节腔扩充疗法：针刀松解之后肩关节穿刺，可选用前侧、外侧、后侧穿刺点。穿刺部位皮肤消毒，使用 7 号针头接 5ml 注射器抽取利多卡因局麻，穿刺成功后接 50ml 注射器向关节腔内加压注入扩张液，注射完毕迅速退针，贴创可贴。③其他治疗：针刀和液压扩张后，做适度的手法松解，予以非甾体消炎镇痛药。经过治疗后，痊愈 63 例，显效 6 例，有效 4 例。

罗淑文[71]采用针刀配合手法及中药离子导入治疗肩周炎，疗效显著。治疗：①针刀治疗：患者侧卧位，找敏感的压痛点做好标志，对治疗点，作好常规消毒，铺无菌洞巾，戴无菌手套，局麻后，手持刀柄，将刀锋置于治疗点，刀口线与肌肉、肌腱纤维平行，稍用刀下压，避开血管、神经垂直进针，使刀锋直达骨面，先沿纤维组织纵行切割分离 2～3 次，再横行剥离 2～3 次，纵摆、横摆 1～2 次后出针，范围不超过 0.5cm，贴上创可贴，并给予常规预防感染 3 日，同时嘱伤口保持干燥 3 日，注意保暖。7 天后如未愈，可再行一次针刀治疗。②手法治疗：针刀术后，再于关节腔内注射 2% 的盐酸利多卡因注射液 3ml，维生素 B_1 注射液 100mg，维生素 B_{12} 注射液 1mg，庆大霉素注射液 2 万 U，患者坐位，嘱患者充分放松，将患侧肩关节分别外展、上举、后伸、内收手法扳动 2 次，以松解肩关节，随后医生用拇指弹拨冈上肌、冈下肌、大小圆肌，肱骨干大结节处肌腱。嘱患者每天进行功能锻炼，第 1 天要做肩关节的外展、上举、后伸、内收等动作 3～5 遍，每次都让其达最大限度，但每遍活动不超过 3 次，切忌锻炼过度，第 2 天开始逐渐增加频率，每日可达 10～20 遍，每遍活动方式不少于 30 遍。③中药离子导入：生川草乌、土鳖虫、三棱、川芎、松节、生麻黄、青皮、生大黄、苍术、防风各 50g，七星椒、血竭各 20g，细辛、枳壳、冰片、干姜各 30g，乌梢蛇、浙贝母各 60g，三七、五加皮、莪术各 80g，生南星、透骨草、伸筋草、桑枝、生乳香、生没药、红花各 100g，以上药物粉碎，用 25kg 白酒浸泡 15 日后备用。在针刀术后第 3 天在肩关节治疗点作中药离子导入。

程德良[72]等采用针刀结合推拿及内服川羌活汤治疗肩周炎 80 例。治疗方法：①针刀疗法：在肱二头肌长头腱、喙突、冈上肌、冈下肌、小圆肌等处寻找压痛点，如有压痛点先做好记号，再给予常规消毒，术者戴好无菌手套，针刀穿透皮肤后，在粘连处施以疏通剥离法和横行剥离法，出针贴上创可贴，1 周后如仍有粘连，可再松解 1 次。②推拿疗法：针刀结束后，嘱患者仰卧位，放松，术者站于患侧，医者手握患者上肢，先施以一指禅配合弹拨手法，在三角肌、肱二头肌长头腱及压痛点弹拨，以患者局部酸胀痛能耐受为度，接着医者一手握住患者肩部固定，另一手握住患肢，被动活动肩关节，切勿用暴力，以听到关节囊撕裂声为佳，最后用拿法、牵抖法。推拿治疗隔日 1 次，7 次为 1 个疗程。③中药：方用川羌活汤加减每日 1 剂，水煎服，服药期间忌饮茶、饮酒，以免影响药效。④功能锻炼：指导患者行患肩功能锻炼。如梳头、揽腰、爬墙、划圈等。结果：本组患者治疗时间最长 2 个月，最短 15 天，平均 26 天。中药内服最少 14 剂，最多 30 剂。针刀治疗至少 1 次，最多 3 次，平均 1.6 次。手法推拿最短 1 个疗程，最长5 个疗程，平均 3 个疗程。经过治疗后，优 52 例，良 15 例，好转 12 例，无效 1 例。

刘智慧[73]采用推拿手法配合针刀及药物注射治疗肩周炎 96 例，取得了比较满意的疗效。①患者仰卧或坐位，医者站或坐于患侧，用揉法或擦法施术于患肩周围，往返数次，并配合作患肢外展、外旋、上举、内收等被动活动。②医者用拇指在患肩病变处进行弹拨、揉按，以理顺筋肉。③患者坐位，医者用拇指点按肩井、肩贞、天宗、曲池、合谷等穴。每次点按 0.5 分钟左右。④医者站在患肩稍后方，一手扶住患肩，一手握住腕部或托住肘部，以肩关节为轴心作环转运动，幅度由小到大。然后，医者一手托起前臂，使患者屈肘，患臂内收，患侧之手搭在健侧肩上，在由健肩绕过头顶到患肩，反复环绕数次，在此同时，拿捏患肩。⑤医者站在患者健侧稍后方，用一手扶健肩，使患者上身前屈，另一手握住患侧腕部，从后方将患肢向健侧牵拉，逐渐用力，加大活动范围，以患者能忍受为度。⑥医者站在患肩外侧，用双手握住患肢腕部稍上方，将患肢提起，用提抖的方法，向斜上牵拉。牵拉时要求患者先沉肩屈肘，医者缓缓向斜上方牵拉患肢。活动幅度逐渐增加，手法力量由小到大。⑦医者一手前臂置于患肢腋下上托，使患者身体倾斜，另一手握住患肢腕部，先屈肘再用力下拽数次。⑧患者坐位，医者立于患者患侧开始由前向后扳。双手握住此手腕部，徐徐高举前臂高于肩部，医者左手握住患者手腕，继续由胸前上方前旋、高举，而医者之右手扶住患者的肩部，当上肢到一定高度时，双手用力扳动一下，继而右手滑下，扶住肩部后外侧，左手将患者上肢继续旋后，双手合力，边扳边旋，右手沿患者上肢外侧滑至腕部，即回到原位，反复操作数次。⑨用叩打法施术于患肩和上肢。⑩用搓法由肩部到前臂反复搓动，以此作为手法操作的结束动作。然后医者详细检查肩关节周围受累软组织，用紫药水标出明显压痛点，一般采用针刀松解其粘连处或肌腱附着点，用针刀进行切割或横向、纵向拨离即可，对局部硬结可作 "+" 字切割。最后选生理盐水 3～5ml，地塞米松 2ml，2% 的利多卡因 1～2ml，形成混合液做痛点注射。对关节腔内粘连较重者，可用该混合液 10～20ml 做关节腔内注射。治疗 96 例，痊愈 50 例，显效 40 例，好转 3 例。

彭毅梅[74]等在传统综合治疗基础上加用医用臭氧局部注射治疗肩周炎，取得了满意的疗效。对照组：①痛点阻滞：牵拉患肢完成生理动作所致的肩部痛点或敏感点即为病变部位，用甲紫标记，常规消毒铺巾，用眼科球后针头于痛点进针，患者出现酸胀痛感后，每点注射消炎镇痛液（2%利多卡因 100mg、维生素 B_{12}1000μg、复方倍他米松 3.5mg 加注射用生理盐水 5～10ml）3～5ml。②针刀松解：从阻滞点行针刀松解，使刀锋达骨质或硬结处，纵行切割，横行剥离，针刀术后创可贴敷盖。③手法松解：针刀术后在异丙酚静脉全麻下，采用朱氏肩周炎四步松解法进行肩关节外展、上举、内收、后伸外旋手法松解。④功能锻炼：手法松解后嘱患者行主动或被动锻炼，如爬墙运动、背伸、环转及健肢牵拉患肢运动，每天坚持 2～3 次，每个动作 30～50 次，以增加患肢活动范围，防止再次粘连。观察组：在肩部痛点注射消炎镇痛液后不出针，用一次性注射器抽取浓度为 30μg/ml 的医用臭氧直接注射，注射时针尖先抵达肌腱，筋膜与骨骼附着处注入一部分气体，然后针尖后退至肌肉和筋膜内注入剩余气体，每个痛点注射 3～5ml。其余步骤与对照组相同。治疗后 1 个月，统计疗效。对照组 33 例，治愈 17 例，显效 4 例，好转 3 例；观察组治愈 24 例，显效 4 例，好转 2 例。

何玉苍[75]等运用玻璃酸钠、针刀配合针灸、推拿治疗粘连性肩周炎 100 例，疗效满意。①玻璃酸钠穴位注射：将玻璃酸钠注射液 20mg 于肩髃穴平刺注入关节内，$VitB_{12}$0.5mg、2%利多卡因 2ml 的混合液于肩前、天宗、肩贞穴行穴位注射，每穴各 2ml，每 10 日 1 次。②针刀治疗：在上述穴位注射基础上，将针刀分别刺入穴位，行纵向切割，横向剥离术，每 10 日为 1 次。③针刺治疗：主穴：肩髃、肩前、肩贞、阿是穴、阳陵泉、中平穴。配穴：天宗、曲池、手三里、外关、合谷。TDP 照射每日 1 次，每 10 日 1 疗程，并配合拔火罐治疗。④推拿治疗：患者取坐位，术者主要以滚法、揉法、拿捏法对肩前、肩后和肩外侧进行治疗，用右手的拇、食、中三指对握三角肌束，做垂直于肌纤维走行方向的拨法，再拨动痛点附近的冈上肌、胸肌以充分放松肌肉，然后术者左手扶住患者患侧肩部，右手握患手，作牵拉、抖动和旋转活动，最后帮助患肢作外展、内收、前屈、后伸等动作，解除局部粘连，促进功能恢复。手法治疗时，会引起不同程度的疼痛，要注意用力适度，以患者能忍受为度，每日治疗 1 次，10 次为 1 疗程，2～3 疗程后观察疗效。结果痊愈 68 例，显效 18 例，好转 10 例，无效 4 例，总有效率 96%。

廖玲玲[76]等应用内服中药药酒配合局部封闭及针刀疗法治疗肩周炎，收到满意效果。患者取坐位，面向椅背，局部常规皮肤消毒，把 2%利多卡因 2ml 加地塞米松 2mg 用 8 号针头从患肩局部压痛最明显处刺入，回抽无回血时，即缓慢推注药物，患者有酸胀感时，拔出针头，同一部位运用针刀纵向刺入直达筋膜及关节囊，纵向分离上、下各三点，然后左右各选一点纵向分离，横向摆动，使粘连的软组织充分剥离，拔出针头，局部用创可贴粘贴，再以手法拔、拉、转、提、拿，以加强疗效，术后坚持正确的功能锻炼，每周治疗 1 次。同时配合中药治疗，处方为全虫 20g、当归 20g、羌活 20g、独活 20g、桂枝 20g、伸筋草 20g、桑枝 20g、川芎 20g、白芍 20g、甘草 10g，每剂泡酒 1kg，1 周后每日早晚各饮用 15ml，10 日为 1 疗程，最长观察 3 个疗程。结果 58 例患者中，治愈 31 例，显效 15 例，好转 10 例，无效 2 例。

叶涛[77]等四联法治疗肩周炎，疗效显著。方法：①针刀疗法：患者取侧卧位，患侧在上，或仰卧位，患肢平放体侧，微外展；或自然坐位，术者可根据需要灵活选择。用甲紫做标记，严格执行无菌操作规程，先于治疗点局部麻醉。用针刀在喙突处喙肱肌和肱二头肌短头附着点，冈上肌止点，肩峰下，冈下肌和小圆肌止点分别作切开剥离法，或纵行疏通剥离法，在肩峰下滑囊作通透剥离法。如尚有其他明显痛点，可以在该痛点上作适当针刀手术，炎性渗出严重者可作常规封闭治疗。②推拿疗法：患者坐位，术者站于患侧，在患肩周围、肩胛、颈项部，施以揉法、滚法及一指禅推法，彻底放松局部的软组织；术者从患肩腋下伸过后双手相扣，以患肩为中心，以适当的力度、沉稳而轻巧的于顺时针和逆时针按揉各十余圈，以患者能忍受为度，切忌粗暴使用蛮力；最后拨离肌肉附着点，再分拨肌腱，嘱患者外展、上举患肢至最大限度，术者快速推弹，松解关节囊粘连，恢复功能，施术时间约30分钟。嘱患者回去做功能恢复锻炼，如用手爬墙或拉滑轮等。③针刺疗法：选肩井、天宗、肩髃、肩髎、肩贞、曲池、手三里、外关。手法：平补平泻法。留针时间：30分钟。特效穴"肩痛穴"位于足三里穴下1.5寸，上巨虚上1.5寸，偏于腓侧，行直刺法，大幅度提插捻转，以泻为主。针感以向上、下远距离传导和局部发热为佳。取穴原则为交叉取穴，如果畏寒明显，以火针刺局部或加灸更宜。④中药治疗。基本方：葛根、伸筋草、桂枝、羌活、片姜黄、防风、威灵仙、当归、红花、白芍、薏苡仁、甘草。用法：水煎服，1日1剂，早晚各1次，饭后服。治疗结果：治愈43例，好转37例，总有效率100%。

胡胜平[78]采用综合疗法治疗本病41例，取得了较为满意的疗效。针刀治疗：①肩峰下压痛点：为肩峰下滑液囊、冈上肌止点的体表投影，刀口线与肱骨纵轴平行，针体与肱骨干呈30°～50°角，针尖向上刺达肩峰骨面下缘，纵行疏通剥离几下，提刀至皮下，刀口线不变，针体垂直于皮肤，针尖刺向肱骨大结节冈上肌腱止点，纵行疏通剥离；再上提针刀1cm左右，至三角肌内后，将针体向侧方倾斜，与皮肤呈15°～30°角，针体紧贴三角肌面1～2cm，纵行疏通、切割、出针。②喙突外侧骨面压痛处：左手拇指下压至喙突外缘，刀口线与喙突韧带纤维平行，针体紧贴拇指甲刺入，至喙突骨面纵行疏通剥离，若针下阻力较大，则将刀口线旋转90°，纵切2～3刀，出针。③若患者有"扛肩"现象，可在腋前纹、腋后纹尽头定点，刀口线与肱骨纵轴呈45°角，针尖指向盂下缘骨面，刺入皮肤后，摸索进针到盂下缘，刀口线旋转90°角，纵切几刀，有松动感后出针，再被动外展肩关节几下。④肱骨大结节嵴为胸大肌止点，肱骨小结节嵴为背阔肌、大圆肌的止点。刀口线均与肱骨纵轴平行，针体垂直皮肤刺入，达骨嵴后，刀口线旋转90°，行纵行疏剥，横行铲剥。同时配合中药内服外敷治疗。①内服方采用加味二陈汤：制半夏12g，陈皮、茯苓各15g，甘草10g，天南星6g。加减法：痛甚者加桂枝、香附各10g；酸楚麻木、屈伸不利者加威灵仙15g、羌活10g；沉重不适者加炒苍术10g；肩臂局部发红灼热者加黄芩10g。每日1剂，水煎分早晚2次分服。②外用药治疗：取川乌、草乌各150g，白花菜子100g，白胡椒、肉桂、丁香各20g，乳香、没药（均去油）各80g，麝香0.2g，冰片0.5g，共研细末备用。治疗时将药末用黄酒或低度白酒调成糊状，取大枣大小之药糊置于胶布中，敷贴手三里、肩髃穴及肿痛点上，3～4小时后取下，每周1次。另外配合功能锻炼，均以4周为1个疗程，1个疗程后判断综合疗效。结果41例患者中，治愈27例，显效10例，好转3例，无效1例。

陈昌韬[79]等采用按摩手法为主，辅以针刀、药物注射疗法取得较理想效果。①患者坐位，医者立于患侧，一手托其上臂，使其微外展，另一手用拿揉法或滚法施术，重点在肩前部、肩后部及三角肌，同时配合患肢的被动外展、旋内、旋外活动，时间10～15分钟。②医者用点压、弹拨手法依次点压肩井、秉风、天宗、肩髃等穴，以酸胀为度。③医者一手扶住患肩，另一手握住其腕部或其肘部，以肩关节为轴心作环转运动。幅度由小到大，也可令患者仰卧，双手握其腕部向上牵引，同时向施术者左右摇摆，然后作肩关节内收、外展、后伸及内旋的扳动。④医者先用搓揉、拿捏手法施术于肩部周围，然后握患者腕部行上下左右牵拉法，以放松其肩背，从而达到舒筋活血的作用。然后医者详细检查肩关节周围受累软组织，用紫药水标出明显压痛点，一般采用针刀松解其粘连处或肌腱附着点，用针刀进行切割或横向、纵向拨离即可，对局部硬结可作"+"字切割。最后用生理盐水3～5ml，地塞米松2ml，2%的利多卡因1～2ml，形成混合液后做痛点注射。对关节腔内粘连较重者，可用该混合液10～20ml做关节腔内注射。治疗186例，10日内症状消除，功能恢复者102例；20日内症状消除，功能恢复者79例；30日内症状消除功能恢复者3例；30日内症状未完全消除，功能有一定恢复者2例。

杨智[80]用针刀配合手法松解及局部药物注射治疗肩周炎112例，取得较好疗效。患者侧卧位，以甲紫溶液分别在患者喙突、结节间沟、大圆肌起点、小圆肌止点、肩峰下作标记，作为针刀的主要进针点，如肩周其他地方有明显的压痛点，亦可在该点作适当松解。用I型4号针刀施治。①喙突点：左手拇指扣及喙突，指尖顶住外下，右手持针，刀口线与臂丛走向平行，到达喙突骨面后，调转刀口90°，与肱二头肌短腱垂直，针体向头部方向倾斜45°，紧贴喙突排切3刀，松解挛缩的肱二头肌短腱及其深面的滑囊；将针刀提起2mm，刀口线仍与臂丛走向平行，针体向内下方倾斜60°，紧贴喙突外上缘排切2～3刀，松解挛缩的喙肱韧带，深度达韧带深面1cm。②结节间沟：刀口线与肱二头肌长头腱平行，针刀体与该平面垂直，刺入肌腱深面，在间沟骨槽面做纵行疏通，横行剥离各1次即可。③肱骨大结节外下部小圆肌止点：刀口线与上臂平行，针刀体与大结节骨面垂直，刺达骨面后排切3刀即可。④肩胛骨外下角大圆肌起点：刀口线与大圆肌肌纤维平行，针刀体与腋下皮面呈75°刺入，达肩胛骨外缘骨面，做纵行疏通与横行剥离。⑤肩峰下：对肩峰下滑囊作通透剥离2刀即可。接着进行药物注射，以10ml注射器配取史氏液10ml（2%利多卡因5ml、10mg/ml曲安奈德1ml、0.5mg/ml维生素B_{12}1ml、注射用水3ml）在上述各点注射2ml。术毕贴创可贴。最后进行手法松解：①推臂理筋。针刀松解及药物注射后，患者侧卧治疗床上，医生立于患者背后，一手扶住患者患侧肘部向头部推压，帮助上举，另一手拇指分拨大小圆肌、冈下肌，随着"嚓、嚓"的分离声，患臂逐渐上举达到头部。②托腕背伸。患者体位不变，医生仍立于患者背后，与患者同侧的手从前方扶住患者的肩部，另一手托住患者前臂及腕部使患者的手心向背，缓缓地进行性地将患者手腕推向同侧肩胛骨下缘，当患者手指超过肩胛骨下缘时即可停下，根据患者的耐受力可停顿3～5秒。在此过程中仍可能感到"嚓、嚓"的分离声响。③推弹手法。医生双手托持患肢，让其尽量外展上举，当达到最大限度时，医生双手猛地向上一弹，待患者反应过来时，手法已告结束。至此，患者肩关节的粘连完全彻底松解。上述方法治疗完毕后，嘱患者加强肩关节的功能锻炼，以防止肩关节周围组织再次粘连。一般要求每小时进行1次约5分钟的锻炼，方法以爬墙、搓背、甩肩为主，疼痛较为剧烈者可口服消炎镇痛药治疗。结果痊愈 99 例，占 88.4%；有效 12 例，占 10.7%；无效 1 例，占 0.9%。治疗最少 1 次，最多 5 次。有效者随访 3 个月无复发。

黄智明[81]采用针刀松解术加药物穴位注射，同时配合手法治疗肩周炎 86 例，取得了满意的效果。患者反坐于椅上，暴露患侧肩部，屈肘 90°，前臂自然放在治疗台上。在喙突处喙肱肌和肱二头肌短头附着点、冈上肌抵止端、肩峰下、冈下肌和小圆肌的抵止端，局部触压寻找最痛点，用甲胆紫作好标记，常规消毒。左手拇指、食指固定施术部位，右手持针刀在标记处刺入，刀口线与神经、血管、肌纤维走行方向平行，到达预定位置后，进行松解、剥离。每次治疗 3～4 点，7 日 1 次。针刀手术结束后，在原针刀治疗处行药物注射。注射的药液为注射用生理盐水 8ml，2%利多卡因 5ml，维生素 B_{12}100μg，醋酸强的松龙 25mg，配制成的混合液。在针刀手术和穴位注射结束以后，让患者呈仰卧位，患肢外展。操作者立于患侧，由一助手托扶患肢，嘱患者充分放松。操作者一手将三角肌推向背侧，另一手拇指将胸大肌肌腱从肱骨上的附着点处进行拨离，分拨胸大肌、胸小肌，并将胸大肌向肩峰方向推压。然后再令患者俯卧位，助手仍托患肢。操作者一手将三角肌推向胸侧，另一手拇指分拨冈上肌、冈下肌、大圆肌、小圆肌在肱骨大结节的止腱处，务必将各条肌腱分拨开。此时患肢比原来外展上举度数可增加 30°～50°。由操作者双手托扶患肢，嘱患者尽量外展上举，当达到最大限度不能再上举时，操作者双手迅速向上一弹，使肩关节周围肌腱在短时间内得到舒展。7 日 1 次，一般不超过 3 次。本组 86 例，经 1～3 次治疗后，治愈 46 例，显效 31 例，好转 9 例。

帅波等[82]运用针刀结合手法推拿及"痛畀帖"治疗肩关节周围炎。痛畀帖组（A 组）术后每日使用痛畀帖 1 片，白天贴 12 小时，夜间休息 12 小时，连续使用 1 周。对照组（B 组）仅仅使用针刀治疗，不使用痛畀帖。肩关节粘连针刀松解术结合推拿手法整复治疗：①针刀松解术操作方法：患者取俯坐位或平卧位，让患者放松，取患肩关节局部压痛点 1～5 个，行常规消毒、铺巾。操作者局麻后进针得气后，纵行及横行剥离，边探索边剥离。针刀操作要求操作者熟悉肩关节局部解剖关系，避免损失局部血管神经等，并严格无菌操作，避免局部感染发生。②推拿整复手法：如针刀操作期间患者出现心慌头晕等不适，可对症处理。待患者一般情况恢复良好时，嘱患者仰卧位并放松，操作者先于肩关节局部施以一指禅手法配合弹拨手法 5～10 分钟，待关节局部肌肉放松后可使用牵拉手法恢复患者肩关节活动度，过程中随即可听到关节囊撕裂声，操作时手法需稳准巧快，避免暴力损伤肩关节。A 组痊愈 19 例，显效 16 例，有效 4 例，无效 9 例，有效率 81.25%，B 组痊愈 20 例，显效 18 例，有效 2 例，无效 11 例，有效率 78.43%，两组间差异无统计学意义。

叶锐等[83]采用中医综合疗法治疗慢性肩关节周围炎。对照组：采用推拿疗法治疗，具体方法：拇指重揉肩髃、肩井、肩贞、肩三俞（肩中俞、肩外俞、肩内俞）及阿是穴，约 15 分钟；用揉捻法按摩肩关节周围肩胛部和上臂，约 15 分钟；对患肢被动上举、外展、外旋、内收等动作，6～8 次，约 10 分钟。观察组：在对照组基础上加用针刺疗法和身痛逐瘀汤加味内服治疗。针刺治疗取穴为患侧的肩髎、肩髃、肩贞、肩前、阿是穴、膈俞和内关，具体操作为腧穴常规消毒，一次性无菌针灸针直刺以上腧穴，深度 0.8～1.5 寸，在得气后施以平补平泻法，留针为 30 分钟，期间运针 3 次，每次 3 分钟，每周进行 5 次针刺治疗。口服身痛逐瘀汤加味治疗，方药组成：杜仲 12g，补骨脂 12g，桑寄生 10g，川芎 12g，桃仁 9g，红花 9g，秦艽 10g，羌活 10g，没药 6g，当归 9g，五灵脂 6g，香附 6g，木香 9g，牛膝 9g，地龙 12g，甘草 9g。每日 1 剂，常规水煎分早晚温服。两组患者均治疗 1 个月。经过治疗后，对照组共 70 例，治愈 10 例，显效 27 例，有效 22 例，无效 11 例，有效率 84.29%，观察组共 70 例，治愈 19 例，显效 30 例，有效 18 例，无效 3 例，有效率 95.71%；观察组在 CMS 评分、SF-MPQ 评分均明显优于对照组；观察组可显著降低患者血清中 5-HT、IL-1β 含量，并明显优于对照组。

参考文献

[1] 孙萍，李炳华，于明霞. 小针刀治疗肩周炎的临床观察及护理 [J]. 中国现代医生，2012，50（17）：114.

[2] 于蕾，吴绪平. C 形针刀松解术治疗肩周炎临床观察 [J]. 湖北中医药大学学报，2011，13（1）：57.

[3] 杨慎峭，安玉兰，成玉. "蝴蝶效应"理论在针刀治疗肩周炎中的运用 [J]. 山西中医学院学报，2011，12（3）：43.

[4] 张铁英. 针刀疗法治疗肩周炎 159 例 [J]. 中国中医急症，2007，16（4）：490.

[5] 罗维军，刘芬. 小针刀治疗肩关节周围炎的临床观察 [J]. 中医药导报，2016，22（16）：81-82.

[6] 周勇忠，胡冰，袁志强，等. 针刀应力位经皮动态松解治疗重度肩周炎 [J]. 中国骨伤，2018，31（5）：452-457.

[7] 尹新生. 动态下针刀松解治疗肩周炎 76 例 [J]. 中外健康文摘，2011，8（38）：177.

[8] 卢笛，徐卫星. "鲶鱼效应"理论在针刀治疗冻结肩中的运用 [J]. 浙江中医药大学学报，2009，33（2）：263.

[9] 赵少平. 肩周封闭及小针刀治疗肩周炎 36 例临床观察 [J]. 航空航天医学杂志，2012，23（7）：853.

[10] 安汝玉. 关节腔冲击注射结合针刀及肩周松解法治疗肩周炎 265 例 [J]. 内蒙古中医药，2012，1：94.

[11] 邹胜明，胡良蛟. 肩关节液体松解结合针刀及三氧注射治疗肩周炎的疗效观察 [J]. 实用疼痛学杂志，2011，7（4）：285.

[12] 沈军. 针刀疗法及关节腔注射治疗肩周炎的疗效分析 [J]. 中国医药导报，2010，7（5）：83.

[13] 钟建兵，江正康. 曲安奈德注射加针刀松解治疗肩周炎 [J]. 药物与临床，2009，6（21）：75.

[14] 任高松. 针刀配合穴位注射治疗肩关节周围炎 100 例 [J]. 中国中医急症，2009，18（4）：633.

[15] 王泽显，张敏，赵军，等. 针刀加穴位注射治疗冻结期肩周炎疗效观察 [J]. 中国中医急症，2007，16（12）：1479.

[16] 王成，马勇军，杨金林，等. 针刀加穴位注射治疗肩周炎 126 例 [J]. 中国医学杂志，2005，3（4）：191.

[17] 袁捷，侯玥，王鸿雁. 超声引导下针刀疗法、注射疗法治疗肩关节周围病变的疗效观察 [J]. 中医临床研究，2018，10（22）：34-35，37.

[18] 范家桂. 针刀治疗肩周炎疗效观察 [J]. 实用医技杂志，2007，14（12）：1618.

[19] 倪广宝，胡琼，焦群茹，等. "C"形针刀松解术配合功能锻炼治疗肩周炎疗效观察 [J]. 亚太传

统医药，2016，12（21）：111-113.

[20] 龙迪和，张暑岚，时宗庭，等. 针刀结合功能锻炼治疗冻结肩的临床疗效观察［J］. 中国中医骨伤科杂志，2017，25（8）：18-21.

[21] 赵海龙，翟嘉宾，谢君国. 针刀松解法治疗肩周炎60例临床观察［J］. 甘肃中医学院学报，2015，32（05）：45-47.

[22] 刘文军，罗川. 超微小针刀加电针治疗顽固性肩周炎36例［J］. 云南中医中药杂志，2012，33（6）：58.

[23] 地力夏提，郭玉峰，陈磊. 温针加针刀治疗肩周炎疗效观察［J］. 新疆中医药，2010，28（4）：38.

[24] 万涛. 针刀配合针灸治疗肩周炎96例［J］. 中国中医药，2010，8（18）：256.

[25] 黄龙模. 电针配合针刀治疗肩关节周围炎68例［J］. 云南中医中药杂志，2008，29（11）：44.

[26] 张雄，王钊德，欧昌坤. 分期顺势针刀、针灸治疗肩周炎［J］. 科学之友，2007，B（4）：131.

[27] 王维明. 腹针结合针刀治疗肩周炎临床研究［J］. 实用中医药杂志，2007，23（8）：521.

[28] 郑连臣. 小针刀联合针灸治疗肩关节周围炎32例［J］. 河南中医，2018，38（6）：956-958.

[29] 幸波，翟川江. 针刀加臭氧治疗难治性肩周炎180例［J］. 中医外治杂志，2010，20（6）：23.

[30] 厉建田，陈惠兰，王晓青. 臂丛麻醉下针刀松解术治疗肩周炎疗效观察［J］. 中国疗养医学，2012，21（4）：340.

[31] 杨光辉，申中秋. 臂丛阻滞下针刀电针疗法治疗肩周炎临床研究［J］. 中国社区医师2010，12（248）：149.

[32] 佟方明. 星状神经节阻滞配合针刀松解治疗肩关节周围炎［J］. 科学之友，2007，B（4）：134.

[33] 杨国青，代桂英. 小针刀配合桃红四物汤加减治疗肩周炎96例［J］. 河北医学，2012，18（8）：1169.

[34] 史国号，黄桂林. 小针刀结合中药治疗肩周炎71例［J］. 山西中医，2011，27（8）：33.

[35] 包阿民. 小针刀结合蒙药治疗肩周炎70例［J］. 中国民间疗法，2010，18（2）：52.

[36] 翁良波，夏晓娜. 针刀配合中药内服治疗肩关节周围炎［J］. 中国中医骨伤杂志，2008，16（4）：47.

[37] 覃剑，魏圣清，张朝阳. 针刀松解配合中药熏蒸治疗肩周炎临床观察［J］. 湖北中医杂志，2007，29（6）：54.

[38] 张瑞莲. 臂丛麻醉下针刀和手法松解治疗肩关节周围炎的临床观察［J］. 中国现代药物应用，2012，6（4）：63.

[39] 陈兵. 针刀配合推拿治疗肩周炎160例［J］. 中外健康文摘，2012，9（16）：386.

[40] 刘永季，贾育红. 小针刀配合关节松动术治疗肩周炎86例［J］. 实用中西医结合临床，2011，11（2）：64.

[41] 张松，杜杰，路爽. 针刀结合手法治疗肩周炎的临床分析［J］. 临床军医杂志，2011，39（5）：1039.

[42] 杨道森，常修河. 邵氏无痛手法按摩配合针刀治疗肩周炎138例［J］. 按摩与康复医学，2011，4（47）：86.

[43] 戴政文. 针刀结合手法治疗肩周炎的临床观察［J］. 湖北中医药大学学报，2011，13（2）：57.

[44] 杨永晖，郑根贤，苏国宏等. 臂丛麻醉下针刀、手法松解治疗肩关节周围炎的临床观察［J］. 中

医正骨，2010，22（7）：19.

[45] 刘贞永. 针刀配合手法松解治疗重型肩周炎 126 例疗效观察 [J]. 云南中医中药杂志，2010，31（12）：54.

[46] 张著海，张祎睿. 小针刀配合推拿治疗肩周炎 20 例 [J]. 中国社区医生，2010，12（261）：144.

[47] 郭志文. 小针刀结合推拿治疗肩周炎 40 例临床观察 [J]. 中医药导报，2009，15（5）：50.

[48] 孟宪梅. 针刀配合康复按摩治疗肩周炎 34 例 [J]. 甘肃中医，2009，22（12）：47.

[49] 王全贵，肖德华，赵新等. 针刀配合手法治疗肩周炎 160 例 [J]. 云南中医中药，2009，30（4）：46.

[50] 宋伟. 针刀配合推拿治疗肩关节周围炎 48 例 [J]. 现代中西医结合杂志，2009，18（25）：3084.

[51] 辛俭，周文魁，王晓君. 针刀加推弹手法治疗肩周炎 73 例 [J]. 陕西中医学院学报，2008，31（4）：58.

[52] 田常文. 针刀配合手法治疗冻结肩（附 110 例报告）[J]. 按摩与导引，2008，24（6）：27.

[53] 宋健，常修河. 针刀结合推拿治疗肩周炎 68 例 [J]. 现代医药卫生，2008，24（7）：1041.

[54] 韦玉楼，李前隆，李博. 针刀配合手法松解治疗肩周炎 69 例 [J]. 科学之友，2007，B（4）：128.

[55] 谢贤美. 针刀治疗顽固性肩周炎 30 例 [J]. 淮海医药，2007，25（2）：141.

[56] 窦树林，李志伟. 臂丛神经麻醉下针刀推拿术治疗粘连性肩周炎 120 例[J]. 颈腰痛杂志，2006，27（4）：320.

[57] 刘斌，姚明新. 针刀配合扳法治疗重型肩周炎疗效观察 [J]. 山西中医，2003，19（1）：37.

[58] 张奋耿. 针刀配合推拿治疗创伤性肩周炎 48 例 [J]. 实用中医药杂志，2002，18（12）：28.

[59] 李明辉，王俊华，张强. "C"形针刀松解术结合手法治疗肩周炎的临床研究 [J]. 湖北中医杂志，2017，39（2）：51-53.

[60] 冯军平，王承祥. 小针刀配合推拿手法治疗肩周炎的临床疗效分析 [J]. 中国中医骨伤科杂志，2015，23（2）：42-43.

[61] 罗祖卫，李芳. 针刀术配合金药膏治疗肩周炎 50 例的疗效观察 [J]. 中药药理与临床，2015，31（2）：231-232.

[62] 余红超，郭中华，董博，等. 针刀整体松解术结合卧位平衡手法治疗肩关节周围炎 90 例临床观察 [J]. 中国医药导报，2016，13（27）：167-169.

[63] 聂巧珍，郝雷，刘瑞. 功能康复训练结合液针刀治疗粘连性肩周炎临床疗效观察 [J]. 内蒙古医科大学学报，2018，40（5）：465-468+473.

[64] 程少丹，葛程，张洋，等. 弧刃针刀结合手法治疗中度肩关节周围炎临床研究 [J]. 现代中西医结合杂志，2018，27（13）：1369-1371+1414.

[65] 张里援，陈湘宜. 水针刀结合通痹酊剂加热敷治疗肩周炎的疗效及对血浆 β-内啡肽和 P 物质含量的影响 [J]. 中华中医药学刊，2018，36（8）：1841-1843.

[66] 丁毅. 小针刀六联法治疗肩周炎疗效观察 [J]. 中国社区医师，2012，14（313）：225.

[67] 吴坛光，李建华，李斌等. C 形针刀松解术配合手法治疗重型肩周炎疗效观察 [J]. 临床军医杂志，2010，38（2）：293.

[68] 沈国伟. 小针刀和电针治疗冻结期肩关节周围炎对照观察 [J]. 河北中医，2010，32（9）：1380.

[69] 蔡民. 三步疗法治疗肩周炎 59 例 [J]. 按摩与康复医学，2012，3（33）：211.

［70］　杨赟. 针刀配合肩关节腔液压扩张及手法治疗肩周炎 73 例观察［J］. 中国实用医药，2011，6（35）：235.

［71］　罗淑文. 针刀配合手法及中药离子导入治疗肩周炎临床观察［J］. 实用中医药杂志，2009，25（11）：728.

［72］　程德良，郭定聪. 小针刀结合推拿及内服川羌活汤治疗肩周炎 80 例［J］. 现代中西医结合杂志，2008，17（19）：2992.

［73］　刘智慧. 按摩配合针刀、药物注射治疗肩周炎 96 例临床分析［J］. 社区中医药，2008，10（200）：152.

［74］　彭毅梅，赵倩，孙仁波. 医用臭氧局部注射在综合治疗肩周炎中的作用［J］. 医学临床研究，2008，25（6）：1046.

［75］　何玉苍，狄长青. 穴位注射、针刀配合针灸推拿治疗粘连性肩周炎 100 例［J］. 陕西中医，2008，29（7）：883.

［76］　廖玲玲，张建北. 综合疗法治疗肩周炎 58 例［J］. 光明中医，2008，23（9）：1366.

［77］　叶涛，金宏谟，岳东文. 四联法治疗肩周炎［J］. 吉林中医药，2007，27（8）：45.

［78］　胡胜平. 综合疗法治疗肩周炎 41 例临床观察［J］. 中医药导报，2007，13（6）：42.

［79］　陈昌韬，吴秀丽. 按摩配合针刀、药物注射治疗肩周炎 186 例疗效观察［J］. 按摩与导引，2006，22（11）：17.

［80］　杨智. 针刀配合手法松解及药物注射治疗肩周炎 112 例［J］. 实用中医药杂志，2006，22（9）：552.

［81］　黄智明. 针刀为主治疗肩周炎 86 例［J］. 广西中医药，2003，26（3）：48.

［82］　帅波，孙敏，沈霖，等. "痛界帖" 在小针刀松解术联合手法推拿治疗肩周炎中的临床应用［J］. 中国中医骨伤科杂志，2018，26（04）：57-58，61.

［83］　叶锐，张光彩，吴林，王能. 中医综合疗法治疗慢性肩关节周围炎临床研究［J］. 中医学报，2017，32（10）：1985-1988.

二、肩胛上神经卡压综合征针刀临床研究进展

1. 针刀为主的治疗方法

谢兴生[1]针刀治疗肩胛上神经卡压综合征临床观察。患者取坐位或俯卧位，头部前屈固定于治疗床上，在肩胛上切迹、肩胛冈盂切迹和冈上肌、冈下肌压痛处定点，常规消毒后，选择 4 号针刀，刀口线与肩胛上神经走行方向平行，针体与肩部皮肤约呈 70°角斜向背部与背部皮肤平行刺入皮下，缓慢进针直达冈上窝骨面，针尖向前上方移动至肩胛上切迹外侧端，行纵行切开剥离 2～3 刀，再横行剥离 2～3 下，松解肩胛上横韧带，针下有松动感后，再退至浅层切开其他条索硬结，冈盂切迹处则松解肩胛下横韧带，拔出针刀，局部压迫片刻防止出血，覆盖创可贴。术毕令患侧手放于对侧肩上，使肘部处于水平位，并向健侧用力牵拉，然后再在局部弹拨推按数下即可。一次未愈，则 5 天后再作 1 次治疗。针灸组治疗选穴肩井、肩贞、秉风、天宗、肩髃、臂臑、合谷、养老、外关、阿是穴，操作常规：消毒，以 1 寸或 1.5 寸毫针快速进针，得气后施以泻法，每 5 分钟行针 1 次，留针 30 分钟，每日 1 次，10 次为 1 个疗程，疗程间休息 3 天，两个疗程后评定。疗效标准：痊愈：症状体征消失，活动自如，随访 3 个月未复发；显效：症

状体征基本消失，工作生活不受影响，劳累或受凉后略有疼痛不适；好转：症状体征明显减轻；无效：症状体征无改善。结果：针刀观察组痊愈 37 例，占 77.1%，显效 7 例，占 14.6%，好转 4 例，占 8.3%；愈显率 91.7%。针灸对照组痊愈 11 例，占 22.9%，显效 15 例，占 31.3%，好转 17 例，占 35.4%，无效 5 例，占 10.4%，愈显率 52.4%。

张歆[2]应用针刀治疗肩胛上神经卡压综合征。患者半卧位，肩部常规消毒铺巾。9# 穿刺针由肩峰斜向内侧肩胛骨切迹进入约 5cm 直至切迹骨质，后退 0.5cm 寻找酸麻的异感后注入 2% 的利多卡因 4ml 后酒精棉球压紧针孔。针刀治疗沿肩峰斜向前内侧刺入，在喙突的内后侧间隙进入 5cm，触及肩胛切迹骨质后退 0.5cm，手感有索条状韧性组织上进行针刀的切割和挑刺后出针。也可在锁骨外三分之一肩胛切迹压痛最明显处刺入进行针刀治疗。所有病例都在冈下肌压痛处或者肩胛冈内三分之一处进行针刀的疏通剥离治疗。每周 1 次，3 次为 1 疗程。治疗后疼痛消失，恢复正常工作生活为优；以阴天及劳累后酸疼可以忍受，患肩活动无受限为良；以疼痛症状无改善，肌萎缩无恢复，提肩无力为差。其中一个疗程后疗效优 12 例，良 2 例，差 1 例。疗效差的 1 例 3 个月后手术治愈。

刘卫校[3]应用针刀松解治疗肩胛上神经卡压综合征 31 例。患者骑跨坐于椅上，颈轻度前屈置于椅背之垫枕上，手臂自然下垂放于大腿上，全身放松。经肩胛冈中点与肩胛骨下角作一条连线，这条线的肩胛冈上缘延长线上 1.5～2.5cm 压痛明显处为治疗进针点。经进针点垂直皮肤刺入 7 号 8cm 长针达冈上窝骨面。提插、调向、探测肩胛上切迹，一旦无骨质并有坚韧感，即说明针已达肩胛上切迹，回吸无气、无血，注射消炎镇痛液 5ml（2% 利多卡因注射液 2.5ml，维生素 B_{12}0.5mg，维生素 $B_6$100mg，强的松龙 12.5mg 或康宁克通 10mg，用注射用水稀释至 10ml）。然后用汉章 3 号针刀，刀口线与肩胛上神经平行，方向同注射时，刺入到位后，平行神经分离松解，感手下松动后快速退出针刀，创可贴敷盖针孔，保持创口干燥 2 天。疼痛症状没有完全缓解时，1 周后再做 1 次，最多 3 次。治疗结果：该组 31 例患者中得到随访者 28 例，随访率 90.32%。治疗 1 次者 17 例，治疗 2 次者 7 例，治疗 3 次者 4 例。其中 20 例经治疗颈肩部酸胀感消失，肌力恢复正常，复查冈上肌、冈下肌肌电图恢复正常，肩胛上神经运动传导速度较治疗前增快，并随访 6 个月至 2 年均未见复发，占 71.43%；5 例治疗后上述症状减轻，肌电图复查有所改善占 17.86%；3 例无改善，转入骨外科行手术治疗，占 10.71%。

陈强[4]应用针刀治疗肩胛上神经卡压综合征。患者骑跨坐于椅上，颈轻度前屈置于椅背之垫枕上，双上肢自然下垂于胸前，双上臂交叉以诱发肩胛部疼痛，找准最痛点作好标记（多位于冈上窝外上方），维持该体位。局部碘酊、乙醇常规无菌操作，用 10ml/L 利多卡因 1～2ml 局部麻醉，局部形成一皮丘后，沿标记垂直刺入深部组织，边进针边询问有无酸胀感，待酸胀感最明显时，回抽注射器，针管内应无回血（以防误伤肩胛上动、静脉），此时注入药物，注意深部组织不宜注药过多或过广，以防针刀施术时迷失组织解剖方向，造成神经及组织损伤。将注射针头固定该处以作导引针。选用箭头型针刀（专利号 922220824），刀口线与冈上肌肌纤维走行方向平行，顺导引针垂直于骨面刺入皮下，通过皮下脂肪层达深筋膜层时患者有酸胀感，摇摆针尾行疏通剥离；缓缓进针刀，直达肌层及增厚的肩胛横韧带，患者有明显酸胀感。若患者有电麻样刺痛感时，要及时调整刀锋位置以免误伤神经，继续刺入达骨面拔出导引针，摇摆针尾行左右剥离，松解粘连及卡压。术者自觉针刀下有松动感后即可拔出针刀，勿需缝合，仅留一针孔，覆盖无菌敷料即可。嘱患处 3 日保持干燥清洁。1 次为 1 疗程，症状未愈者隔 1 周再作 1 次针刀治疗。28 例中，19 例（含局部封闭后复发 14 例）经 1～3 次针刀治疗，颈肩部酸胀感消失，肌力恢复正常，复查冈上肌、冈下肌肌电图恢复正常，肩胛上神经运动传导速度较治疗前增快，并随访 6 个月以上均未见复发，占 67.86%；6 例治疗后上述症状减轻，肌电图复查改善不明显，占 21.43%；3 例无改善，占 10.71%。

郑卫国[5]应用针刀治疗肩胛上神经卡压症。患者俯卧位，刀口线与肩胛上神经走向平行，针体与肩部皮肤约呈 70°角，向锁骨外侧端向后凸起的最明显处的稍后方刺入达冈上窝骨面，慢慢提起针刀，针尖部向前上方移动至肩胛骨上缘左右探索，针尖抵住肩胛上切迹的外侧角，此时若将刀刃向前向后或内侧挪动 1～2 分钟均有落空感，惟向外侧移动时仍抵骨质，说明针尖已到位，针刀紧贴切迹外侧角，切 2～3 刀，纵行疏通剥离，把肩胛上横韧带及各种纤维束带松开，针下有松动感后提针至浅层，对硬结和索条切开剥离。若有局部炎症，针刀术后可用强的松龙 1ml 加 1%利多卡因 3ml 局部封闭 1 次。1 周 1 次，必要时可做 3 次。对照组采用常规针刺推拿法，取肩井、肩峰、肩髃、天宗、三角等穴及阿是穴，行提插捻转平补平泻手法，得气后留针 30 分钟，并以红外线照射肩部，每日 1 次，10 日为 1 个疗程，一般治疗 2～3 个疗程。治疗结果：治疗组 166 例，痊愈 92 例，显效 48 例，好转 18 例，无效 8 例，总有效率为 95.2%；对照组 65 例，痊愈 9 例，显效 30 例，好转 11 例，无效 19 例，总有效率为 76.92%。

2. 针刀加其他治疗方法

贾松[6]采用神经阻滞针刀松解治疗肩胛上神经卡压综合征，疗效确切。治疗方法：患者坐位，在患者肩胛切迹压痛点做标记，常规皮肤消毒，铺无菌巾戴手套。首先抽取曲安奈德+利多卡因混合液，用 2 号扁圆刃水针刀穿刺，到达肩胛骨后逐渐上、下、左、右移动针刀，至肩胛切迹处时常有明显酸痛、或神经刺激征，注药。若注药后疼痛消失，即为针刀适应证。注药结束后，退针刀至肩胛切迹内上缘，贴内上缘沿神经走行方向，横行切割肩胛横韧带 3 次，铲剥 3 次。术后包扎，休息半个小时。经治疗后，治愈 14 例，好转 5 例，2 例复发后经再次治疗未愈。

郑卫国[7]等采用针刀松解术加复方骨肽穴位注射治疗肩胛上神经卡压症 120 例，疗效显著。治疗方法：患者俯卧位，定点消毒进针，针体与皮肤呈 70°角，刀口线与肩胛上神经走向平行，到达骨面后稍稍提起针刀，针尖部移动到肩胛骨上缘探索，针尖抵住肩胛上切迹的外侧，若刀刃向前后内侧稍挪均有落空感，向外侧移动仍抵骨面，说明针刀到位，针刀纵行剥离，松解肩胛上横韧带及各纤维束，针下松动后提针，对硬节和条索切开剥离。术后在进针口注射 4ml 复方骨肽注射液，每周 1 次，不超过 3 次。结果：总有效率 98.3%。

参考文献

[1] 谢兴生. 针刀治疗肩胛上神经卡压综合征临床观察 [J]. 按摩与导引，2007，23（7）：20.

[2] 张歆. 小针刀治疗肩胛上神经卡压综合征 [J]. 河北北方学院学报医学版，2006，23（4）：65.

[3] 刘卫校. 针刀松解治疗肩胛上神经卡压综合征 31 例 [J]. 中国临床康复, 2002, 6 (22): 3408.

[4] 陈强等. 针刀治疗肩胛上神经卡压综合征 28 例 [J]. 安徽中医学院学报, 2001, 20 (5): 28.

[5] 郑卫国. 小针刀治疗肩胛上神经卡压症 166 例 [J]. 河北中医, 2001, 23 (9): 709.

[6] 贾松. 神经阻滞针刀松解治疗肩胛上神经卡压综合征 [J]. 中国骨伤, 2003, 16 (9): 555.

[7] 郑卫国, 庄洪, 韩清民. 小针刀松解术加复方骨肽穴位注射治疗肩胛上神经卡压症 120 例 [J]. 广州中医药大学学报, 2004, 21 (4): 272.

三、肩胛背神经卡压综合征针刀临床研究进展

针刀为主的治疗方法

谢伟[1]等采用针刀治疗肩胛背神经卡压综合征，疗效确切。治疗方法：在肩胛提肌止点处或脊柱缘处找到明显压痛点作为进针点。用注射器抽吸 2%利多卡因针 3ml+德宝松针 1ml。局部消毒铺巾，进针，回抽无血时，注射药物局麻，刀口线与肩胛骨缘平行进针，紧贴肩胛骨缘扇形切割，切割时常可听到"嚓嚓"的声音，并有阻力感和挡刀感，切开松解。对胸锁乳突肌后缘中点疼痛明显患者，行中斜角肌松解。患者仰卧位，以胸锁乳突肌后缘中点压痛点为进针点，刺到横突处回抽无血，注入 2%利多卡因 3ml+得宝松 1ml，刺入针刀，达到横突骨面后，紧贴骨面松解。起针后用创可帖贴敷，行弹拨理筋手法，并活动肩胛骨 10 余次。经过治疗后治愈 52 例，显效 28 例，好转 6 例，总有效率 100%。

熊冠宇[2]等应用针刀治疗菱形肌和肩胛提肌劳损疼痛。治疗方法：在肩胛骨内上角肩胛提肌止点处或脊柱缘处找到明显压痛点，作为进针点。用注射器抽吸 2%利多卡因 2~3ml，维生素 B_{12} 0.5mg 加醋酸泼尼松注射液 25mg 各 1ml。局部常规消毒，于痛点处进针，回抽无血时，注射药物，局麻后将针刀刃与肩胛骨缘平行进针，紧贴肩胛缘切割 3~4 针，切割时常会听到"嚓嚓"的声音，并会有挡刀感和阻力感，施术深度一定在肋骨浅面，切开达到松解。起针后针眼用创可帖封贴 24 小时。然后用拇指按压弹拨该处肌束，并作肩胛活动十数次。106 例患者经针刀 1~3 次治疗，治愈 72 例，治愈率达 67.92%；显效 31 例，占 2.83%，有效率 100%。

葛植厚[3]应用针刀治疗菱形肌和肩胛提肌损伤。在肩胛骨内上角或脊柱缘处找到明显压痛和阳性反应点，作为进针点，常规消毒，并于痛点注射 0.5%利多卡因 2~3ml 加维生素 B_{12} 注射液 0.5mg（1ml）加醋酸泼尼松注射液 25mg（1ml）。局麻后将针刀刃与肩胛骨缘平行进针，紧帖肩胛缘切割 3~4 针。深度一定在肋骨浅面施行，病理点会有挡刀感和阻力，一一切开达到松解。起针后针眼用创可贴封贴 24 小时。然后用拇指按压弹拨该处肌束，并作肩胛活动十数次。一般一次即愈，一次治愈率达 80%左右，少数不愈者，5 天后症状不消失，可改做理疗多能消失。只有症状仍不消失，2 周后阳性反应物仍存在者可以考虑再做第二次针刀术。

彭克生[4]应用针刀治疗肩胛提肌损伤。治疗方法：选准治疗点（或压痛点），常规无菌消毒，铺好治疗巾，取无菌汉章牌 1~3 号针刀。在肩胛骨内侧缘上端处进针刀时，患者取俯卧位或坐位，双上肢自然下垂置于躯干两侧，头微前屈，使针刀体与背平面成 90°刺入，刀口线方向和肩胛提肌纵轴平行，深度达肋骨面，先纵行剥离 2~3 刀，然后

将刀身上提，并倾斜用针刀刀刃在肩胛骨边缘处作纵向切开剥离 2～3 次，出针。在颈椎横突处进针刀时，患者取坐位，双上肢曲肘重叠放于治疗床上，头前微屈，前额置于双肘部，针刀点在横突尖端后缘，刀口线方向与颈椎纵轴平行，深度达横突头部骨面，作纵行剥离 1～2 刀，出针。治疗结果：优（症状和体征全部消失）129 例；良（主要症状和体征消失）89 例；好转（症状和体征部分消失）8 例；无效（症状和体征无改善）0 例。总有效率为 100%。

参考文献

[1] 谢伟，郑建平，郑琦. 小针刀治疗肩胛背神经卡压综合征 [J]. 浙江中西医结合杂志，2012，22（6）：460.

[2] 熊冠宇等. 小针刀治疗菱形肌和肩胛提肌劳损疼痛 106 例 [J]. 中医外治杂志，2003，12（5）：45.

[3] 葛植厚. 小针刀治疗菱形肌和肩胛提肌劳损 90 例 [J]. 颈腰痛杂志，2003，24（4）：254.

[4] 彭克生. 针刀疗法治疗肩胛提肌慢性损伤 [J]. 湖北中医杂志，2005，27（12）：40.

四、四边孔综合征针刀临床研究进展

针刀为主的治疗方法

陶志平[1]用针刀松解术治疗腋神经卡压综合征。治疗方法：俯卧位，患肢稍外展，使术野暴露清楚，或侧卧位，用甲紫定位。肩胛骨外缘上 2/3 处可定 1～2 点，松解小圆肌起点；肩胛骨下角点可定 1 点，松解大圆肌的起点；小结节嵴定 1～2 点，松解大圆肌的止点。按常规局部消毒，铺无菌巾，戴无菌手套，帽子，口罩，用 0.75% 利多卡因局麻，用退回式注射局麻药。①肩胛骨外缘点：针刀的刀口线与肩胛骨外缘平行，刀体与皮肤垂直进入，快速刺入皮肤，匀速推进直达骨面，调整刀锋到骨外缘，沿骨缘切开剥离 3～4 刀，然后纵行疏通，横行剥离，刀下有松动感即出针刀；②肩胛骨下角点：刀口线与肩胛骨下角的外缘平行，刀体与皮肤垂直，快速刺入皮肤，缓缓推进直达骨面，调整刀锋至肩胛下角外缘的骨面切开剥离 3～4 刀，然后纵行疏通横行剥离，刀下有松动感即出针刀；③肱骨小结节嵴（结节间沟的内侧缘骨嵴）：刀口线与上肢纵轴平行，刀体与皮肤垂直进入缓缓推进针刀直达骨面，然后浮起针刀，沿骨面纵行开切开 2～3 刀，刀下有松动感后即出针。另：患者仰卧位，患肢屈肘，医生的同侧与患肢手相握，医生用力使肘关伸直，反复伸屈几次即可，在患肢屈肘时可做肩关节内外旋转几次即可。结果治愈 26 例，占 72.2%；显效 8 例，占 22.2%；好转 2 例，占 5.6%。

参考文献

[1] 陶志平. 小针刀松解术治疗腋神经卡压综合征 36 例 [J]. 实用中医药杂志，2011，27（7）：457.

五、冈下肌损伤针刀临床研究进展

1. 针刀为主的治疗方法

戴朝富[1]采用针刀治疗冈下肌损伤 115 例。患者取俯伏位或俯卧位，医者先仔细按压，一般在冈下窝天宗穴附近可寻找到压痛点和条索状物。先定好位置，常规消毒后，铺上消毒洞巾，在痛点注入由确炎舒松-A、利多卡因、生理盐水、维生素 B_{12} 混合液 5～10ml。针刀刀口线与冈下肌走行方向一致平行刺入，如碰到硬性筋束，先横行切开 1～2 刀，调转刀口线，纵行切开 1～2 刀，继续深入，待碰到肩胛骨面，先纵行疏通，然后横行剥离，手下感觉粘连松解，即可出针。针孔处覆盖创可贴 3 天。然后在冈下肌止点肱骨大结节处，即肩部后上方仔细寻找压痛点，针刀刀口线与冈下肌纤维走向平行刺入，针体与上臂约呈 135°，先纵行剥离 1～2 刀，后横行剥离 1～2 刀，出针。术前准备与术后处理同上。以上治疗一般 1 次即可，如还有症状，2 周后可再做 1 次，方法同前。结果：痊愈 87 例，占 71.7%；显效 28 例，占 28.3%。

张勇[2]等运用针刀合手法治疗慢性冈下肌损伤 50 例，疗效高、疗程短，损伤小、无不良反应。治疗方法：①手法治疗：患者骑坐靠背椅上或俯卧于治疗床上，令其全身放松，医者通过点、按、揉、推等常规推拿手法放松冈下肌及其周围的肌群，以镇痛、通络、改善局部血循环，为针刀治疗做好准备。②针刀治疗：患者体位不变，医者用拇指找准患者冈下肌明显压痛处，用紫药水标明位置，然后常规消毒。铺无菌洞巾，戴无菌手套，手持针刀，严格按照朱汉章教授创立的闭合性手术的进针方法（定点、定向、加压分离、刺入），将针刀刺入病灶，实施纵行切割摆动、横向切割摆动等不同的内手法，剥离粘连、条索，铲拨结节硬块，出针后用闪火罐在针孔拔出适量血液，最后用创可贴加压针孔，24 小时内不要洗浴。治疗效果：治愈 38 例，占 76%；显效 7 例，占 20%；有效 5 例，占 10%。

朱自涛[3]报道针刀治疗冈下肌损伤 34 例。患者俯卧位，根据临床症状、体征，医者用拇指在冈下窝及肱骨大结节处触压，找出压痛最敏感处，选取 2～3 个压痛点，用 1% 甲紫药液标记，常规消毒，医者戴无菌手套，铺无菌洞巾，取 I 型 4 号汉章牌针刀，刀口线与肌纤维方向平行，针体与局部皮肤平面成 90°，严格按照针刀医学的四步操作规程进针刀，刺入病灶，深达肩胛骨骨面或肌腱，先纵行剥离，后横行剥离，如果粘连严重，适当做切开剥离，粘连较广者，适当做通透剥离，术后用创可贴贴敷刀口。针刀术后，医者一手握住患者患侧手腕向对侧偏下方用力牵拉，另一手用力下压患侧冈下肌，如此 2～3 次。嘱患者刀口处 1 天勿见水。5 天治疗 1 次，3 次为 1 疗程，1 疗程后评定疗效。共治疗 34 例中，痊愈 27 例，显效 7 例，有效率 100%。

2. 针刀结合拔罐治疗

彭祥建[4]等运用针刀加拔罐治疗冈下肌损伤 23 例，取得了满意疗效。治疗方法：患者取坐位，弯腰，两肘撑在双膝上。在肩背部特别是冈下窝仔细寻找最明显的压痛点或条索状物 2～3 个作为进针点，用甲紫药水标志。局部常规消毒后，按无菌技术要求操作。自治疗点刺入皮肤，刀口线与冈下肌肌纤维平行，深度达骨面。先纵行剥离 2～3 刀，再横行剥离 2～3 刀后出针。出针后拔罐 30 分钟，起罐后用消毒棉签擦干血迹，敷以创可贴。每周治疗 1 次，3 次为 1 个疗程。23 例患者，均在 1 个疗程后评定疗效。经过治疗后，治愈 20 例，显效 3 例，有效率 100%。

3. 针刀综合治疗

刘青峰[5]运用针刀、手法、药物综合治疗冈下肌损伤 62 例，取得较满意疗效。治疗方法：定好治疗点后，术野常规消毒，铺巾。痛点在冈下窝的，找 2～3 个进针刀点，刀口线与冈下肌纤维走向平行，深度达骨面，针体和肩胛骨平面呈 90°，先纵行剥离，后横行剥离，若粘连严重，适当做切开剥离，粘连广泛的，则做通透剥离。痛点在冈下肌止点肱骨大结节处，在肩部后上方寻找压痛点，取 2 个进针点，两点沿肌纤维走向纵行排列，两点距离不超过 1cm 左右，一点在肌腱上，一点在冈下肌腱下滑囊，刀口线和冈下肌纤维走向平行刺入，针体与上臂呈 135°。上点先纵行剥离，后横行剥离，下点做切开剥离。如果纯属肌腱损伤，腱下囊未损伤，压痛点局限，下点就不必取。出针后压迫针孔片刻，用创可贴保护创口。注意事项：①由于天宗穴处有肩胛上神经通过，应尽量避开此神经做治疗。②针刀治疗中，不可划伤骨膜。③针刀治疗不可超出肩胛骨范围。④定好治疗点后，嘱患者保持好姿势和体位，不可随意改变。⑤术后休息 1 周，术部 5 天内避免沾水，保持干燥，术部 5 天内每日更换创可贴 1 次。1 周后未愈，再做下 1 次。手法治疗：在行针刀治疗术后，随即进行患侧上肢上举、内旋、外展、后伸、旋转、对肩等手法治疗数分钟，以使粘连的软组织彻底分离，以助康复。药物治疗：选用消炎镇痛的西药，如芬必得、美洛昔康片、布洛芬片。舒筋活血的中成药，如伤痛跌打片（丸）、跌打丸、龙血竭胶囊等后续治疗 2~3 周。治疗结果：1 次治愈 19 例，2 次治愈 35 例，3 次治愈 8 例。

参考文献

[1] 戴朝富. 针刀治疗冈下肌损伤 115 例 [J]. 针灸临床杂志，2006，22（5）：29-30.

[2] 张勇，刘绍辉，王新玲. 小针刀合手法治疗慢性冈下肌损伤 50 例 [J]. 山东中医杂志，2000，19（8）：478.

[3] 朱自涛. 针刀治疗冈下肌损伤临床观察 34 例 [J]. 中国社区医师，2009，11（8）：84.

[4] 彭祥建，赵友义. 小针刀加拔罐治疗冈下肌损伤 23 例 [J]. 中国民间疗法，2006，14（8）：57-58.

[5] 刘青峰. 针刀、手法、药物综合治疗冈下肌损伤 62 例 [J]. 中医临床研究，2011，3（4）：54.

六、肩峰下撞击综合征针刀临床研究进展

针刀为主的治疗方法

李小平[1]自制针刀治疗肩峰下撞击综合征 14 例，疗效确切。治疗方法：针刀制作，以粗克氏针一端弯成细小镰刀状，其两缘均锉成利刃。患者坐位，患肢置于身前内收，掌心朝前，在肩后上方触及肱骨结节顶部，常规皮肤消毒铺巾，局部给予利多卡因浸润麻醉，医者左手固定肩峰，右手执针刀，沿三角肌纤维直入，顶着大结节，助手把持患者肢体，反复轻柔地作外展、内收结合旋转运动，磨削大结节骨赘，针刀在肩峰下前峰前 1/3 沿穹隆状结构弧形前后运动，最后对准喙肩韧带，作横向切割。术毕注入皮质激素与利多卡因混悬液 5ml，三角巾制动 1 周，2 周后开始肩关节功能恢复锻炼，弯腰、做肩关节前后、左右方向的摆运动，3 周后开始作抬上臂锻炼。结果：治疗均 1 次完成，优 10 例，良 2 例，差 1 例。

参考文献

[1] 李小平. 自制小针刀治疗肩峰下撞击征 [J]. 浙江临床医学，2002，4（2）：115

七、肩峰下滑囊炎针刀临床研究进展

1. 针刀为主的治疗方法

熊恒辉[1]采用针刀治疗肩峰下滑囊炎，疗效确切。治疗方法：将 40 例病人随机分为两组，对照组口服异丁苯丙酸 200mg，每天 3 次。治疗组用针刀对病变部位进行三角肌下滑囊和肌肉筋膜等剥离松解术，每周 1 次，一共治疗 4 周。治疗结果：对照组：治愈 2 例，好转 8 例，效果不明显 10 例。治疗组：治愈 12 例，好转 7 例，效果不明显 1 例。两组疗效有显著差异。笔者分析：肩峰下滑囊炎往往多因慢性刺激、长期肩部机械性压迫、慢性劳损等引起，滑囊及周围组织出现了无菌性炎性反应，从而发生肿胀、粘连、硬结等病理改变，导致肩部疼痛，肌肉僵直和肩关节活动受限，用针刀直接对病变部位进行剥离松解，有利于促进病损组织重建修复，而达到治疗目的。而口服药物往往不是很理想。可见针刀是治疗肩峰下滑囊炎的一种有效方法。

高红[2]等采用针刀治疗亚急性期和慢性期肩峰下滑囊炎，疗效确切。治疗方法：亚急性期和慢性期以针刀疗法为主。以肩部痛点明显处作为定点，用甲紫做好标记，常规消毒铺无菌洞巾，戴无菌手套。患者坐位，患侧上肢下垂。治疗点多在肩峰前下缘和肱骨大结节顶部，即肩峰下滑囊投影区或压痛区。刀口线与三角肌纤维走向一致。进行纵行或横行切割、摆动、推动。术后伤口用创可贴包扎，48 小时后去除。经过治疗后，治愈 20 例，显效 12 例，好转 4 例，36 例全部有效。

2. 针刀结合手法

章宏辉[3]等采用针刀配合推拿治疗肩峰下滑囊炎 46 例，临床疗效确切。治疗方法：①针刀疗法：病人患肢在上侧卧位，上臂与躯体平行，肘关节微屈，置于胸前。在肩峰下滑囊的痛点处用甲紫做标记。常规消毒铺巾，术者左手固定施术部位，右手持针刀进针刀，刀口线与神经、血管、肌纤维走行方向平行，行通透剥离法。如果合并冈上肌腱炎，可在冈上肌肌止腱、肱骨大结节压痛点或冈上窝处作切开剥离、纵行疏通。出针后用火罐拔吸各治疗点，可见有紫黑色血液流出，留罐 5～7 分钟，取罐后，拭去瘀血，常规消毒，贴创可贴。②推拿治疗：急性期，在每次治疗结束后，术者以缓和的按揉法在肩峰下及三角肌部作治疗，同时在肩关节周围配合轻快的提拿法。亚急性期，在肩峰下、三角肌等处用捺法给予舒筋，在肩峰下按揉、弹拨 2～3 分钟，最后在肩外、肩上、冈上肌部作五指拿法，并作患肢被动功能锻炼。

参考文献

[1] 熊恒辉. 小针刀治疗肩峰下滑囊炎 [J]. 中国疼痛医学杂志，2000，6（15）：30.

[2] 高红，王昕. 透刺法配合小针刀分期治疗肩峰下滑囊炎体会 [J]. 新疆中医药，2006，24（4）：44

[3] 章宏辉，陈立. 针刀配合推拿治疗肩峰下滑囊炎 46 例 [J]. 人民军医，2004，47（530）：58.

八、三角肌滑囊炎针刀临床研究进展

1. 针刀为主的治疗方法

陈红兵[1]运用针刀治疗三角肌滑囊炎 46 例。治疗方法：患者自然端坐，双手置于大

腿上，分别于肩关节三角肌隆起处和肩胛冈区寻找治疗点，通常两个区域内的疼痛点即为治疗点，一般可能有 2～3 处，但治疗时选取其中疼痛最为敏感的 2 点为宜。治疗时用甲紫做好标记，碘伏常规消毒，戴一次性无菌帽及口罩、无菌手套，铺无菌洞巾，持针刀刀口线对三角肌区域的痛点要顺着肌纤维走向平行直刺深度约 2cm，切不可深刺至骨面；对肩胛冈区域的痛点宜顺着肌纤维走向平行直刺纵行切开。出针后覆盖无菌小纱布块，再用手指指腹下压滑囊，以挤压囊内滑液，使其病灶隆起处平复或稍凹陷，然后用创可贴贴住针孔。每周 1 次，一般 1～2 次即愈。其治疗 46 例中，治愈 39 例，好转 6 例，未愈 1 例，总有效率 97.83%。

2. 针刀结合针灸治疗

高红[2]等透刺法配合针刀分期治疗肩峰下滑囊炎 36 例，取得满意疗效。其中亚急性期和慢性期以针刀疗法为主。在肩部痛点明显处，用甲紫做好标记，常规消毒皮肤，铺无菌洞巾，戴无菌手套。患者取坐姿，患侧上肢下垂，手插腰部。治疗点：肩峰前下缘和肱骨大结节顶部，即肩峰下滑囊投影区或压痛区。针刀方法：与三角肌纤维走向一致。层次结构：皮肤、皮下组织、三角肌、肩峰下滑囊、骨面。运针法：纵行或横行切割、摆动、推动。术后伤口用创可贴包扎，48 小时后去除。共治疗 36 例患者全部有效，其中治愈 20 例，显效 12 例，好转 4 例。

参考文献

[1] 陈红兵. 小针刀治疗三角肌滑囊炎 46 例 [J]. 中国中医急症，2006，15（1）：45.

[2] 高红，王昕. 透刺法配合小针刀分期治疗肩峰下滑囊炎体会 [J]. 新疆中医药，2006，24（4）：44-45.

九、肱二头肌长头腱鞘炎针刀临床研究进展

针刀为主的治疗方法

孙洪望[1]等运用针刀治疗肱二头肌长头腱鞘炎 60 例。治疗方法：经腱鞘注射消炎镇痛液（配方 2%利多卡因 5ml＋VitB$_{12}$500μg+得宝松 1ml+生理盐水 3ml=10ml）7 天后重复 1 次，2 次治疗不能治愈者改为针刀术。患者取坐位，肩关节外展，肘关节屈曲旋后，按压结节间沟痛点，定点定向 1%利多卡因局麻，4 号针刀在阻滞点进入，刀口线与肌腱走向平行，提插纵行切割腱鞘，当穿过腱鞘时有落空感，肩关节旋内旋外活动，感觉肌腱阻挡感消失或明显减弱再横行挑拨推动肌腱，手下有松动感后出刀，压迫止血。前臂胸前悬吊制动 24 小时。1 周后复诊，与术前对比。术后 1 周，优 56 例（93.3%），良 3 例（5%），无效 1 例（1.7%）。1 年后随访的优良率与 1 周时随访优良率无显著差异。

王洪兵[2]运用针刀治疗肱二头肌长头腱鞘炎 50 例。治疗方法：选汉章 4 号针刀，寻找最明显压痛点，做好标志，局部常规消毒、戴无菌手套、针刀垂直刺入、刀口线方向和肱二头肌长头方向平行，深度达骨面，先纵行剥离，再横行剥离，如有韧带结节，做切开剥离。术后令患者屈曲肘关节，医者握住患肢腕上部做对立牵拉，将患肢拉至伸直。共治疗 50 例患者中，治愈 39 例，显效 8 例，好转 3 例，全部有效。

容斌[3]等运用针刀结合手法治疗肱二头肌长头腱鞘炎 32 例，疗效显著。治疗方法：

①针刀疗法：患者取卧位，患肢外展平放在手术台上，选择患者结节间沟部位触及条索状物及压痛点作进针点。严格消毒后，以刀口线和患处神经、血管、肌肉纵轴平行进针，将刀口压在进针点上，右手拇指提住针柄，其余3指握住针体，稍加压力，使刀口线与桡神经及肱二头肌纤维走向平行，再加压力，待刀下感到一种坚硬感时，此时刀刃已接近骨面，神经血管被分挤在刀刃两侧，垂直刺入，深达骨面，顺肌腱做纵行剥离，再横行剥离。如遇有韧性结节，做切开剥离，切开肌腱与腱鞘粘连即可。术毕，创口用75%酒精消毒，无菌纱布加压5分钟，令患肢肘关节屈曲，握住患肢腕上做对抗牵拉，将患肢拉至伸直，用创可贴覆盖创口。创口保持干燥清洁，2天后即可愈合。②术后处理：行针刀治疗2天后即可手法治疗。患者取端坐位，医者将患肢前臂屈曲，上臂外展90°平肩，用手触摸到压痛筋结，沿其肌腱走向纵轴垂直左右分拨，分离肱二头肌腱起止端，顺而理之，从上而下反复3～5次，最后医者双手握住患侧手腕，肩外展60°，肘关节伸直做轻微牵抖10～20次，隔日1次，10次为1疗程。③中药外敷：红花、钻地风、宣木瓜、乳香、没药各10g，苏木50g，老紫草、伸筋草、千年健、桂枝、路路通各15g。置于布袋内，将袋口扎紧，入锅内，加水约2000ml，白酒20ml，煮沸后3分钟，趁热将毛巾浸透后绞干，并折成方形或长条形敷于患肢，每次约30分钟，每日1～2次，每剂中药可连续煎洗3～4天，3剂为1疗程，连用2个疗程。治疗结果：治愈20例（占62.5%），好转12例（占37.5%），总有效率100%。

刘春容[4]等运用针刀治疗肱二头肌长头腱鞘炎66例。治疗方法：对患者结节间沟常规消毒后局麻，进针要缓慢，增厚的腱鞘坚硬，局麻要达肌腱。左手拇指压住长腱头，在其侧方平行进针刀沿肌腱做纵行切割狭窄的腱鞘，1个或2个刀口。术毕用无菌纱布覆盖。压痛点立即消失，患臂上举大有改善。每周1次，1～3次即愈。66例患者中，1次痊愈者40例（占61%），2次16例（占24%），3次8例（占12%），无效2例（占3%），总有效率97%。

参考文献

［1］ 孙洪望，孙伟. 针刀治疗肱二头肌长头腱鞘炎60例临床观察［J］. 颈腰痛杂志，2009，30（1）：88.

［2］ 王洪兵. 小针刀治疗肱二头肌长头腱鞘炎50例［J］. 湖南中医杂志，2001，17（6）：32.

［3］ 容斌，刘煜坤. 小针刀结合手法治疗肱二头肌长头腱鞘炎32例［J］. 山西中医，2005，21（4）：38.

［4］ 刘春容，满秀云. 小针刀治疗肱二头肌长头腱鞘炎66例报告［J］. 颈腰痛杂志，1994，15（8）：177.

十、肩关节强直针刀临床研究进展

针刀为主的治疗方法

吴坛光等[1]采用后侧肩关节囊松解联合"C"形针刀术式治疗肩关节僵直13例，疗效确切。治疗方法：喙突顶点经肱骨结节沟，到大结节后方2cm，构成一个横型"C"形线。用甲紫标记该线上的喙突顶点外缘、肱骨小结节、结节间沟和大结节后方2cm四点。用利多卡因阻滞臂丛神经，采用Ⅰ型4号针刀进针，针刀与皮肤垂直，而刀口线与肱骨长轴一致，按针刀手术四步进针规程进针，直达骨面，纵疏横剥，松解粘连瘢痕，出针后，贴创可贴。术毕进行手法松解：患者平卧，医者位于患侧，一手按住肩关节上端，另一手托患肢肘关节，做肩关节旋转运动，可听到患侧肩关节有撕裂声，提示粘连部位已松解。共治疗13例患者，治愈10例，显效2例，有效1例。

参考文献

［1］ 吴坛光，李建华，袁浩. 后侧肩关节囊松解联合"C"型针刀术式治疗肩关节僵直［C］. 第四届全国微创针刀学术年会暨第五次湖北省针灸学会针刀学术交流会会议论文集，2012.

第十章

肩关节疾病针刀术后康复保健操

　　"康复"这个词语来源于中世纪的拉丁语，其意是指"重新获得能力"，我们可以从国际卫生组织对康复的定义的修改过程来理解其真正的含义。

　　1969 年，国际卫生组织对康复的定义为：康复是综合地和协调地应用医学的、社会的、教育的和职业的措施，对患者进行训练和再训练使其活动能力达到尽可能高的水平。

　　1981 年，国际卫生组织对康复的定义为：康复是指应用各种有用的措施以减轻残疾的影响和使患者重返社会，康复不仅是指训练残疾人使其适应周围的环境，而且也指调整残疾人周围的环境和社会条件以利于他们重返社会，在拟订有关康复服务的实现计划时，应有残疾者本人、家属及他们所在的社区的参与。

　　20 世纪 90 年代，国际卫生组织对康复的定义：康复是指综合协调地应用各种措施，最大限度地恢复和发展病者、伤残者的身体、心理、社会、职业、娱乐、教育和周围环境相适应的方面的潜能。

　　以上可以看出，"康复"一词的含义从强调患者本身的活动能力到发展患者的潜能，说明康复的意义是强调患者的主动能力。所以，针刀医学提出了闭合性手术理论和新的疾病治愈标准："人类疾病的治愈标准应该是指保留人体正常组织结构的前提下重获健康，而不是将金属或其他材料置入人体所换来的残缺的健康"。

　　慢性软组织损伤病理构架的网眼理论认为，慢性软组织损伤以后，人体在对损伤进行自我修复过程中所形成的粘连、瘢痕、挛缩、堵塞是一个网状结构。这些粘连、瘢痕、挛缩、堵塞是网状结构的结点，这些结点可以位于软组织的起止点，也可以位于软组织的行经路线上。这时，这种网状结构是生理性的，也就是说，网状结构是慢性软组织损伤以后，人体为了自身的生理平衡采取的一种自我修复手段。但如果局部反复损伤或者局部应力集中，这些粘连、瘢痕、挛缩和堵塞引起软组织的功能障碍，就打破了人体自身的生理平衡，这时，这些网状结构就是病理性的，成为引起临床表现的病理机制了。针刀闭合性手术的目的在于部分松解这些结点处的粘连、瘢痕、挛缩和堵塞，针刀术后的手法是将结点周围的粘连、瘢痕、挛缩和堵塞进行进一步的松解，针刀闭合性手术后的康复则是促进针刀术后局部的血液循环，促进代谢产物的吸收，恢复和重建人体自身的生理平衡，恢复人体的生理功能。

　　针刀术后康复操就是针对针刀治疗和手法治疗以后，全面恢复人体的生理平衡而设计的。其内容充分体现和强调了针刀医学对病机、病理的新认识，强调了患者的主动运动功能是恢复生理平衡的内因，其他如药物、理疗、按摩等等是外因。没有内因的主观能动性，外因的作用非常有限甚至不能发挥作用。

本套针刀术后康复操的设计编排过程中，将静功和动功有机地结合起来，既能治病，又能健身。针刀术后康复操的特点如下：

（1）每一式均需神情安逸，放松练习，自会事半功倍，否则事倍功半，总在喜、怒、哀、怨、恨中，何来平衡之趣。

（2）每一式均有需运动肌肉静力收缩练习时间，或3秒、或8秒，然后加大用力作短促的动力收缩一次。这是根据针刀医学整体理论、网眼理论和中医推拿理论演变而来，静力练习可以使肌肉保持张力，然后的加大用力短促练习，使肌肉在保持张力的情况下主动收缩，加强肌肉的拉力。比如在颈项部针刀术后康复操中，对抗持续在8秒时，整个项背肌、下肢肌、男性甚至可能体会到阴囊都在收缩，再作一次短促对抗用力，颈项部及整个脊柱后区的肌肉都参加了主动收缩运动。这是精髓部分，望习者用心练习。

（3）虽然每一式都明确了练习部位和主要运动肌群，但每式均有调节机体的整体性和协调性的作用。

（4）本套练习操设计了肩关节的伸、扔、抛、扣、转及压等功能练习，其练习量的多少可以量力而行，不可拘泥，但是每一式练习均须努力完成动作意图，不能勉强完成动作。

（5）预备式、搓腰式、搓脚心，皆根据中医元气学说而设计，不可小视之，搓腰式和搓脚心均可坐位练习。

（6）很多练习者欲速愈，试图整天地练习，却忘记了欲速不达的古训，在完成了适合自身练习量的前提下，应参加非练习的各项动作内容，甚至参加社会活动，在乐趣中培养康复的信心，我们谓之"功课以外，快乐之中"。

（一）预备式

身心放松，神态安逸，两脚并拢，周身中正，两手自然下垂，目平视前方，深呼吸3次（图10-1）。

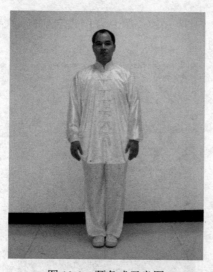

图10-1　预备式示意图

（二）伸肩式

1. 练习原理

本式练习肩关节肩袖肌群及肩带肌的协同运动能力。

2. 练习方法

两脚并拢，周身中正，两手体前十字交叉上举，于头顶上方翻掌心向上，双臂用力作推举状，同时，肩部用力向上推举，持续 8 秒，第 9 秒时，加大用力向上推举一次，放下双臂，还原体侧，自然呼吸三次，重复上述动作 9 次（图 10-2，图 10-3）。

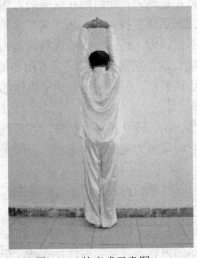 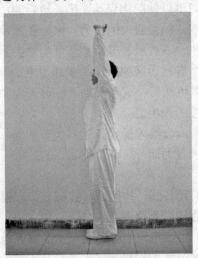

图 10-2　伸肩式示意图 1 　　　　　　　　　图 10-3　伸肩式示意图 2

（三）扔物式

1. 练习原理

本式练习三角肌、肱三头肌及肩关节肩袖肌群的协同运动能力。

2. 练习方法

上肢伸直，用力上举，坚持 8 秒，第 9 秒用力向前作扔物状 1 次，上肢下落还原，深呼吸 1 次。共 3 次（图 10-4）。

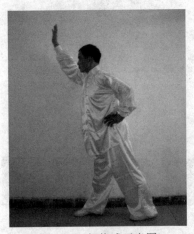

图 10-4　扔物式示意图

（四）抛物式

1. 练习原理

本式练习肩关节后伸肌群的协同运动能力。

2. 练习方法

双上肢伸直，用力后伸，上抬，坚持 8 秒，第 9 秒时向后稍加大用力作抛物状 1 次，双上肢下落还原，深呼吸 1 次。共 3 次（图 10-5）。

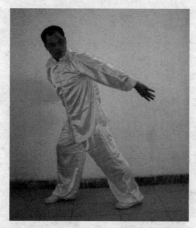

图 10-5　抛物式示意图

（五）扣肩式

1. 练习原理

本式练习操锻炼胸大肌、背阔肌、肩胛下肌等肩关节各肌群的协同运动的能力。

2. 练习方法

两脚分开与肩同宽，两膝微下蹲，双臂置于体侧，向内用力，内旋臂，用力内收，持续用 8 秒，第 9 秒时用力内旋内收，还原放松，自然呼吸，反亦同。反复 3 次，自然呼吸 3 次，重复 3 次（图 10-6，图 10-7）。

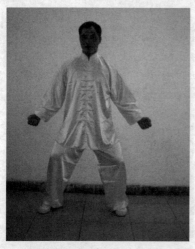
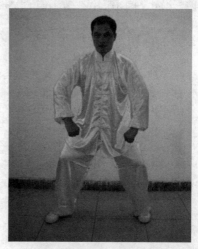

图 10-6　扣肩式示意图 1　　　　图 10-7　扣肩式示意图 2

（六）转肩式

1. 练习原理

本式练习操锻炼肩关节各肌群的协同运动的能力。

2. 练习方法

两臂向两侧尽力伸手，肩关节上前下后尽力划圆，肩关节划圆时在每个方向上尽力伸展（图 10-8，图 10-9）。

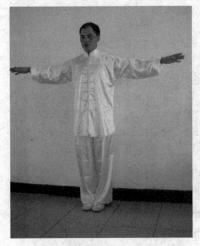 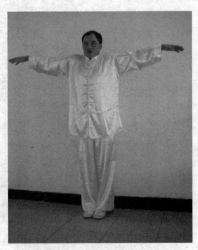

图 10-8　转肩式示意图 1　　　　　　　　图 10-9　转肩式示意图 2

（七）压肩式

1. 练习原理

本式练习操锻炼大、小圆肌等肩关节各肌群的协同运动的能力。

2. 练习方法

两臂上指，右手越过右肩尽力向右后伸展，右手搭在右肘部尽力向右后方推压，两臂同时用力，持续 8 秒，第 9 秒时加大用力，推压一次，还原放松，自然呼吸 3 次，反亦同，重复 3 次（图 10-10，图 10-11）。

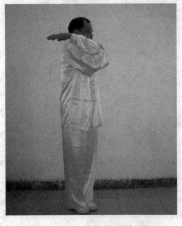 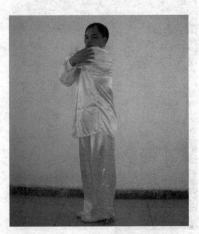

图 10-10　压肩式示意图 1　　　　　　　图 10-11　压肩式示意图 2

（八）搓腰式

1. 练习原理

本式练习操锻炼腰背肌群、上肢肌和下肢肌各肌群的协调能力。通过腰部运动，培补身体元气，提高生命原动力。

2. 练习方法

两手从体侧向后上升，中指相接，抚于腰部向下搓动，至尾骨尖轻揉三次，双手上升，搓回腰部，连续 9 次还原放松，自然呼吸（图 10-12，图 10-13）。

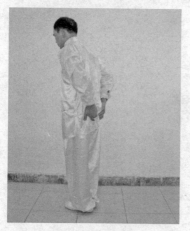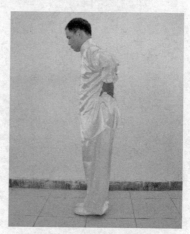

图 10-12　搓腰式示意图 1　　　　　图 10-13　搓腰式示意图 2

（九）搓脚心

1. 练习原理

本式练习操通过对肾经气激发，培补身体元气，提高生命原动力及锻炼全身各肌群的协调能力。

2. 练习方法

左腿屈髋屈膝，左手轻扶左脚掌，右手掌心从左足跟轻轻搓至左足尖，往返九次，还原放松，自然呼吸 3 次，右侧练习 3 次，左右各重复练习 9 次（图 10-14，图 10-15）。

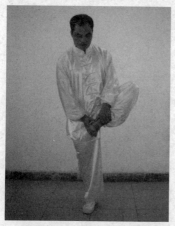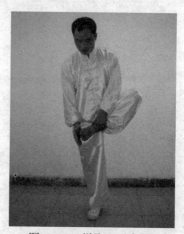

图 10-14　搓脚心示意图 1　　　　　图 10-15　搓脚心示意图 2